がん看護

ナースポケットブック

| 編集 |

荒尾晴惠
大阪大学大学院医学系研究科

| 編集 |

菅野かおり
日本看護協会神戸研修センター

Gakken

はじめに

　近年のがんの治療は目覚ましく発展し集学的な治療が行われるようになりました．その効果もあって，がん患者さんの5年相対生存率はがん種によって違いがあるものの，64.1％となり，がんは慢性病と言われるようにもなりました．しかし，その一方でがんは，40年以上，我が国の死因の第1位であることに変わりなく，「がん＝死」というイメージは，なかなかぬぐえません．そのため，患者さんは，がんに罹患すると身体的な苦痛だけでなく，心理社会的な苦痛も体験することになります．

　また，今まで入院で行われてきたがん治療は，支持療法の発展や手術手技の向上などから，入院期間の短縮や外来に移行し，がん患者さんのセルフケアを支援する看護が必要となってきました．さらに，がん治療後の生活も見据えた患者さんのQOLも重要視されています．

　本書籍は，このようながん医療をとりまく変化に伴い，看護師に必要とされるがん治療や看護に関する専門的な知識や技術を集約し，看護実践で活用できるポケットブックとしました．内容としては，まず，がんの3大治療といわれる手術療法，がん薬物療法，放射線療法についての基本と看護のポイントをわかりやすくまとめました．次に，緩和ケアやEOLケアのポイント，疾患や治療期を問わずにがん看護で活用できる援助技術，患者支援に必要な社会資源の項目なども取り入れました．この1冊が手元にあれば，診断からEOL期までのがん看護実践のガイドとして活用できるものとなっています．書籍内のメモ欄も活用すれば，さらに充実したがん看護実践をガイドするマイポケットブックとなることでしょう．

　本書が，がん患者の看護実践をする皆様のお手元で，より専門性の高い看護の提供に役立てば，幸いです．

　最後に本書には，多くのがん医療，看護の専門家の皆様がその経験と専門性から質の高い原稿を執筆くださいました．心より感謝いたします．また，編集者の黒田周作様には企画段階から，様々にお世話になり，いつも辛抱強く見守って下さったことに感謝いたします．

2022年3月

編者　荒尾晴惠・菅野かおり

編集者・執筆者一覧

〈編集〉

荒尾　晴恵　大阪大学大学院医学系研究科 保健学専攻 教授

菅野かおり　日本看護協会神戸研修センター 教育研修部 認定看護師教育課程
　　　　　　課長

〈執筆〉

菅野かおり　前掲

山本　和義　大阪大学大学院医学系研究科 外科系臨床医学専攻
　　　　　　外科学講座消化器外科学 助教

黒川　幸典　大阪大学大学院医学系研究科 外科系臨床医学専攻
　　　　　　外科学講座消化器外科学 准教授

土岐祐一郎　大阪大学大学院医学系研究科 外科系臨床医学専攻
　　　　　　外科学講座消化器外科学 教授

山本　瀬奈　大阪大学大学院医学系研究科 保健学専攻 講師

佐竹　陽子　奈良県立医科大学医学部看護学科 成人急性期看護学 講師

師岡　友紀　武庫川女子大学看護学部看護学科 成人看護学分野 教授

礒橋　文明　大阪大学大学院医学系研究科 放射線統合医学講座
　　　　　　放射線治療学教室 准教授

藤本　美生　兵庫県立粒子線医療センター附属神戸陽子線センター
　　　　　　看護科長兼医療連携課長／がん看護専門看護師

嘉戸　怜子　大阪大学医学部附属病院看護部 がん放射線療法看護認定看護師

北川　善子　九州がんセンター看護部 がん看護専門看護師

祖父江由紀子　東邦大学医療センター大森病院看護部 がん看護専門看護師

山本　知美　山口県立総合医療センター看護部 がん看護専門看護師

日浅　友裕　中京学院大学看護学部看護学科 准教授／がん看護専門看護師／
　　　　　　がん放射線療法看護認定看護師

遠藤　貴子　東都大学沼津ヒューマンケア学部看護学科 成人看護学 講師／
　　　　　　がん看護専門看護師

清水　勝一　株式会社ひょうご粒子線メディカルサポート
　　　　　　放射線治療専門放射線技師

藤原　　豊　愛知県がんセンター呼吸器内科部 部長

藤巻奈緒美　静岡県立総合病院看護部 がん化学療法看護認定看護師

高橋美知枝　函館五稜郭病院看護部 がん化学療法看護認定看護師

安原　加奈　大阪医療センター看護部 がん化学療法看護認定看護師

笹本　奈美　川崎医科大学総合医療センター看護部 がん薬物療法看護認定看護師

大上　幸子　香川大学医学部附属病院看護部 がん化学療法看護認定看護師

良田　紀子　大阪はびきの医療センター看護部 がん化学療法看護認定看護師

出口　直子　加古川中央市民病院看護部 がん化学療法看護認定看護師

國次　葉月　徳山中央病院看護部 副看護部長／がん化学療法看護認定看護師

佐野　照恵　神戸海星病院看護部長室／がん薬物療法看護認定看護師

村上富由子　日本看護協会神戸研修センター がん薬物療法認定看護師

新田　理恵　杏林大学医学部付属病院看護部 がん化学療法看護認定看護師

久保　知之　四国がんセンター看護部 がん化学療法看護認定看護師

佛願彰太郎　元日本看護協会神戸研修センター

荒尾　晴惠　前掲

市原　香織　京都大学大学院医学研究科人間健康科学専攻博士後期課程／
　　　　　　がん看護専門看護師

江藤美和子　ベルランド総合病院看護部 がん看護専門看護師

小池万里子　市立豊中病院看護部 がん看護専門看護師

高尾　鮎美　関西医科大学看護学部 治療看護学分野 助教／
　　　　　　がん看護専門看護師

青木　美和　大阪大学大学院医学系研究科 保健学専攻 特任助教

前田　一石　千里中央病院緩和ケア科

川村三希子　札幌市立大学看護学部 成人看護学領域 教授

林　みずほ　大阪大学医学部附属病院看護部 がん看護専門看護師

福地　智巴　静岡県立静岡がんセンター／Maggie's 東京

關本　翌子　国立がんセンター中央病院看護部 看護部長／
　　　　　　がん性疼痛看護認定看護師

南口　陽子　武庫川女子大学看護学部看護学科 成人看護学分野 講師／
　　　　　　がん看護専門看護師

[敬称略・執筆順]

Contents

4. ホルモン療法看護

5. 造血幹細胞移植看護

第3章 緩和ケア

1. 緩和的な治療が中心となった時期のケア

第4章 がん患者の生活サポート

··· Column ···

セカンドオピニオンとは　30

セカンドオピニオンを効果的に活用してもらうために　30

編集担当：黒田周作　カバーデザイン：星子卓也　本文デザイン：小佐野咲
本文イラスト：青木　隆デザイン事務所

本書の特徴と活用法

- 本ポケットブックは，5章構成になっています．
- 施設ごとで個別性の高い準備物品や手技などの項目は，自施設の方法を書き込めるような空欄や Memo にしています．
- その他，先輩から学んだポイントやコツ，気をつけなければならないことなど，必要な情報をどんどん書き込んで，あなただけの1冊に育ててください．

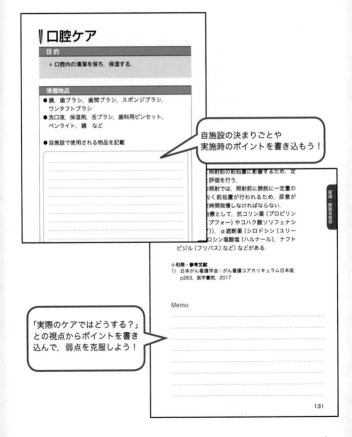

口腔ケア

目的

※ 口腔内の清潔を保ち，保湿する．

準備物品

- 鏡，歯ブラシ，歯間ブラシ，スポンジブラシ，ワンタフトブラシ
- 洗口液，保湿剤，舌ブラシ，歯科用ピンセット，ペンライト，鏡 など
- 自施設で使用される物品を記載

> 自施設の決まりごとや実施時のポイントを書き込もう！

...照射前の前処置に影響するため，定...評価を行う．

...の照射では，照射前に膀胱に一定量の...く前処置が行われるため，尿意が...で時間我慢しなければならない．

...治療として，抗コリン薬（プロピリン...プフォー）やコハク酸ソリフェナシ...）），α遮断薬（シロドシン（ユリー...ロシン塩酸塩（ハルナール），ナフト...ビジル（フリバス）など）などがある．

◆引用・参考文献

1) 日本がん看護学会：がん看護コアカリキュラム日本版，p263，医学書院，2017

> 「実際のケアではどうする？」との視点からポイントを書き込んで，弱点を克服しよう！

Memo

131

第1章

がん診断時の看護

インフォームドコンセント時のケア
心理的ケア
がん遺伝子パネル検査

インフォームドコンセント時のケア

目的

* がん治療を行う際には，患者が自らの病態や検査結果を十分に理解して，提案される治療を納得して受け入れられるように，説明し同意を得る.
* 臨床試験や看護研究を行う際にもインフォームドコンセント（IC）を行う.
* 看護師，医師などの医療者は，適切な説明を行い，患者の理解を得るよう努める.

IC の概要

● informed concent（IC）とは，十分な説明と同意と訳され，医療行為を受ける前に，医療者からわかりやすく十分な説明を受け，それに対して患者は疑問があれば解消し，内容について十分納得した上で，その医療行為に同意することをいう.
● IC は，ただ単に病状を告げ，同意書をとるということではなく，患者と医療者が十分に話し合って決定していく.

観察のポイント

● IC を行う前に，IC が成立する要件が整っているか確認する（表1）.
● IC を受ける患者の身体的，精神的状況を確認する.
● 医師からの説明の場合は，必要に応じて同席し，患者の反応を観察する.
● 医療者からの説明の後，患者の理解状況を把握する.

表1 ◆ IC の成立する要件

1. 患者の同意能力
2. 患者への十分な説明
3. 患者による説明の理解
4. 患者の自発的な同意

表 2 ◆ IC の要素

- ・がんの種類，場所，悪性度，進行度（ステージ）など
- ・提案された治療あるいは臨床試験の目的（治癒，延命，症状緩和），内容，方法，期間，治療薬の特徴と投与スケジュールなど
- ・治療による期待される効果と予想される副作用と影響
- ・代替可能な医療とそれに伴うリスクとその発生率
- ・何も医療を施さなかった場合に考えられる結果
- ・治療あるいは臨床試験はいつでもやめることができ，不参加の場合でも不利益は受けないこと
- ・説明した担当医師，看護師の氏名
- ・治療あるいは臨床試験に関する質問，相談のための問い合わせ先

（文献 1）を参考に作成）

ケアのポイント

- ● IC の内容（**表 2**）として，治療の目的や方法，効果，副作用，選択可能な他の治療法などが書かれた説明文書を作成し，十分に説明する．
- ● 患者の理解が不十分で，質問がある場合は補足説明を行う．
- ● 患者が説明を十分に理解して，意思決定できるようにアドボケーター（権利擁護者，代弁者）となる．
- ● 患者にわからないことや確認したいことなどがあった場合は納得するまで質問することができることを伝える．
- ● だれからも強制されることなく，自分の意思で決めているかを確認する．
- ● 自己決定に対して，いつでも治療を中止したり取りやめたり，一部を拒否する権利があることを伝え，たとえ治療を中止しても継続的な支援とケアが提供されることを保障する．
- ● 未成年者や意識障害などにより意思疎通が困難な患者，認知機能に問題がある高齢者，精神障害者など，説明を理解でき，その上で医療を受けるか否かを自分の価値観に照らして理性的に判断できる能力がない患者に対しては，同意能力があるかないかを慎重に評価する．同意能力がない場合

は，代理意思決定者に説明し同意を得る．
● 同意能力とは，なされた説明を理解でき，その上で医療を受けるか否かを自分の価値観に照らして理性的に判断できる能力である．

◆引用・参考文献

1) Kerber A : Section I. Professional Practice Consideration Chapter 2. Ethical and Legal Issues. Chemotherapy and immunotherapy guidelines and recommendations for practice (Olsen M et al, ed) . p11-16, Oncology Nursing Society, Pittsburgh, 2019

Memo

....

....

....

....

....

....

....

....

....

....

....

....

心理的ケア

目的

> * がんの診断によって，患者は大きな心理的衝撃を受ける. このことによって，食欲不振や睡眠障害, 不安, 混乱, 抑うつ, 焦燥, 悲しみなど, 日常生活に支障をきたす場合があるため, 心理状況の評価を適宜行う.
>
> * がんの診断, 治療, 再発・進行に伴う心理反応を理解して支援する.

概要

- 患者にはがんと診断される前から「がんかもしれない」「死ぬかもしれない」「いや大丈夫だ」などの心理的反応が始まっている.
- 患者にはがんやがん治療に対する不安と期待があるため, 恐怖の先入観を減らすためには, 正しい知識をわかりやすく繰り返し説明する必要がある.
- がんに罹患したことで出現する心理的反応は, がん種や身体症状, 個人の心理的要因が大きく影響する (**表1**).
- がんと診断された患者の心理反応は, 一般的に衝撃, 否認, 絶望, 怒りのプロセスをたどる (**図1**).
- 患者は心理的ストレスを抱えたなかで, 防衛機制を働かせながら心のバランスを保とうとする. これらの心理的反応は約2週間で軽減し, 通常反応になる場合がほとんどであるが, 上手く対処できなければ適応障害あるいはうつ病に移行することもある.

観察

- がんと診断される前から心理的反応が始まっているため, 患者とのコミュニケーションをとおして

表1 ◆がん患者の心理的反応に影響する要因

がん種	・生存期間が短い,痛みや呼吸苦などの症状が出やすいがん:肺がん,膵臓がん など ・ボディーイメージの変調をきたしやすいがん:乳がん,頭頚部がん など
治療	・手術療法,放射線療法,薬物療法,免疫療法,造血幹細胞移植,ホルモン療法
身体状態	・痛み,倦怠感,不眠 など ・治療の副作用症状:吐き気,呼吸困難,神経障害,皮疹,浮腫 など
既往症	・精神疾患(うつ,不安,適応障害など),アルコール過剰摂取 など
心理・社会的要因	・年齢,性,コーピングの有無,ソーシャルサポーターの有無,経済状況,職業の有無,コミュニケーション能力,人間関係 など

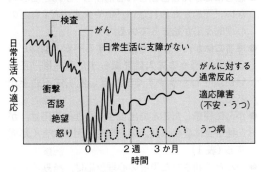

図1 ◆がんに対する通常の心理反応

(文献1)の p45 より転載)

現状の把握と心理的反応に影響する要因があるかを確認する.

● 不安,抑うつ,せん妄,睡眠障害,自殺企図などの心理的反応の有無や程度を観察する(**表2**).

● 日常生活動作や活動の程度を観察する.

● 治療の選択,病状の変化,副作用症状の出現状況などのタイミングで,患者が状況をどうとらえているのか,心理的反応に変化はないか,出現して

表 2 ◆がんによって生じる心理的反応と対応

心理的反応	症状	対応
睡眠障害	不眠（入眠困難，途中覚醒，早朝覚醒，維持困難），過眠，睡眠時異常行動	・原因は何かを考え，可能な限りその原因への対処を行う． ・代替療法：マッサージなど ・薬物療法：睡眠導入薬など ・指導的介入：生活習慣の変化など
不安・抑うつ	動悸，息苦しさ，食欲不振，倦怠感（疲労感），口渇，震え，発汗，体重減少，集中力の低下，睡眠障害，興味の低下，引きこもり	・支持的対応：苦痛や感情の表出に対して傾聴，受容，共感などを中心に接する． ・薬物療法（必要時）
せん妄	睡眠覚醒リズムの障害，集中力の低下，注意力の散漫（会話がかみ合わないなど），不安，焦燥感，情動の変化，幻覚・妄想，見当識障害（思い出せない，間違えるなど）	・せん妄の危険因子を確認し，可能な限りその原因への対応を行う． ・疾患あるいはがん治療に伴う症状への対応 ・見当識をつけるための声掛けや環境整備をする． ・薬物療法
自殺	「死んでしまいたい」，「こんな状態であれば早く逝かせて欲しい」，「生きている意味がない」	・自殺の危険因子（進行がん，痛み，うつ病，絶望感，アルコール依存など）を確認し，対症療法を行う． ・がんによる痛みや治療の副作用による苦痛への対応 ・家族への指導

　いる身体症状はないかなどを継続的に観察する．
●心理的反応に付随した不眠，抑うつ，痛み，倦怠感，動悸，息苦しさ，食欲不振，発汗，口渇，体重減少などの身体症状の有無と程度，日常生活への影響を観察する．
●不眠や食欲不振などの身体症状が，うつ病や適応障害といった疾患からくる場合は精神腫瘍医などの介入が必要になるので，「つらさと支障の寒暖計」（**図2**）といった指標などを使って観察する．
●がんに対する患者のとらえ方，人生設計，社会的役割や課題を確認する．

①この1週間の気持ちのつらさ
を平均して，数字に○をつけ
て下さい.

最高につらい 10
9
8
7
6
中くらいにつらい 5
4
3
2
1
つらさはない 0

②そに気持ちのつらさのために
どの程度，日常生活に支障が
ありましたか？

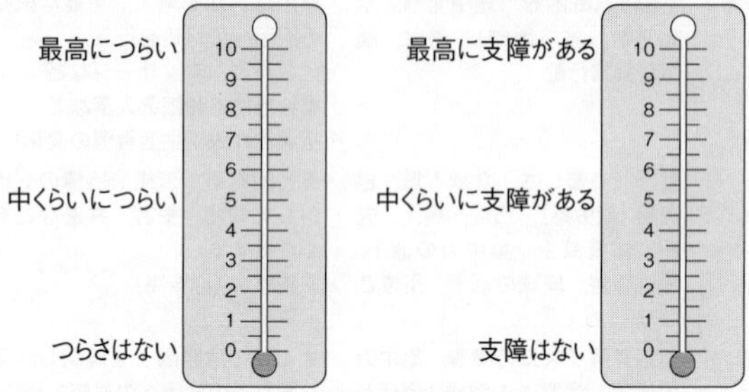

最高に支障がある 10
9
8
7
6
中くらいに支障がある 5
4
3
2
1
支障はない 0

図2 ◆抑うつ・不安のスクリーニング：つらさと支障の寒暖計

(文献2)p103より転載)

ケアのポイント

- 患者の表情や行動，言動を観察し，悩み，気がか
  り，つらさ，希望などを聴くことができるように
  コミュニケーションをとる.
- 身体症状や心理的症状が出現している場合は，そ
  の状況を正確に捉えることが重要である．身体症
  状が軽減すれば，問題が何かを考えることができ
  るようになるので，まずは対症療法あるいは支持
  的かかわり，薬物療法などを積極的に提供する.
- がんの診断を受けた後，衝撃の時期は動揺してい
  る気持ちへ対応しながら，十分な時間や間隔を
  とって，がんの状況説明や治療計画を伝えてい
  く．このときにこの状況は多くの患者が体験して
  いることで，自分ひとりだけではないことを伝え
  ていく.
- 1週間ぐらい経過すると適応へと進むことが多
  い．この時期になると患者は情報を整理し，現実
  の問題に目を向けることができるようなり，新た
  な状況への努力が始まる．がんを疑ったときの自
  覚症状や診断を受けたときの気持ち，身体的状況

などをよく聞き，これまでの情報を患者とともに整理していくことで，よりよいコミュニケーションをとることができる.

- 家族や友人に対して迷惑をかけてはいけないとコミュニケーションを断つ患者もいるため，他者に話すことの効果やサポートの重要性を説明する. また，がん相談室などの説明を行い，医療者を支援者とすることも提案する.

- がん治療を開始するに伴い，新たな不安や脅威などが出現する. がん治療は，効果の不確かさや副作用の出現など負のイメージが強く，患者にとって脅威となる. 具体的な治療の内容やスケジュール，予測される副作用と対策などを説明し，治療のシミュレーションを行うことで不安が軽減する.

- 治療の効果がないあるいは治療の変更，がんの進行，再発などによって現実を否認しきれず大きな心理的衝撃を受けるため，安易なコミュニケーションで対応せず，患者の人生設計や希望，悲嘆を十分に聴き，今の状況と合わせて患者とともに新たな目標設定を設定する.

◆引用・参考文献
1) 内富庸介：A 基礎編 3 がんに対する通常の心理反応とその基本的対応. 精神腫瘍学（内富庸介ほか編）. p43-50, 医学書院, 2011
2) 清水研：B 実践編 3 精神医学をめぐる問題 A がんによって生じた問題 II うつ病，適応障害. 精神腫瘍学（内富庸介ほか編）. p96-108, 医学書院, 2011

Memo

....

....

....

....

がん遺伝子パネル検査

* がん遺伝子パネル検査は，確定診断の補助，予後予測，治療薬の選択目的で実施するが，検査結果から治療薬候補が見つからないこともあるため，患者が検査の目的とリスクを理解して，検査が受けられるように十分説明する．

* 患者ががん遺伝子パネル検査のリスクとベネフィット（益）を理解したうえで，検査を受けるか否かの意思決定ができるように支援する．

* がん遺伝子パネル検査で偶発的に生殖細胞系列の遺伝子変異が見つかった患者に対して，認定遺伝カウンセラーなどの専門家に橋渡しをする．

概要

● がんのゲノム検査の目的は，がんを発症しやすい体質の確認，確定診断の補助，原発臓器の推定，予後予測，治療法の選択である．

● がんのゲノム検査には，コンパニオン診断とがん遺伝子パネル検査とがある．

● コンパニオン診断は，分子標的薬の効果や副作用をあらかじめ確認する検査である（**表1**）．

● がん遺伝子パネル検査は，患者の腫瘍細胞あるいは血液から DNA を取り出して，がんに関連のある遺伝子変異が存在しているかを解析する．

● 検査の対象者は，主に標準治療がない，または標準的治療が終了した場合などに行われる．

● コンパニオン診断はすべての保険医療機関で実施できるが，がん遺伝子パネル検査は指定された3種類の施設（①がんゲノム医療中核拠点病院，②がんゲノム医療拠点病院，③がんゲノム医療連携病院）で実施できる．ただし，がんゲノム医療連携病院は単独での実施ではなく，がんゲノム医療

表1 ◆コンパニオン診断を行う代表的な分子標的薬

KRAS/NRAS 遺伝子変異	セツキシマブ, パニツムマブ
ALK 融合遺伝子 / ALK 融合タンパク	ブリグチニブ, アレクチニブ塩酸塩, クリゾチニブ, セリチニブ,
ALK 融合タンパク	ロラチニブ
EGFR 遺伝子変異	ゲフィチニブ, アファチニブマレイン酸塩, オシメルチニブメシル酸塩, エルロチニブ塩酸塩, ダコミチニブ水和物
ErbB2 コピー数異常, HER2 遺伝子増幅度, HER2 タンパク	トラスツズマブ
BRAF 遺伝子変異	ベムラフェニブ, ダブラフェニブメシル酸塩, トラメチニブ, エンコラフェニブ, ビニメチニブ
ROS1 融合遺伝子	エヌトレクチニブ, クリゾチニブ
BRCA1/2 遺伝子変異	オラパリブ
RET 融合遺伝子	セルペルカチニブ
PD-L1 タンパク	アテゾリズマブ, ペムブロリズマブ
CCR4 タンパク	モガムリズマブ
マイクロサテライト不安定性	ニボルマブ, ペムブロリズマブ

(文献1)を参考に作成)

中核病院と連携してゲノム検査結果をふまえた医療を実施することができる.

観察

〈検査前〉

● 患者の疾患, 病態, 治療歴, 既往歴, 家族歴, 家族関係, サポーターの存在などを確認する.

● 検査を受ける前の患者の身体的状況 (痛み, 吐き気, 倦怠感, 呼吸困難, バイタルサインなど) と心理的状況 (つらさ, 抑うつ, 不安, 不眠など) を観察する.

〈検査中〉

● 検体採取後の穿刺部位の状態を観察する.

● 検査結果を待つ間の病状の変化, 気持ちの変化を観察する.

〈検査結果後〉

- 検査結果の説明時あるいは説明した後の患者の表情や言動, 行動の変化を観察する.
- 生殖細胞系列の遺伝子変異があった場合は, 家族にも影響が出るため, 家族の反応 (言動, 行動など) を観察する.

ケアのポイント (表2)

〈検査前〉

- 患者が検査を希望するにいたった経緯や, 患者が希望している遺伝子検査の内容などを確認する.
- 検査費用や検査の目的, がん遺伝子パネル検査の流れ (図1), 検査のリスクとベネフィットについて理解できているか確認する. もしも, 不足している内容があれば, 補足説明を行う.
- 遺伝子検査をしたことで, 偶発的に生殖細胞系の遺伝子変異が見つかる場合があることを検査前に十分説明する.
- タイミングを見ながら, 意思決定をしなければい

表2 ◆がん遺伝子パネル検査時の看護師の役割

・患者のへ情報提供 (検査費用, 検査結果が出るまでの期間など), 検査内容の説明
・検査を受けることへの意思決定支援 (理解度の確認, 心理的変化の確認, 意思決定までの経緯など)
・検体採取時の介助と穿刺部位の観察・ケア
・検査結果を待つ間および検査結果後の心理的サポート
・検査後の治療選択に対する意思決定支援
・生殖細胞系列遺伝子異常が見つかった場合の専門家 (臨床遺伝専門医, 遺伝看護専門看護師, 認定遺伝カウンセラー) への橋渡し

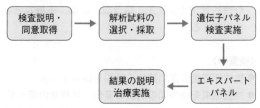

図1 ◆がん遺伝子パネル検査の流れ (文献2)p723 を参考に作成)

けない問題は何なのか，いつまでに決定しなければいけないのかを患者が理解できているか，意思決定がどこまで進んでいるかを確認する.

〈検査中〉

● 検体採取時の腫瘍細胞生検は，部位によっては出血などのリスクが伴うため，穿刺時の患者の状況観察とともに，穿刺部の出血，感染などの合併症がないかを確認し，症状に合わせた対応を行う.

● 採取した検体量が不足している場合には再生検する必要があり，患者の不安や苦痛が増強するため，十分な説明と支援を行う.

● 最近では，がん細胞の一部を採取して行うがん遺伝子パネル検査以外に，血液や尿（液性検体）などを使って行うリキッドバイオプシーで行う場合もある．リキッドバイオプシーは患者の身体的侵襲性が低いという利点がある.

〈検査結果後〉

● 検査結果が出て，主治医が解析結果と今後の治療選択について患者に説明する際に，看護師は同席して患者の理解度や言動，表情などを観察しながら必要に応じて説明の補助を行う.

● 検査の結果，適応となる治療薬が見つかった場合は，その薬剤情報やレジメン情報，臨床試験データなどを確認し，選択された治療のサポートを行う.

● 治験に参加する場合は，治験の情報，実施施設，自己負担の治療費などの情報を収集し，患者の希望に合った治療が受けられるように支援する.

● レポートの結果，該当する治療薬がない，治験を受けることができないといった場合に，患者が落胆し，精神的な打撃を受け，将来への恐れや不安，深い悲しみや絶望を体験する可能性があることを

予測して，心理的サポートを行う．

●生殖細胞系列の遺伝子変異が見つかった場合，遺伝カウンセリングを受ける必要があること説明し，臨床遺伝専門医や遺伝看護専門看護師，認定遺伝カウンセラーなどの専門職を紹介する．

◆引用・参考文献
1) 独立行政法人医薬品医療機器総合機構：コンパニオン診断薬等の情報．令和3年11月26日版 https://www.pmda.go.jp/review-services/drug-reviews/review-information/cd/0001.html より2021年12月1日検索
2) 角南久仁子：がん遺伝子パネル検査とは？ がん看護25(8)：721-723，2020

Memo

....

....

....

....

....

....

....

....

....

....

....

....

第 2 章

がん治療期の看護

手術療法看護
がん放射線療法看護
がん薬物療法看護
ホルモン療法看護
造血幹細胞移植看護

❚がんの手術療法

目的

* 手術療法は，薬物療法と放射線治療とともに，がんに対する3大療法の一つであり，がんを周囲の正常な臓器と周囲リンパ節を含めて切除するのが一般的である．

● 本稿では，胃がんを代表例として挙げて解説する．

がん治療における手術療法の意義

● 手術療法の最大の特徴は，がんが局所に留まっている状態で完全に切除ができれば，がんを根治することができる．その一方で，身体にメスを入れることで痛みと身体にダメージを伴う．

● 一部のがん（食道がん，胃がん，大腸がん，膀胱がんなど）では，がんが早期の場合に，内視鏡を使ってがんを取り除く方法もある．

がん手術療法の変遷と患者QOL（拡大手術から機能温存）

● 胃がん手術の場合は，胃の3分の2以上の切除および第2群リンパ節までの郭清を定型手術と呼ぶ．以前は，抗がん薬も今ほどは発達しておらず，外科医はより大きく切除つまり拡大手術をすることで，治療成績を向上させようとしていた．最近では拡大手術の優越性を調べる臨床試験が否定されたことから，定型手術に加えて術後の補助化学療法が標準治療となっている[1]．

● 進行胃がんに対して，術前に化学療法を行ったあとに定型手術を行う術前補助化学療法も行われ，一部の症例では非常に良好な結果を得ている．しかしまだ十分なエビデンスは存在しておらず，臨床試験で効果を調べているところである．

- 早期の胃がんに対してはリンパ節郭清の縮小，神経の温存，幽門の温存など，縮小手術も検討される.
- 身体が受けるダメージを減らすために，腹腔鏡下手術も普及してきている．最近ではロボット支援下手術がより精緻な手術が行え，術後の合併症を減らすとも言われている.
- 早期胃がんに対する腹腔鏡下手術が術後合併症や予後の面で開腹手術に劣らないことは本邦で行われた多施設共同ランダム化比較試験で証明され，『胃癌治療ガイドライン』でも標準治療として位置づけられている [2].
- 腹腔鏡下手術，ロボット支援下手術とも手術の創が小さく，開腹手術と比べると術後の痛みが少なく，腸管蠕動の回復が早い，入院期間が短く，社会復帰が早いなどの利点があるが，直接臓器に触れないため，手技に習熟する必要がある.

がんの手術療法

Memo

_____

_____

_____

_____

_____

_____

_____

_____

_____

_____

がんの手術療法（目的，種類，適応など）

- 胃がんが粘膜内に限局している場合は，内視鏡下粘膜下層剥離術（ESD）の適応もある．
- ESD の適応とならない早期胃がんでは，リンパ節郭清を縮小した胃切除，進行胃がんでは標準的なリンパ節郭清を伴う定型手術が行われる．
- 切除が難しい進行胃がんに対しては，狭窄や出血といった胃がんによる症状を緩和し，続いて化学療法を行うために，姑息的切除やバイパス術を行うこともある．
- 『胃癌治療ガイドライン』では，治療法選択のためのアルゴリズムが記載されており，臨床診断に基づいた治療法選択が行われる（**図1**）．

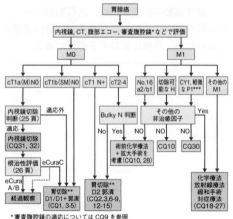

* 審査腹腔鏡の適応については CQ9 を参照
** 腹腔鏡下手術の適応については CQ1，CQ2 を参照
*** 胃周囲や大網の表面などに小数個存在する結節で，胃切除の際に容易に切除可能なもの

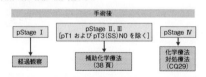

図1 ◆日常診療で推奨される治療法選択のアルゴリズム

図中の CQ とページ数は文献 2 を参照のこと．　　　（文献2）より引用）

がんの手術療法の基本 （原発巣摘出，リンパ節郭清）

- がんの手術療法は，原発巣だけでなく，周囲のリンパ節の切除（郭清）を加える．胃がんにおける原発巣の切除は，がんの場所，広がり，進行度によって決まり，大きく次の3つに分けられる．

幽門側胃切除術 ……………………………………

- 胃の幽門側（十二指腸に近い方）を切除するもので，再建方法として残胃と十二指腸を吻合するビルロートⅠ法再建，残胃と空腸を吻合するビルロートⅡ法再建とルーワイ再建がある（**図2**）．主に胃角部周辺からその肛門側にある病変が対象になる．

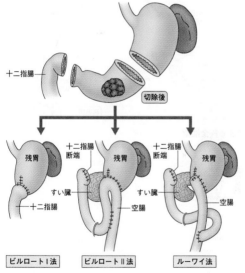

図2 ◆幽門側胃切除術

胃全摘術 ……………………

● 胃を全て摘出した後，十二指腸断端を閉鎖して，食道に空腸を吻合するルーワイ再建を行う（**図3**）．胃の上部から下部に至る広範囲な胃がんのほか，噴門を残せない胃体部の進行がんが対象になる．

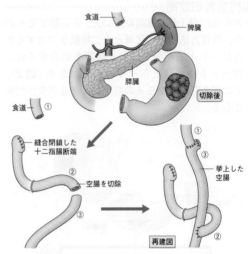

食道

脾臓

膵臓

切除後

食道 ①

縫合閉鎖した
十二指腸断端

② 空腸を切除

③

①
③

挙上した
空腸

② ③

再建図

図3 ◆胃全摘術

Memo

噴門側胃切除術 ……………………………………

● 胃の噴門側（食道に近い方）3分の1ほど切除し，食道と残胃を吻合する食道残胃吻合や，食道空腸吻合と挙上空腸−残胃吻合を行うダブルトラクト再建がある（**図4**）．噴門部の腫瘍や胃の上部に限局した早期胃がんが対象になる．

● 逆流が問題になるため，食道残胃吻合では，SOFY法（食道残胃吻合法）や上川法など逆流防止の工夫がなされる（**図5**）．

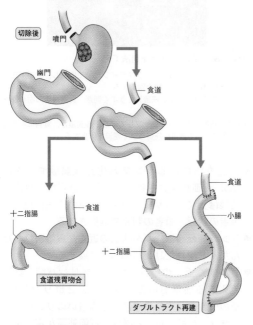

図4 ◆噴門側胃切除術

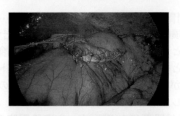

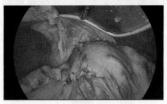

図 5 ◆ SOFY 法（上）と上川法（下）

SOFY 法は食道と残胃をリニアステイプラーで吻合し，食道下端を胃壁に貼り付けるように縫合固定する。

上川法は胃の壁（漿膜＋筋層）をうすく剥ぎ，食道残胃の吻合部を覆う。

いずれも残胃にオーバーラップしている下部食道が，背側にある胃からの圧によって扁平に圧迫されて逆流を防止する。

● 再建方法によるランダム化比較試験や，術後QOL 評価が検討されているが，いずれも明確な結果は出ていない。いずれも長所，短所があり，患者の状態，術者の判断で選択される。

● リンパ節転移は，がん病巣の近くから始まり，だんだんと離れたリンパ節へと進展する。

● 胃のすぐ近くのリンパ節を 1 群リンパ節，胃に流入する血管沿いのリンパ節を 2 群リンパ節，その血管の元である腹部大動脈沿いのリンパ節を 3 群リンパ節とし，2 群リンパ節郭清が定型手術で，さらにリンパ節郭清を徹底するために脾臓や膵臓の一部を一緒に切除することもある。

● 一方，リンパ節転移が少ない早期胃がんでは，術中色素や放射線同位元素を用いて主なリンパ流を同定し，リンパ節郭清を縮小する工夫（センチネ

ルリンパ節生検）を行うこともある.

● 胃切除後, 経過が順調であれば術後数日で食事を再開し, 1週間ほどで退院できるが, 術後数月間は, なるべく栄養価が高く消化のよい食品をよく噛み, 時間かけて摂取するようにする.

● また, 胃の貯留能が低下して1回の食事で食べられる量が減るので, 食事回数を1日5〜6回に増やし, 経口栄養剤を追加するなどして, 栄養不足・脱水にならないよう留意する必要がある.

◆引用・参考文献
1) 日本胃癌学会編；胃癌取扱い規約 第15版. 金原出版, 2017
2) 日本胃癌学会編；胃癌治療ガイドライン医師用2021年7月 改訂〔第6版〕. p.2, 金原出版, 2021

がんの手術療法

Memo

....

....

....

....

....

....

....

....

....

....

....

術前の機能評価

＊ がん患者の術前の身体機能・精神状態の評価などを行う.

- 病歴, 身体診察, 血液・尿検査, 画像検査, 生理機能検査の所見から, 主要臓器機能を含めた全般的評価を行う.
- 特に高齢者では脆弱性（フレイル）の評価として, 身体的フレイル, 認知的フレイル, 社会的フレイルの評価を行う.
- 術前低栄養は術後感染性合併症のリスクとなるので, 術前栄養状態の評価を行う.
- がん患者は命にかかわる疾患で, 不安を抱えている方も多いため, 精神状態の評価も重要である.

全般的評価

病歴　飲酒, 喫煙歴
- 心・肺・肝・腎（心疾患, 肺疾患, 肝疾患, 腎疾患）, 高血圧や糖尿病など, 手術のリスクになりうる既往歴については事前に十分評価を行い, 関連する診療科にコンサルト, 共観してもらう.
- 飲酒, 喫煙歴を確認する. 術後合併症を減らすために禁酒, 禁煙を指導する.
- 内服薬の確認, 手術に伴い中止可能か確認する.
- 血栓リスクのある方（脳梗塞や心筋梗塞などの既往）, 抗血栓薬の内服の有無などを確認する.

身体診察
- 身長, 体重, BMI の評価. 以前の手術創の有無.
- 動揺歯がないか調べ, 手術中に抜けることがないようにする.

● 口の中には多くの細菌がいるため，術前に口腔ケア（歯磨き，うがい）を行うことで，術後肺炎などの感染症の予防につながる．

血液検査 ···
● 血液細胞の検査（白血球，ヘモグロビン，血小板）
● 肝機能（アルブミン，AST，ALT，γ GTP，ビリルビンなど）
● 腎機能（尿素窒素，クレアチニンなど）
● 糖尿病〔血糖，HbA1c（グリコヘモグロビン）など〕
● 脂質異常（コレステロール，中性脂肪）
● 炎症（CRP）
● 感染症検査（B 型肝炎，C 型肝炎，HIV など）
● 腫瘍マーカー（CEA，CA19-9，SCC など）

生理機能検査 ·····································
● 心電図や呼吸機能検査．心機能の評価として心エコーが追加になることもある．冠動脈狭窄が疑われる場合は，冠動脈 CT や冠動脈造影（CAG）を依頼する．より詳細な検査が必要な場合は専門医に紹介する．
● 呼吸機能検査で，肺活量が標準と比べて低い（%VC が 80％未満）と拘束性換気障害，1 秒量を努力性肺活量で割った 1 秒率が低い（FEV 1.0％が 70％未満）と閉塞性換気障害といい，専門家（呼吸器内科）の精査を依頼する．1 秒量が 1L 未満は全身麻酔を受けるうえでリスクが高いと判断される．
● 術後肺炎のリスクが高い術式（食道がん手術など）や呼吸機能が不良な場合は，術後肺炎予防のため呼吸リハビリテーションを行っておく．

フレイル評価

- 身体的フレイル〔握力, 歩行速度, TUG (timed up & go test), 5回椅子立ち上がりテスト, 下腿周囲長, ADL, IADL, 筋肉量 (CT, DEXA, インピーダンス法) など〕
- 身体的フレイルは術後合併症, 特に肺炎などの非手術部位感染症発生や予後に悪影響を与えることが報告されている. 身体的フレイルの原因として, 加齢に伴う筋力低下 (サルコペニア) があり, 適度な運動や栄養療法などの介入によって, 限られた術前期間でも身体能力, 筋肉量の改善し, 治療成績向上効果が得られないか期待されている.
- 認知的フレイル (MMSE, GDS など)
- 認知機能やうつ状態を評価する. 認知機能の低下は, 術後せん妄のリスクとなる. 術前にリスク評価を行い, それに応じた介入やせん妄発生時に家族に来院してもらう段取り, 主治医に投薬指示をもらっておくなど, 準備をしておく必要がある.
- 社会的フレイル
  - 介護者の有無, 住居, 経済・社会的資源について確認する.
  - 退院困難になる要因の有無を評価.
  - MSW による医療福祉相談
  - 医事課職員による支払いに関する相談

術前栄養状態の評価

- 低栄養は手術部位感染 (SSI) のリスクになる. 欧州臨床栄養代謝学会 (ESPEN) のガイドラインでも,
  - 6か月で 10%以上の体重減少
  - BMI < 18.5kg/m^2
  - SGA Grade C or NRS > 5
  - 血清アルブミン値< 3.0g/dL
  の少なくとも 1 つあれば重度栄養障害として,

手術を遅らせてでも術前 10 〜 14 日以上の栄養
介入を推奨している[1].

精神状態の評価

● がんの手術について分からないことも多く，不安
を抱えている患者が多くいる．手術の意義，周術
期のケアや経過などについて術前オリエンテー
ションを実施して，患者の不安を最小限にし，手
術を主体的，前向きにとらえられるように配慮
する．

● 遠慮せずに担当医や担当看護師に相談できる雰囲
気作りも大切である．

◆引用・参考文献
1) Weimann A, et al. ESPEN guideline: clinical nutrition
   in surgery. Clin Nutr 36 (3)：623-650, 2017

術前の機能評価

Memo

....

....

....

....

....

....

....

....

....

....

....

外来における看護支援

目的

* 患者が診断や治療に関する情報を理解し，手術に関する意思決定を行えるように支援する．
* 患者が入院までの期間に手術に向けた身体的準備を整えられるように支援する．
* 術前の受診や検査，ならびに入院生活に向けて，患者が家庭や職場などにおける必要な調整を行えるように支援する．

術前ケアとは

● 周術期の看護は，手術前期（術前），手術期（術中），手術後期（術後）に分けられる．いずれの時期においても，手術を受ける患者の個別性を理解して援助することが重要である．

● 術前は，手術をすることが決定した時期からとされている．

● 医師から治療として手術を提示され手術にいたるまでのプロセスにおいて，患者が主体的に手術を受けることに同意し，そのうえで心身を整え，手術に臨めるように支援することが重要である．

● 術前の適切な看護は術後の回復を助ける支援にもつながる．

ケアの実際

● 手術や術後の経過に影響する患者情報を早期に把握し，予防的に介入する．
　・既往歴・基礎疾患，手術歴，アレルギーの有無，服用薬と服薬状況，サプリメントの使用，喫煙歴，飲酒歴，栄養状態，コミュニケーション能力など

- がんに起因する身体症状や術前治療の副作用など
による手術への影響を評価し，その影響が最小限
になるように他職種・他科と連携して症状マネジ
メントをはかる．
- がんの診断後間もない場合，心理反応の変化をも
とに心理的苦痛による日常生活への影響（不眠，
食欲低下・体重減少，集中力・注意力の低下な
ど）を経時的に評価し，必要に応じて介入する．
- 術式の決定に向けて，受診や検査のスケジュー
ル，各検査の目的・方法・費用，公的制度の利用
にかかる諸手続きなど必要な情報が適時患者に提
供されるように調整する．
- 術式について複数の選択肢がある場合，手術以外
の治療法が存在する場合には，それぞれの利点と
欠点，および各選択肢が個人に与える影響につい
て話し合う．
- 入院までの間に利用できる相談窓口を明確に伝
える．
- セカンドオピニオンを受ける希望がある場合，そ
の理由や背景からニーズをアセスメントし，セカ
ンドオピニオンの目的・方法・内容等を整理でき
るように支援する．

ケアのポイント

- 多くの患者はかぎられた時間で手術に関する意思
決定を求められるが，ほとんどの手術は不可逆的
な形態・機能の変化をもたらす．
- 患者が術式や術後の生活をイメージできるよう
に，患者の生活背景・社会的役割などを考慮して
具体的な情報提供に努める．
- 患者はがんを取り除くことと引き換えに手術を決
意するが，手術を決意した後も不安や迷い，葛藤
は続く．患者が納得して手術に臨めるように継続
的な支援を行う．

- 術前の適切なリスク評価と予防的介入を遂行するには，患者にも手術や術後の経過に影響する要因とその対策について知ってもらう必要がある.
- 問診（情報収集）の際には，落ち着いて話せる時間や場の設定と，わかりやすい説明を心がける.
- 患者と家族（配偶者・血縁者にかぎらず，患者にとっての重要他者を含む）が支え合って手術に臨めるように，家族にもていねいな説明を行い，心理的ケアを提供する.

···Column···

セカンドオピニオンとは

　現在診療を受けている医療機関とは別の医療機関を受診し，主治医以外の医師から診断や治療方針などについて意見を聞くことである．患者の意思決定を支援するための選択肢の１つであり，患者にとって疾患や治療に対する理解を深めることにもつながる.

セカンドオピニオンを効果的に活用してもらうために

・セカンドオピニオンを受ける前後で患者の理解を助けられるように支援する.
・自身の病状に向き合い，意思決定することを求められる患者の気持ちに配慮したかかわりを心がける.
・患者の状況や希望に応じて家族等が同席できるように調整することも大切である.

Memo

術前オリエンテーション

目的

* 患者が術前から術後の一連の流れと各段階で起こりうる経過について理解し，術後合併症の予防や早期回復に向けて主体的に取り組むことができるように支援する．

ケアの実際

● 予定されている術式と麻酔法について医師の説明に対する患者の理解を確認し，必要に応じて説明を補足する．

● 患者用クリニカルパス等を活用して入院から退院までの全体像を説明する．

● 手術に向けた準備に関すること（術前処置や術前訓練，必要物品の確認など），また，術後の全身管理や疼痛対策などについて説明する．

● 早期離床の必要性について理解を促し，具体的な計画・方法を共有する．

● 入院から退院までの日常生活や安静度，食事，排泄，保清について説明する．

ケアのポイント

● 診断までの経緯，がんの進行度，がんに起因する身体症状の有無，手術までの期間，術前治療の有無とその効果などにより，手術に対する患者の思いは多様である．一律の説明ではなく，患者の様子や反応に合わせて実施する．

● 患者の気がかりや疑問を引き出しながら，できるかぎり具体的なイメージを共有する．

● 回復の過程と日々の目標を共有することで患者の回復への意欲が高まるよう支援する．

術前ケア

術前処置

目的

* 手術の安全な実施と術後合併症の予防に向けて身体的準備を行う.

ケアの実際

前日 ・・・

● 飲食・飲水制限の指示を確認し,患者が実行できるように説明を行う.

● 入浴(シャワー・清拭)により皮膚の清潔を保つ.入浴後は爪切りを行う.

● 臍部を切開する手術では,オリーブ油を使用して入浴前に臍垢を取り除く.

● 手術部位に応じて手術部位周辺の体毛を確認する.

● 必要な場合にかぎり,腸管の前処置(浣腸・下剤の内服)を実施する.実施後は脱水症状が出現していないか観察する.

当日 ・・

● 飲食・飲水制限が守られているか確認する.

● 手術当日も継続する内服薬があれば服薬を確認する.

● 排便の有無とその時間,量・性状,残便感を確認する.排尿は手術室に向かう前に済ませてもらうよう説明する.

● 整容(洗面や歯磨き),更衣を済ませてもらい,弾性ストッキングが適切に着用されていることを確認する.装着物のうち,ウィッグ,眼鏡,補聴器などは手術室入室後に外してもよいことを伝える.

● 指示に従い，輸液，抗菌薬の点滴を開始する．
● 体毛の除去が必要であれば手術直前に実施する．

● 術後の早期回復を目指した周術期管理プログラム
である術後回復力強化プログラム（ERAS®）が導
入されるようになり，長時間の絶飲食，腸管の前
処置，麻酔前投薬の使用などといった，従来の術
前処置の方法は見直しが必要になっている．
● 身体的準備を通じて心理的ケアも実践できるよう
にかかわる．

術前処置

Memo

....

....

....

....

....

....

....

....

....

....

....

....

....

術後ケア
術後観察

術後ケアとは

● がん患者の手術侵襲による回復過程において，術後合併症などが回避できるように術後管理を進めることである．

観察のポイント（術直後）（図1）

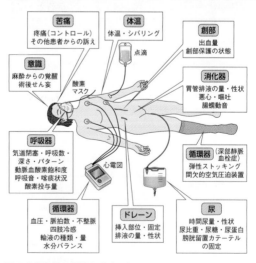

苦痛
疼痛（コントロール）
その他患者からの訴え

体温
体温・シバリング

創部
出血量
創部保護の状態

意識
麻酔からの覚醒
術後せん妄

消化器
胃管排液の量・性状
悪心・嘔吐
腸蠕動音

呼吸器
気道閉塞・呼吸数
深さ・パターン
動脈血酸素飽和度
呼吸音・喀痰状況
酸素投与量

循環器（深部静脈血栓症）
弾性ストッキング
間欠的空気圧迫装置

循環器
血圧・脈拍数・不整脈
四肢冷感
輸液の種類・量
水分バランス

ドレーン
挿入部位・固定
排液の量・性状

尿
時間尿量・性状
尿比重・尿糖・尿蛋白
膀胱留置カテーテル
の固定

酸素マスク
点滴
心電図

図1 ◆術直後の観察のポイント

- 呼吸抑制・気道閉塞（分泌物貯留・舌根沈下・声門浮腫などによる）はないか？

  ➡呼吸停止に注意！

  Point！ $SpO_2 < 90\%$（PaO_2 60mmHg）を低酸素血症の目安とする.

- 循環：急性循環不全（出血・脱水などによる）はないか？

  ➡循環血液量減少性ショックに注意！

  Point！ 尿量は体重あたり0.5〜1.0mL/時を確保する.

- 出血：血性排液の急激な増加はないか？

  ➡術後出血に注意！

  Point！ 100mL/時以上の出血がある場合は医師に報告する.

- 体温：低体温（全身麻酔などによる）はないか？

  ➡低酸素・昏睡・徐呼吸・徐脈・血液凝固障害に注意！

  Point！ 34〜35℃の低体温に陥るとシバリングが出現する.

術後観察

◆引用・参考文献
1) 明石恵子ほか：経過別成人看護学②周術期看護 第1版第3刷, p140-144, 148, 156, メヂカルフレンド社, 2019
2) 雄西智恵美ほか：周手術期看護論 第3版, p131-133, 354. ヌーヴェルヒロカワ, 2014

Memo

....

....

....

....

....

ドレーン管理

目的

* ドレナージとは，体腔，創腔，管腔内に貯留した血液，膿，浸出液，消化液などの液体や気体を患者の体外に排出させるためのものであり，①〜③に分類される.
  - ①治療的ドレーン：保存的治療では，治癒・軽快が期待できない場合の治療
  - ②予防的ドレーン：血液・浸出液・消化液の貯留による感染や縫合不全の予防
  - ③情報ドレーン　：術後出血，縫合不全，感染など術後合併症の早期発見

観察とケアのポイント（図1）

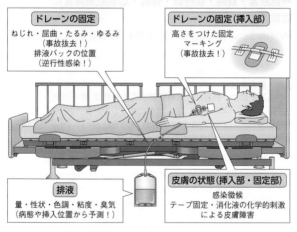

ドレーンの固定
ねじれ・屈曲・たるみ・ゆるみ
（事故抜去！）
排液バックの位置
（逆行性感染！）

ドレーンの固定（挿入部）
高さをつけた固定
マーキング
（事故抜去！）

排液
量・性状・色調・粘度・臭気
（病態や挿入位置から予測！）

皮膚の状態（挿入部・固定部）
感染徴候
テープ固定・消化液の化学的刺激
による皮膚障害

図1 ◆ ドレーン管理：観察とケアのポイント

● 全身状態：ドレーン排液，患者の訴え，バイタルサイン，検査データなど，併せて把握する.

- 安全・安楽：患者の ADL や苦痛に配慮した固定であるか，患者への体動時の注意事項の説明を行う．
- 抜去後は，抜去部からの浸出液や出血・自覚症状や検査データでの異常の早期発見をする．

ドレーンの種類と特徴

- ドレーンの種類・目的・挿入部位・方法は術式によって異なり，これらを理解したうえで管理することが重要である．**図2**に例を示す．

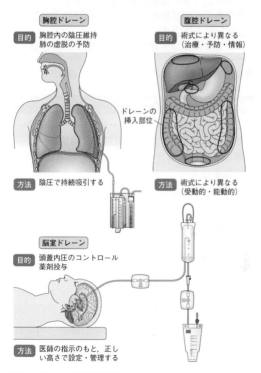

胸腔ドレーン

目的 胸腔内の陰圧維持
肺の虚脱の予防

方法 陰圧で持続吸引する

腹腔ドレーン

目的 術式により異なる
（治療・予防・情報）

方法 術式により異なる
（受動的・能動的）

ドレーンの
挿入部位

脳室ドレーン

目的 頭蓋内圧のコントロール
薬剤投与

方法 医師の指示のもと，正しい高さで設定・管理する

図2 ◆ ドレーンの種類と特徴

早期離床

目的

* 術後の安静臥床による活動性の低下は, 筋力の低下だけでなく呼吸・循環機能にも影響し, 術後合併症を起こしやすくなる. 早期離床による活動の再開は, 多くの術後合併症の予防に効果的であるばかりでなく, 患者が回復を実感できる重要な看護援助である.
* トイレや洗面台への移動を取り入れ, 自己効力感を高めつつ生活行動を拡大する.
* 坐位保持や立位保持が困難な場合は, 床上での運動も効果的である.

ケアの実際

準備 ……………………………………………

● 離床計画は事前に医師に相談し準備する.

● 離床を行う必要性と目的, 方法を患者に説明し, 同意を得る.

● 呼吸法や痛みの少ない体を動かし方の説明を行う.

● 予防的な疼痛コントロールを行う.

● 安全な離床のための環境整備を行う.

◆引用・参考文献

1) 竹末芳生ほか：術後ケアとドレーン管理 第1版第3刷, p140, 照林社, 2011

Memo

....

....

....

....

進め方と観察・ケアのポイント
(段階的離床)(図1)･･････････････････････････

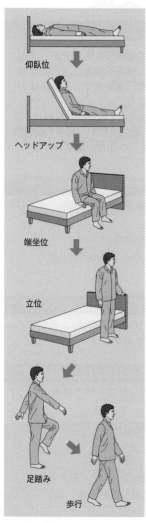

仰臥位

↓

ヘッドアップ

端坐位

立位

足踏み

歩行

早期離床

●**開始前：離床を安全に進められる状態かアセスメントする**

□バイタルサインに異常はないか[1]
　安静時心拍数 50 回 / 分以下または 120 回 / 分以上　重症不整脈
　安静時血圧(収縮期・拡張期)の異常
　異常呼吸，呼吸困難，強い倦怠感を伴う 38.0 度以上の発熱，など

□深部静脈血栓症の徴候はないか
　〔下肢の腫脹・表在静脈の怒張・色調変化・Homans 徴候(p49 参照)など〕

□疼痛などの自覚症状はないか，コントロールできているか

●**開始後：段階ごとに継続的に症状を観察し継続の可否を判断する**

　起立性低血圧：ふらつき，眩暈，動悸など

　迷走神経反射：冷汗，気分不快，顔面蒼白，失神など

　肺血栓塞栓症：急激な呼吸困難，胸痛，低酸素血症など

　自覚症状：疼痛・嘔気など

●**実施中：患者の安全と安心に配慮する**

□点滴・ドレーン類の抜去や接続のはずれに注意する

□患者の身体を支えることのできる位置をとる

●**実施後：患者の状態およびケアの評価を行う**

□バイタルサイン・自覚症状の確認を行い，実施後の評価をする

□離床の状況に応じて，次回歩行の注意事項を説明する

図 1 ◆段階的離床：進め方と観察・ケアのポイント

回復のための支援

目的

* 治療効果と安全性を考慮して選択した術式であっても，身体の形態的変化や機能上の障害を抱えることになる患者もいる．術前から術後の回復期まで，身体症状の変化に併せて継続的に介入する．
* 必要に応じ関連領域の専門的介入を取り入れながら，身体機能の変化と日常生活への適応を促し，患者の日常性回復のための包括的な支援を行うことが重要である．

ボディイメージの変調が起こる手術（例）

● 形態の変化：四肢切断術・乳房切除術・人工肛門造設術など
● 機能の障害：喉頭摘出術など
● 性機能障害：生殖器系の手術（卵巣・子宮・精巣など）

情報収集とアセスメント・ケアのポイント

● 表1に回復過程に応じた情報収集とアセスメント・ケアのポイントを示す．

原発巣別の必要とされるリハビリテーション（例）

● 食道がん：呼吸障害，摂食・嚥下障害へのリハビリ
● 頭頸部がん：摂食・嚥下障害・構音障害へのリハビリ
● 婦人科がん：リンパ浮腫への対応
● 骨・軟部腫瘍：杖・車椅子練習・義肢の作成
● 脳腫瘍：高次機能障害・運動障害へのリハビリ，ADL訓練

表1 ◆回復過程に応じた情報収集とアセスメント・ケアのポイント

時期	情報収集とアセスメント	ケア
診断〜入院	・手術の目的・方法・侵襲度 ・術後の治療計画 （予測される）形態機能の変化と影響	・正しい情報で術後に備える
手術〜回復期	・合併症とその影響 ・身体的苦痛の程度とその影響 ・離床や日常生活動作の状況 ・形態機能の変化に対する受け止め	・術後合併症による身体的苦痛を緩和する ・手術侵襲からの回復の体験を共有する ・退院後の生活について目標設定する ・リハビリテーションの開始
	・回復を促進・阻害している要因 （身体的・心理的・社会的） ・患者のセルフケア能力・ADL ・退院後の生活への希望と準備状態 ・術後の病状予測と治療計画 ・家族の発達段階と関係性	・セルフケア獲得に向け退院指導を行う 　医学的管理・セルフモニタリング 　形態機能の変化に応じた生活方法 ・社会資源について情報提供する 　身体障害者福祉制度 　ピアサポート・患者会 ・家族を支援する 　患者のセルフケアに関する指導 　社会資源の活用・ケアマネジメント ・必要に応じて退院調整を行う 　療養の場所についての意思決定支援 　社会資源の活用
社会復帰	・継続治療の有無 ・セルフケアの実施状況	・外来看護（治療・専門外来）

回復のための支援

Memo

....

....

....

....

....

....

....

....

術後合併症予防とケア

創部離開

目的

* 全身状態を良好に保ち，感染予防を図りながら創傷治癒を促進する.

病態

- 創部離開 / 縫合不全：手術時に縫合した創の一部または全部が，何らかの原因で離開した状態. 吻合不全（吻合部縫合不全）は消化管の吻合部が離開した状態である.

- 創の治癒過程
  - 炎症期（術後 2 ～ 3 日間）：止血凝固反応および免疫反応が生じる. 好中球，マクロファージ，血小板が創傷部位を覆い，殺菌，異物や壊死物質の貪食，止血が行われる. 創部痛は強く，創の癒合は不十分な時期. この段階で感染が生じると治癒が遅延する.
  - 増殖期（術後数週間前後）：創は上皮化し，血管内皮細胞と繊維芽細胞が増殖. 毛細血管の新生とコラーゲン生成が進み，肉芽形成が行われる. 赤い瘢痕となる.
  - 成熟期・再構築期（術後数週間から）：組織（コラーゲン）の再構築が行われ，創の強度が増す（3 週間で 80％程度まで強度が回復）. 白い瘢痕が形成される.

- 創の治癒形式（**表 1**，**図 1**）：通常の手術創の治癒は一次治癒である.

表1 ◆ 創の種類，治癒方法，形態

	種類	治癒方法	治癒形態
一次治癒	無菌的な創，汚染創だが感染の危険が少ない創，外科手術に代表され鋭的に切離した傷を縫合または接着して治癒する	創縁を縫合閉鎖（汚染創では十分な洗浄，デブリードマン）	線状の瘢痕
二次治癒	汚染のある感染創，一次縫合で感染が生じた創，皮膚欠損が大きい創，褥瘡	開放創としたまま治癒させる，肉芽形成後の上皮化により創閉鎖する	瘢痕組織の形成
三次治癒（遷延一次治癒）	壊死組織のある創，感染の可能性が高い創	開放創のまま放置し，健常な肉芽が形成された後（感染徴候が消失した後），デブリードマンまたは洗浄後の縫合閉鎖	瘢痕を残し治癒

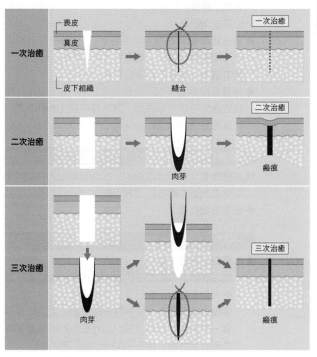

図1 ◆ 創の治癒経過

要因（創治癒の阻害要因）

- 患者因子（全身的因子）：高齢，血糖コントロール不良，栄養障害，貧血，脱水，肥満，副腎皮質ステロイド薬の長期使用，喫煙習慣，ストレス（疼痛，睡眠障害など），放射線治療．
- 局所因子：縫合部の血流不足・浮腫・感染・過度の緊張，放射線治療後の縫合．
- 術者因子：長時間の手術，不完全な縫合．

症状と徴候

- 多くは術後3日目以降に発症する感染徴候．創からの浸出液や膿，創の炎症徴候（発赤，腫脹，熱感，疼痛）の遷延や悪化，発熱，術操作の及んだ部位の圧痛．
- 消化管の縫合不全（吻合不全）：ドレーン排液の変化（混濁，膿性，悪臭など），発熱，腹部の圧痛の増強，皮膚の局所の発赤．
- 気管支の縫合不全（気管支瘻）：発熱，胸痛，呼吸困難，呼吸音の減弱，胸水様の痰（水様のオレンジ色），皮下気腫，ドレーンからのエアリーク．

診断のための検査

- 血液検査：白血球の増加，白血球の左方移動（未熟な白血球の増加），CRP高値．
- 細菌培養検査

予防のためのケア

- 血糖コントロール
  - 糖尿病による高血糖状態があれば，術前より血糖コントロールを行う．
  - 術後の高血糖をコントロールする：大手術や外傷，感染症などの侵襲が加わった際は非糖尿病患者も高血糖になる（外科的糖尿病状態）．
- 栄養状態，貧血，脱水の改善など全身状態を良好

に保つ.
  ・術前から低タンパク血症や貧血を改善する.
● 禁煙指導：喫煙により創部の末梢循環が傷害され治癒が遅延するため，禁煙を徹底する.
● 創の上皮化まで術後 48 時間は滅菌ドレッシング材や創傷被覆保護剤などで創を被覆する（密閉，湿潤環境の維持）．創を閉鎖し低酸素状態を維持することで術後感染を防ぐ.
  ・消毒薬は細胞傷害性があり創傷治癒を遅延させるため，消毒は行わない.
● 上皮化完了後は，ドレッシング材は不要．洗浄やシャワー浴などで創を清潔にする.
● 創に負荷がかからないようにする.
  ・創を保護し，圧がかからないよう生活動作を工夫する.
  ・消化管の場合，吻合部に圧がかからないような食事や排泄の管理を行う.
● 着実なドレナージと感染管理を徹底したドレーン管理.
● 感染予防策の着実な実施：手指消毒，標準予防策の徹底.
● 感染徴候の早期発見：感染があると創治癒は大きく遅延するため早期対処が重要.
● 痛みやストレスの緩和：さらなる侵襲となり組織の虚血につながるため.
● 局所陰圧閉鎖療法（NPWT）：創傷を密封して陰圧をかける物理療法．感染がなく，肉芽で覆われていて，浸出液の多い，創傷やポケットのある創傷の治癒の促進に用いる例が増えている.

Memo

◆引用・参考文献

1) 日本皮膚科学会ガイドライン：創傷・褥瘡・熱傷ガイドライン—1：創傷一般ガイドライン．日本皮膚科学会誌 127 (8)：1659-1687, 2017

2) 中島恵美子, 伊藤有美監修：これならわかる！術前・術後の看護ケア．p26-27, p46-47 ナツメ出版, 2019

3) 中川ひろみ：手術後に多い創トラブル (SSI) のケア．事例でわかる皮膚・排泄ケア（田中秀子監修), p112-122, 日本看護協会出版会, 2010

Memo

....

....

....

....

....

....

....

....

....

....

....

....

....

....

....

....

術後合併症予防とケア
深部静脈血栓症・肺塞栓症

目的

* 深部静脈血栓症・肺塞栓症の予防と早期発見を行う.

病態

● 深部静脈血栓症（DVT）は，骨盤内，下肢，腕などの深部静脈に血栓が形成される病態である.

● 肺塞栓症（PE）は，深部静脈で形成された血栓が遊離し血流にのって右心房・右心室を経由した後，肺動脈を閉塞することで致死的状況となりうる病態である.

● DVT と PE は 1 つの連続した病態であり，両者を合わせ静脈血栓塞栓症（VTE）と称する.

発生要因・状況

● DVT 発症には血流停滞，血管内皮障害，血液凝固能亢進の 3 因子が関わる. それぞれの因子となりうる状態を以下に示す.

　・血流停滞：長期臥床，肥満，心肺疾患，全身麻酔，下肢麻痺，脊髄損傷，下肢ギプス包帯固定，加齢，下肢静脈瘤，長時間座位（旅行，災害時など）.

　・血管内皮障害：各種手術，外傷，骨折，中心静脈カテーテル留置，カテーテル検査・治療，血管炎，膠原病，喫煙，VTE の既往.

　・血液凝固能亢進：悪性腫瘍，妊娠・産後，各種手術，外傷，骨折，熱傷，経口避妊薬，エストロゲン製剤，感染症，炎症性腸疾患，脱水など.

- 最も DVT 発症が多いのは，整形外科領域の手術後，ついで一般外科，婦人科，脳外科，泌尿器科手術で認められる．
- PE は，安静解除後の初回歩行，排尿や排便動作時に発症することが多い．

症状と徴候（早期発見のための観察項目）

- DVT：下肢の腫脹，疼痛，色調変化．ホーマンズ徴候（足関節の背屈による下腿の痛みの有無）陽性（**図 1**）．ローエンベルグ徴候（マンシェットによる下腿の加圧で腓腹部の疼痛）陽性．無症候性もあり．※**表 1** Wells スコア（DVT 用）参照
- PE：呼吸困難，胸痛，頻脈，頻呼吸，SpO_2 低下，ショック（血圧低下，意識消失）．

診断のための検査

- 血液検査：D- ダイマー（正常値であれば VTE を除外できるが，異常値であれば DVT・PE の有無の確認のため，画像診断等の施行が検討される）．
- 下肢静脈超音波検査（下肢静脈エコー）
- 造影 CT，MRI

表 1 ◆ Wells スコア（DVT 用）
（医師がスコアリングを行い DVT の確率を判断する）

活動性のがん（6 か月以内の治療や緩和的治療を含む）	1 点
完全麻痺，不完全麻痺あるいは最近のギプス装着による固定	1 点
臥床安静 3 日以上または 12 週以内の全身あるいは部分麻酔を伴う手術	1 点
下肢深部静脈分布に沿った圧痛	1 点
下肢全体の腫脹	1 点
腓腹部（腓骨粗面の 10cm 下方）の左右差 > 3cm	1 点
症状のある下肢の圧痕性浮腫	1 点
表在静脈の側副血行路の発達（静脈瘤ではない）	1 点
DVT の既往	1 点
DVT よりも可能性の高い代替診断	-2 点

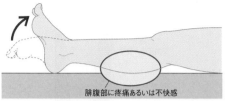

患者を仰臥位にして下肢を伸ばしたまま，足を背屈させる．腓腹部（ふくらはぎ）に疼痛あるいは不快感があれば陽性

図1◆ホーマンズ徴候

予防のためのケア

● リスクレベルに応じた予防策により DVT 予防を徹底することで，致死的な PE の発症を予防する．そのうえで，症状や徴候の観察を継続する．

● 早期離床・積極的な運動

・安静時から足関節の底背屈運動を行い，下肢の筋収縮により静脈血のうっ滞を軽減する．

● 弾性ストッキングによる圧迫法：下肢を適度な圧力で持続的に圧迫し，静脈血のうっ滞を軽減する．

・閉塞性動脈硬化症などの下肢血行障害や壊死，外傷の際には他の予防策をとる．

・患者に適したサイズのストッキングの選択を行う（緩いと効果が得られず，きついと循環障害や神経損傷，皮膚障害を起こす可能性あり）．

・たるみ，しわやよれのないよう装着する．

・定期的に，下肢の異常の有無（循環障害，神経障害，皮膚障害など）を観察する．

● 間欠的空気圧迫法：下肢に巻いたカフに空気を間欠的に挿入し，圧迫と弛緩を繰り返すことで，静脈血のうっ滞を軽減する（**図2**）．

・DVT の疑いがある場合，閉塞性動脈硬化症などの下肢血行障害がある場合には使用禁忌

・定期的に，下肢の循環障害や神経障害の有無，皮膚状態を観察する．

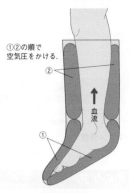

①②の順で
空気圧をかける.

②

血流

①

図2 ◆間欠的空気圧迫法

- 水分管理：血液が濃縮すると血栓が生じやすくなる
  ため脱水を予防する.
- 抗凝固療法：医師の指示に従い，抗凝固薬の注射
  または内服を施行し血栓の生成を抑制する. 活性
  化部分トロンボプラスチン時間（APTT）やプロ
  トロンビン時間国際標準比（PT-INR）など，凝固
  検査値を確認するとともに，出血傾向の有無を確
  認する.
- DVT 発症後の PE の予防のためのケア
  - 下大静脈フィルター留置術：下大静脈にフィル
    ターを留置することで，遊離した血栓が肺動脈
    に移動することを防ぐ. DVT があり PE を発
    症する危険性が高い場合に留置する. 通常は，
    抗凝固療法を併用する.

◆参考・引用文献
1) 日本血栓止血学会：用語集「D ダイマー」解説.
   https://www.jsth.org/glossary_detail/?id=97 より 2022 年 2 月 11
   日検索
2) 日本循環器学会ほか合同研究班：肺血栓塞栓症および深部静脈血栓症の診
   断，治療，予防に関するガイドライン（2017 年改訂版），p1-93, 2018
   https://j-circ.or.jp/old/guideline/pdf/JCS2017_ito_h.pdf より 2021 年
   8 月 13 日検索

術後合併症予防とケア

術後感染

目的

＊手術部位感染（SSI）および術野外感染／遠隔感染（RI）の予防と早期発見を行う.

病態

● SSI：手術操作が直接加わった部位の感染症. 人工物を留置しない場合は手術後 30 日以内に, 留置した場合は 1 年以内に起こり, 感染が手術によるものと考えられる場合である.

● SSI の分類：深部の感染ほど発見が遅れやすい（**図1**）.

　・切開部表層の SSI：感染は切開部の皮膚または皮下組織に限定.

　・切開部深層の SSI：感染は切開部深層の軟部組織（筋膜, 筋層など）に及ぶ.

　・臓器／体腔 SSI：感染は切開部以外で, 術操作が加わった臓器, 体腔部分に及ぶ. 体表からは炎症反応を見ることができない.

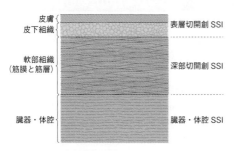

図1 ◆ SSI の解剖学的分類

●RI：手術に関連して発症したものの手術操作が及んでいない部位の感染症．呼吸器感染症（人工呼吸器関連肺炎も含む），尿路感染症，カテーテル関連血流感染症など．

発生要因

● 患者側要因
　・加齢：免疫機能の低下，咳嗽反射の低下，気道浄化機能の低下などがある．
　・高血糖状態：高血糖により好中球やマクロファージの遊走作用・貪食作用や異物認識作用を阻害される．
　・脱水・低栄養（低タンパク血症）・貧血などにより創治癒遅延がある場合．
　・喫煙：末梢循環の障害による創傷治癒遅延．気道内分泌物の増加．
　・免疫抑制状態となる薬物の使用．
● 手術に関する要因
　・長時間の手術，過大な手術侵襲．
　・創傷の清潔度が低い場合（大腸の手術，創の汚染がある場合）．
　・手術に関連して使用されたチューブ類とその留置期間．

症状と徴候（早期発見のための観察項目）

● SSI，RIに共通
　・全身症状：38℃を超える発熱，頻脈，呼吸数増加，倦怠感，感染部位の疼痛．
● SSI
　・創部の発赤・腫脹・熱感・疼痛，膿や浸出液，ドレーン排液の混濁や悪臭など．ドレーン挿入部の皮膚変化，創部の炎症徴候が落ち着いた後に再燃する．または炎症徴候が治まらない場合．
　・深部感染の場合は胸痛，腹痛など手術操作が及

んだ体腔や臓器に起因する疼痛.

● RI
　・呼吸器感染症：咳，痰，肺雑音.
　・尿路感染症：尿の混濁，浮遊物，潜血反応，悪臭，膀胱炎症状，腎盂腎炎症状.
　・中心静脈栄養ライン，静脈ラインの感染徴候.

診断のための検査

● 血液検査：白血球や CRP の上昇，術後急性期に手術侵襲により上昇した後，下降した値が再度上昇した場合，値が下降しない場合など
● C 反応性タンパク (CRP) は炎症の程度を反映する．手術侵襲や感染などの炎症が生じると，数時間以内に白血球の上昇が始まり，その後，白血球が産生したサイトカインが肝細胞に作用してCRP を産生する.
● CRP は 6 〜 12 時間で血中量が増加し，2 〜 3 日でピークに達する．すなわち感染や炎症が生じると，白血球が増加した後，CRP が増加する.
● 体液または組織の培養検査.

予防のためのケア

● 血糖のコントロール
　・糖尿病による高血糖状態があれば，術前より血糖コントロールを行う.
　・術後高血糖をコントロールする：大手術や外傷，感染症などの侵襲が加わった際は血糖値のモニタリングを行う.
● 栄養状態，貧血，低タンパク血症，脱水の改善など全身状態を良好に保つ.
● 禁煙指導
● 皮膚の清潔：手術前に入浴やシャワー浴，清拭を行い，皮膚の微生物を除去する．術後は上皮化するまではドレッシング材や創傷被覆保護剤などで

創を密封し，上皮化の後は洗浄する．
- ●除毛：手術部位周辺の体毛が手術の支障となる場合に限り，サージカルクリッパーを用いて切毛を行う．
- ●臍処置：開腹手術の際は施行する．
- ●口腔内の清潔を保つ（手術前，虫歯や歯周病などの治療を済ませ，歯の清掃を行っておく）．
- ●着実なドレナージと感染管理を徹底したドレーン管理：排液バッグの位置に注意し，バックに圧がかからないようにする．
- ●術中〜術後は，低体温にならないよう体温管理を行う．
- ●抗菌薬投与（予防投与）
- ●呼吸器感染症の予防：排痰を促す．口腔内の清潔を保つ．
- ●尿路感染症の予防：水分摂取を促す．陰部洗浄を実施する．
- ●医療者により標準予防策の徹底：手指衛生の徹底，個人防護具の適切な使用．
- ●感染症の徴候が認められた際のケア
  - ・感染部位を明らかにできるよう観察を行い，指示により起炎菌を特定するための検査を行い，速やかな診断につなげる．
  - ・全身状態に変化が認められる場合は，敗血症を疑う．

◆引用・参考文献
1) 管広信：感染．すごく役立つ周術期の全身管理（道又元裕監修，濱本実なり，露木菜緒編集），p20-21，学研メディカル秀潤社，2018
2) 片山雪子：血糖コントロール．すごく役立つ周術期の全身管理（道又元裕監修，濱本実なり，露木菜緒編集），p22-23，学研メディカル秀潤社，2018
3) 中島恵美子，伊藤有美監修：これならわかる！術前・術後の看護ケア．p128-129，ナツメ出版，2019

術後ケア

術後合併症予防とケア
無気肺・肺炎

目的

* 術前から患者と協働して呼吸機能の維持・改善に努め，無気肺・肺炎の発症を予防する．
* 無気肺・肺炎の徴候を早期に発見し，早期対処につなげる．

病態

● 無気肺：気道分泌物や喀痰の貯留によって気道が閉塞し，それより末梢の肺胞が虚脱する．肺の一部が虚脱した状態である．

● 肺炎：無気肺からの移行のほか，嚥下性肺炎も発生する．人工呼吸器装着を原因とした肺炎は人工呼吸器関連肺炎と呼ばれる．

ケアの実際

術前 ···

● 喫煙の有無を確認し，喫煙者には入院前できるだけ早期から禁煙指導を行う．

● 術前検査の結果とフィジカルアセスメントから術前の呼吸機能を評価する．

● 術前の呼吸機能，手術因子，患者因子を考慮し，無気肺・肺炎のリスクを評価する．
　・手術因子：胸部や上腹部の手術，長時間手術，全身麻酔など
　・患者因子：喫煙歴，加齢，慢性閉塞性肺疾患（COPD）の既往，感染症など

● 患者に術後の深呼吸や排痰，早期離床の必要性について説明し，深呼吸法や排痰法の練習を行う．

適応があれば呼吸訓練器具を用いた呼吸訓練を実施する.
- 術前から口腔内を清潔に保つ（口腔ケア）.

術後 ・・・・・・・・・・・・・・・・・・・・・・・・・・・・・・
- 麻酔覚醒直後から深呼吸を促し，可能な範囲で積極的な体位変換を行う．禁忌でなければ早期から横隔膜運動がしやすいファウラー位やセミファウラー位をとる.
- 十分な除痛を図り，術前に練習した深呼吸法や排痰法の実施と早期離床を進める.
- 効果的な呼吸や排痰ができているか，無気肺・肺炎の徴候がないか観察する.
  - 無気肺：呼吸音の減弱，発熱，頻脈，呼吸困難など．ただし，軽症では症状や所見に乏しいことに注意が必要である.
  - 肺炎：断続性副雑音や気管支呼吸音，発熱，頻脈，呼吸困難，咳嗽，膿性痰など．血液検査（白血球数やＣ反応性蛋白の値）と胸部Ｘ線画像の所見を確認する.
- 気道内分泌物の粘稠化を防ぐため，水分出納を管理する.
- ブラッシングや含嗽により，口腔内の清潔を維持する.
- 無気肺・肺炎を発症した場合，観察や呼吸・排痰の援助を継続しながら，指示に従って酸素投与，気道の加湿，去痰薬・抗菌薬の投与などを行う.

Memo

....

....

....

....

- 無気肺は術後3日以内，肺炎はそれ以降，術後1週間前後までの発症が多い．
- 呼吸状態は，呼吸数，呼吸のリズム，呼吸の深さ，胸郭の動き・左右差，呼吸音，経皮的酸素飽和度（SpO$_2$），痰の喀出状況などから観察する．
  - ・術前のSpO$_2$は仰臥位で測定した値が重要である．
  - ・術後は正常・異常の判断と同時に術前との比較や経時的な評価を行う．
  - ・背側の肺（主に肺下葉）は換気障害を生じやすく，重力の影響で分泌物も貯留しやすい．肺区域を意識しながら必ず背面まで聴診を行う．
- 疼痛コントロールの状況，深呼吸法や排痰法の実施状況，離床の状況などを観察し，患者が無気肺・肺炎の予防に積極的に取り組めるように継続的に支援する．

ケアのポイント

- 無気肺・肺炎は予防が重要であるため，術前から患者の理解と協力を得る．
- 痛みや創離開に対する患者の不安に配慮し，深呼吸や排痰，咳嗽などの際に創部を保護する方法を伝える（創部を手で押さえる，創部の上をクッションや枕で抱えるなど）．

Memo

無気肺・肺炎

術後合併症予防とケア
術後イレウス／排尿障害

目的

* 手術により影響を受けた腸管／排尿機能の生理的な回復を促進する.
* 手術に伴う腸管／排尿機能の変化に応じたセルフケアの獲得を支援する.

病態

術後イレウス

- 麻痺性イレウス:全身麻酔術後に生じる一過性の腸管麻痺(生理的イレウス)が遷延することによって起こる機能的障害.
- 腸閉塞(機械的イレウス):主に術後の癒着による腸管内腔の物理的な閉塞. 血流障害は伴わない単純性腸閉塞と血流障害を伴う複雑性(絞扼性)腸閉塞がある.

排尿障害

- 手術操作によって膀胱・尿道を支配する神経(下腹神経, 骨盤神経, 陰部神経)を損傷すると排尿障害を起こす可能性がある. 手術操作以外には, 局所麻酔や心理的な要因が原因となりうる.

ケアの実際

術後イレウス

- 術直後から積極的な体位変換を行い, 早期離床を促す.
- 腸蠕動音, 腹部膨満, 腹痛, 圧痛, 悪心・嘔吐, 排ガス・排便などの状況から, 腸管の状態と回復

の過程を評価する．腹部 X 線画像の所見を確認
する．
- 疼痛コントロールを積極的に行う（早期離床の促
  進，交感神経の興奮の抑制）．
- 術後イレウスを発症した場合，指示に従い，絶飲
  食，腸管内の減圧，輸液管理などを行う．これら
  の治療に起因する心身の苦痛の緩和に努める．
- 開腹手術の場合，退院後も術後イレウスのリスク
  状態が続くため，予防と早期発見・早期対処のた
  めのセルフケアの方法について患者と一緒に考
  える．
  ・規則的な排便の維持：腸蠕動を促す生活上の工
    夫，必要時の緩下薬の使用など
  ・消化を助ける食事の摂取：食品の選択，調理や
    食べ方の工夫，周囲の理解など
  ・症状のモニタリングと対処：症状に応じた食事
    の調整，受診の目安など

排尿障害

- 直腸切断術や広汎子宮全摘出術のように手術操作
  による排尿障害が予測される場合，術前の説明に
  対する患者の理解や反応を観察する．
- 膀胱留置カテーテル挿入中は尿路感染に注意し，
  尿のスムーズな排出を促す．
- 膀胱留置カテーテル抜去後は排尿量と残尿量を確
  認しながら排尿訓練を行う．
  ・尿意の有無，下腹部の膨隆・緊満，疼痛の有無，
    排尿量・残尿量，尿の色や性状，残尿感の有無，
    水分出納バランスなどを観察する．
  ・一般的には 1 回あたりの排尿量 200 〜 300mL,
    残尿 50mL 以下を目安にし，尿意がなければ
    体重 1kg あたり 1mL/ 時を基準として定期的
    に排尿を促す[1]．
  ・排尿しやすくする工夫（水分を意識的に摂取す

る，排尿前に身体を動かす，排尿時に軽く腹圧をかける，洗浄機能付き便座の温水で刺激する，流水音を聞くなど）を患者に試してもらい，効果を一緒に評価する．

・排尿が困難な場合や残尿が減らない場合は自己導尿ができるように支援する．
・膀胱留置カテーテル抜去後も，残尿や導尿による尿路感染に注意する．

観察のポイント

● 術式や手術侵襲の大きさなどから，発症リスクと術後の経過を予測して観察を行う．
● 経時的に観察し，回復の過程や回復の兆しを患者と共有しながら進める．

ケアのポイント

● 排泄に関する観察・ケアは患者の羞恥心や自尊心に十分配慮して行う．
● 術後イレウスの発症や排尿障害の遷延は患者に回復への不安・焦りを生じさせるため，心理的苦痛にも配慮する．
● 入院前の排泄の状況や排泄に影響する生活の情報を収集し，退院後の生活を具体的に想像しながら個別の状況・事情に合わせたセルフケアの方法を患者と一緒に見出す．

◆引用・参考文献
1）竹内登美子ほか：術後合併症の予防に関する看護―泌尿器系合併症と看護．〈講義から実習へ〉高齢者と成人の周手術期看護2 術中／術後の生体反応と急性期看護，第3版（竹内登美子編）．p151-152，医歯薬出版，2019

術後合併症予防とケア

術後せん妄

目 的

* 術前から術後せん妄の発症リスクを予測し，予防を行うとともに早期発見に努める．
* 術後せん妄の発症による患者・家族への影響を最小限にとどめる．

病 態

● 手術侵襲が引き金となって術後一過性に生じる意識・注意の障害．認知の障害を伴う．生理学的要因を基礎として発生するが，複数の要因が相互に絡み合って起こる．

ケアの実際

● 術後せん妄の発症にかかわる要因について，術前からリスク評価を行う（**表1**）．介入可能な要因をアセスメントし，できる限り除去・緩和する．
● 術前には術後の身体の状態や術後の環境，経過の見通しなどについて情報提供を行い，患者が術後の状態を具体的にイメージできるように支援する．
● 術後も身体の状態や環境などについて都度説明し，状況の理解と不安の緩和に努める．
● 術前，術後を通じて昼夜の生活リズムを整える．
　・時間経過の理解を助ける：カレンダーや時計を使う，時間に応じた声かけをする．
　・日中の活動を促進する：モーニングケアを行う，家族との面会を調整する，日中の声掛けを増やす，チューブ類を整える，普段通り眼鏡や補聴器などを装着する．

表 1 ◆ 術後せん妄の発症にかかわる要因

準備因子	せん妄を発症しやすい素因（個人の特性）	・加齢 ・認知機能障害 ・脳疾患の既往 ・せん妄の既往 ・重篤な身体疾患 ・アルコールの多飲
直接因子	せん妄を引き起こす直接的な原因	・手術侵襲 ・麻酔薬，鎮痛薬，鎮静薬など薬剤の使用
誘発因子	他の要因と重なることでせん妄の発症を誘発（促進）するもの	・入院による環境の変化 ・特殊な治療環境（器械音・夜間の照明など） ・器機，チューブ類の装着による拘束感 ・術後の不快な身体症状 ・視覚・聴覚など感覚器の障害 ・不安や恐怖 ・睡眠障害

・夜間の睡眠を確保する：十分な除痛を図る，処置をできるだけ日中に行う，夜間の器械音や照明を可能な範囲で調整する，必要に応じて薬物療法を併用する.

● 予防的ケアと並行して患者の状態を観察・評価する.

● リスク評価と患者の状態についてチームで共有する．使用できる尺度の一例として日本語版NEECHAM混乱・錯乱スケール[1]がある.

発症時のケア

● 転倒・転落，チューブ類の自己抜去などについて予防と対策を行い，安全を確保する.

● 安心感を与えられるように落ち着いた対応を心がける．幻覚や妄想がある場合は否定せず，そのような体験をしている患者を受け止める姿勢でかかわる.

● 家族の動揺や不安に配慮し，家族にも十分な説明と対応を行う.

観察のポイント

● 術後せん妄は，意識清明な期間を経て，術後数時間から数日を経過した後に発症する[2]．術後4日目までの発症が多く，術後の回復とともに消失する[3]．

● 感情や言動の活動性が亢進する過活動型と活動性が低下する低活動型，これらの混合型があり，症状は多様である．症状には変動性があり，夜間に悪化しやすい．

  ・前駆症状：不眠，悪夢，落ち着きのなさ，チューブ類への違和感など

ケアのポイント

● 術後せん妄の直接因子は手術侵襲であり，侵襲からの回復を促すために全身状態の観察と管理，苦痛の緩和を行うことが基本的なケアとして重要である．

● 術後せん妄の要因は複雑に絡み合っているため，多職種による評価・介入が望まれる．

● 発症時は，手術による影響であること，一過性の症状であることなどを家族にも説明し，患者と家族が安心してかかわれるよう支援する．

◆引用・参考文献
1) 綿貫成明ほか：日本語版 NEECHAM 混乱・錯乱状態スケールの開発及びせん妄のアセスメント．臨床看護研究の進歩 12：46-63，2001
2) 竹内登美子ほか：術後合併症の予防に関する看護—術後せん妄と看護．〈講義から実習へ〉高齢者と成人の周手術期看護2 術中/術後の生体反応と急性期看護，第3版（竹内登美子編），p157，医歯薬出版，2019
3) 鎌倉やよいほか：術後せん妄と看護．周術期の臨床判断を磨く手術侵襲と生体反応から導く看護．p122，医学書院，2010

放射線療法（目的，種類，適応など）

目的

* 電離放射線を用いて，がん細胞を死滅させる.

放射線療法とは

- 放射線とは，空間や物質を介して放出される，エネルギーを付与する能力をもつ波や粒子のことである.
- 放射線のうち，原子や分子から電子を切り離してイオン化（電離）するのに十分なエネルギーをもつものを電離放射線という.
- 放射線療法とは，電離放射線を用いてがん細胞を死滅させる治療の総称である.

放射線治療可能比

- 放射線治療可能比（TR）= 正常組織の耐用線量 / 腫瘍の致死線量
- 放射線療法は正常組織と腫瘍の耐用 / 致死線量の差を利用した治療である.
- 腫瘍と正常組織の線量反応曲線はそれぞれS字状曲線を示している（**図1**）.
- 2つの曲線が十分に離れていれば，治療は容易であるが，近接あるいは逆転（正常組織の曲線が腫瘍より左側になる）すると治療は困難になる.
- 曲線の位置関係は腫瘍と周囲正常組織の放射線感受性によって変化する.
- このことは放射線によって治りやすい腫瘍と治りにくい腫瘍があることを意味する.

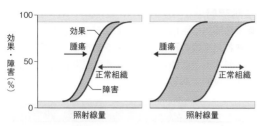

図1 ◆放射線治療可能比

左図：腫瘍と正常組織の線量反応曲線が近接→放射線療法で治りにくい

右図：腫瘍と正常組織の線量反応曲線が離れている→放射線療法で治りやすい

放射線療法の特徴

● 局所治療である（照射部位以外の影響は少ない）.

● 高齢者や全身状態が悪い患者にも適応がある.

● 臓器機能・形態が温存される.

● 抗がん薬治療や手術療法と併用できる.

放射線療法の適応

● 放射線療法の適応は, がんの治癒を目指す, 根治照射, 疼痛などの症状緩和をはかる緩和照射, 再発転移を予防する予防照射に分けられる.

根治照射 ･････････････････････････････

● 根治照射はがんを根絶するために行う. 治療期間は長く, 総線量も多い. ある程度の有害事象は許容される. 化学療法を放射線治療期間に同時に行う, 同時化学放射線療法 (CCRT) の適応が増加している.

緩和照射 ･････････････････････････････

● 緩和照射は骨転移に伴う疼痛, 腫瘍からの出血, 腫瘍増大に伴う管腔臓器の閉塞などの症状緩和に用いられる. できるだけ短期に終了し, 総線量は少ない. 急性期の有害事象は許容されない.

予防照射

● 予防照射は手術や抗がん薬などの治療により制御された腫瘍の再発・転移を予防する．小細胞肺癌に対する予防的全脳照射や乳癌温存術後照射などが代表的である．

放射線療法の種類

● 外部照射，内部照射（密封小線源治療），放射線同意元素内用療法（非密封小線源治療）に分けられる．

外部照射

● 外部照射は腫瘍に対して体外から放射線を照射する方法である．使用する放射線，装置によりいくつかの種類がある．
● 最もよく用いられているのは高エネルギーのX線を使用するリニアック（直線加速器）である（**図2**）.

外部照射

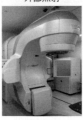

密封小線源治療

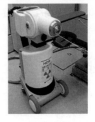

図2 ◆放射線療法の種類

- リニアックは加速させた電子を重金属に衝突させ、高エネルギーX線を発生させる。X線は鉛でできた多分割コリメータ（MLC）で任意の照射野に整形され患者に投与される。電子線もリニアックを用いて照射する。
- 3次元原体照射が標準的に行われる。MLCを用いて標的の形状に照射野を一致させて、複数の方向から放射線を照射する。
- 3次元原体照射から進化した外部照射の方法に強度変調放射線治療（IMRT）がある。
- IMRTは照射野内の放射線強度が不均一な（変調させた）放射線を多方向から照射することで、標的に高い線量を集中させ、かつ周囲正常臓器の線量の低減を行う方法である（**図3**）。

3次元原体照射　　　　IMRT

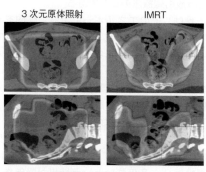

図3 ◆ 3次元照射とIMRTの比較

- 定位照射は小さな腫瘍に対して多方向から放射線を照射し、線量を集中させる手法である。1回照射の場合を定位手術的照射（SRS）、複数回照射の場合を定位放射線治療（SRT）と呼ぶ。
- 定位照射専用機としてサイバーナイフがある（**図4**）。
- IMRTと定位照射を高精度放射線治療と呼ぶ。
- 特殊な外部照射として**粒子線治療**がある。

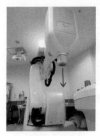
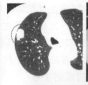
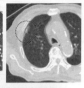
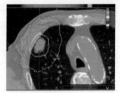

図4◆サイバーナイフ

● 粒子線治療は，陽子，重粒子（炭素など）を用いて行う放射線療法のことである．

● 粒子線は，そのエネルギーによって体内を進む距離（飛程）が決まっており，飛程に達すると急激に周囲組織に高いエネルギーを与え，そこで消滅する性質がある．

● この性質を利用し，X線治療と比較して，腫瘍への線量集中性を高め，周囲の正常組織への線量を下げる治療が可能となる．

● 同じ物理線量で比較すると，陽子線の治療効果はX線と比較してわずかに強い程度であるが，炭素線は2～3倍強いという結果が報告されている[1]．炭素線は通常のX線が効果のない腫瘍にも治療効果が期待されている．

内部照射 ･･････････････････････････････････

● 内部照射（密封小線源治療）は放射線同位元素の密封線源を腫瘍内または近傍まで送りこむ治療法である．ブラキセラピー（ブラキは「近接」を意味する）とも呼ばれる（**図2**）．

● 管腔臓器内に器具（アプリケータ）を挿入し，線

源を送り込む腔内照射，腫瘍内に直接針を刺入し針内に線源を送りこむ組織内照射，体表面や粘膜表面の腫瘍に線源を挿入できるアプリケータを密接させて行うモールド照射がある.

● 内部照射（密封小線源治療）は線源から放射線が出ているために，医師や看護師，診療放射線技師の被曝が問題となっていた. そこで事前にアプリケータを挿入しておき，術者が退室した後に，遠隔操作で線源を挿入する，遠隔操作式後充填装置（remote after loading system: RALS）が開発され，術者や介助者の被曝が避けられ，患者を隔離病棟に入院させる必要がなくなった.

内用療法 ....

● 放射線同位元素内用療法（非密封小線源治療）は放射線同位元素を経口または経静脈的に投与し，標的に集積させることによって，放射線を照射させる方法である. 甲状腺がんに対するヨウ素（^{131}I）治療が代表的である.

外部照射治療計画の実際（図5）

〈適応の決定〉
● 主科（その疾患を全体的に診療する科）からの依頼により放射線治療科を受診. 病期（ステージ）の決定. 適応（根治照射，緩和照射）の決定. 放射線の総照射線量と線量分割，照射範囲の決定. 医師からの説明と患者の同意.

〈固定具の作成と治療計画CTの撮影〉
● 放射線治療計画用に治療計画CTを撮影する. 治療計画時の体位と実際の放射線照射時の体位を同じにする必要がある.
● そのため治療計画用CTは診断用とは違い，外部照射装置と同様のフラットなベッドになってい

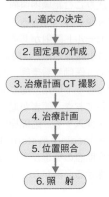

外部放射線治療の流れ

1. 適応の決定

2. 固定具の作成

3. 治療計画 CT 撮影

4. 治療計画

5. 位置照合

6. 照 射

図5 ◆外部照射の流れ

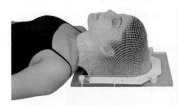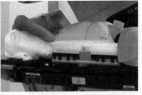

図6 ◆固定具
(左画像提供：華琳株式会社)

る. 頭頸部照射に用いるシェルや体幹部の固定に
用いるビーズなどを用いて患者を固定する (**図6**).

〈治療計画〉
● 治療計画 CT の画像を治療計画装置に取り込み標
　的の決定, 危険臓器 (照射を避けたい部位) の決
　定, ビームの決定 (大きさ, 角度, MLC の形状),
　線量計算, 線量評価を行う.

〈位置照合と照射〉

● 放射線治療計画部位と実際の照射の位置にずれがないかを照合し、照射を開始する.

● 位置照合の方法は骨構造による照合、内臓による照合、皮膚表面による照合がある.

　・**治療計画での標的体積の決定について（図7）**[2]：治療計画装置での標的の決定において必要な体積は以下の通りである.

　　肉眼的腫瘍体積（GTV）：腫瘍の存在や進展が肉眼的、あるいは画像的に確認できる体積ある.

　　臨床的標的体積（CTV）：明らかに確認できる腫瘍腫に加えて、明確ではないが、臨床的に進展・転移が疑われる部分である. GTV ≦ CTV が成り立つ.

　　計画的標的体積（PTV）：CTV に対して内臓の生理的な動き（呼吸性移動など：内的マージンと呼ぶ）と患者位置決めと機器の幾何学的不確かさを代償するための設定マージンを加えたものを PTV とする.

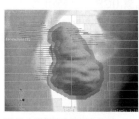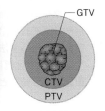

図7 ◆放射線治療での体積

　・**ビーム配置と線量分布**：放射線治療計画は治療計画 CT 上に線量分布図を加えて評価する（**図8**）. 線量分布は線量の「等高線」として表される.

　・**線量体積ヒストグラム（DVH）**：腫瘍や臓器の

体積と線量の関係を表すヒストグラムのこと．線量や治療計画の評価に用いられる．

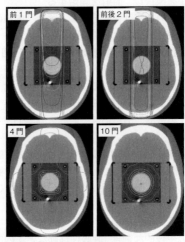

図8 ◆ ビーム配置と線量分布

〈RALS による内部照射（密封小線源治療）の実際〉

・**画像誘導小線源治療（IGBT）**：治療用のアプリケータを挿入した状態で撮影した画像を用いて治療計画を行い，腫瘍と周囲臓器への最適な線量計算を行う手法．線源停留位置と時間を変更することが可能になり，DVH 上の値を確認，最適化させることが可能となった．

◆引用・参考文献

1) 井上俊彦ほか編：21 粒子線治療．放射線治療学改訂第6版．p365-379，南山堂，2017
2) 日本放射線腫瘍学会編：放射線治療ガイドライン2020年版．総論 I．放射線治療計画総論，p2-4，金原出版，2020

放射線療法の有害事象と評価

目的

* 治療計画された画像から照射臓器と照射線量を把握し，有害事象の出現時期と症状を予測する．

組織・臓器の放射線感受性

● ①細胞分裂が盛ん，②将来細胞分裂の回数が大きくなる③未分化である，細胞は放射線感受性が高いと知られている．これをベルゴニー・トリボンドーの法則といい古くから知られている．

● 臓器では，骨髄細胞（造血細胞），精巣・卵巣，腸管粘膜などの放射線感受性は高く，骨や神経，筋肉などの放射線感受性は低い．

急性期有害事象と晩期有害事象

急性期有害事象 ·····················

● 急性期有害事象は放射線という物理刺激に対する細胞や組織の反応である．

● 粘膜や皮膚，骨髄，生殖腺などに起こる．

● 治療中に起こり，粘膜の変化は治療開始後10日前後から出現する．

● 一過性・可逆性の反応であり，治療後一定期間を経て軽快・消失する．

● 重篤な急性期反応は放射線治療を完遂させるための障害になりうる．

● 照射部位（ビームの通り道）によって予測可能である．

● 照射中の患者自身の行動によって悪化しうるため，患者のセルフケアが大切である（図1）．

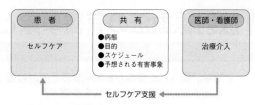

図1 ◆ セルフケアの概念

晩期有害事象 ……………………………

- 治療終了後2～数か月を経て出現してくる反応である.
- 微小血管や間質結合組織の反応と続発性の狭窄と線維化が引き起こす不可逆性の反応である.

確率的影響と確定的影響

- 確定的影響は「一定量の放射線を受けると, 影響が現れる」現象である. 放射線の量が多くなるほど, その影響も大きくなる.
- 確定的影響は, 放射線を受ける量を一定量(しきい値)以下に抑えることで防ぐことができる.
- 確率的影響は, 一定量の放射線を受けたとしても, 必ずしも影響が現れるわけではなく, 「放射線を受ける量が多くなるほど影響が現れる確率が高まる」現象であり, しきい値がないと仮定する. 発がんが代表的な確率的影響である.

直列臓器と並列臓器

- 臓器には脊髄や腸管のようにその一部分が不可逆的な障害を受けると臓器としての機能が無くなってしまうもの(直列臓器)と, 肺や肝臓のようにその一部分が不可逆的な障害を受けても, 残りの部分が機能を補うためにその臓器の機能が維持できるもの(並列臓器)がある.
- 直列臓器の障害を規定するのは, 照射される線量

（最大線量）であり，並列臓器の障害を規定するのは，照射される体積である.

耐容線量

- 臓器の耐容線量 (TD) としては 2 つの線量が規定されている.
  ① 最小耐容線量 TD5/5：照射後 5 年以内の有害事象発生率が 5% の線量
  ② 最大耐容線量 TD50/5：照射後 5 年以内の有害事象発生率が 50% の線量

有害事象共通用語基準（CTCAE）

- 米国国立がん研究所によって策定された有害事象 (AE) 共通用語規準. CTCAE v5.0 が最新版である.
- 日本語版は，JCOG (Japan Clinical Oncology Group) によって作成・公開されている.

代表的な臓器の有害事象の特徴とリスク因子（表 1）

表 1 ◆各臓器と耐容線量

臓器	有害事象	TD$_{5/5}$Gy	TD$_{50/5}$Gy	照射野
骨髄	形成不全，汎血球減少	2.5	4.5	Whole
肝臓	急性，慢性肝炎	30 50	40 55	Whole 1/3
腸管	閉塞，穿孔，瘻孔	40 50	55 65	Whole 1/3 or 1/2
胃	穿孔，潰瘍，出血	50 60	65 70	Whole 1/3
脳	梗塞，壊死	45 60	60 75	Whole 1/3
脊髄	梗塞，壊死	47 50	— 70	20cm 5 or 10cm
心臓	心膜炎	40 60	50 70	Whole 1/3
肺	急性，慢性肺炎	17.5 45	24.5 65	Whole 1/3
腎臓	急性，慢性腎硬化症	23 50	28 45	Whole 1/3 or 1/2
咽頭粘膜	潰瘍，粘膜炎	60	75	50cm^2

皮膚	急性，慢性皮膚炎	55	60	100cm²
食道	食道炎，潰瘍	55 60	60 70	Whole 1/3
直腸	潰瘍，狭窄，瘻孔	60	80	No vol effect
唾液腺	口腔乾燥症	32	46	1/3 or 1/2
膀胱	拘縮	65 80	80 85	2/3 1/3
尿管	狭窄	70	100	5〜10cm length
精巣	不妊	1	2	Whole
卵巣	不妊	2〜3	6〜12	Whole (age dep.)
軟骨 (小児骨)	成長停止，低身長	10	30	Whole
成熟軟骨 (成人骨)	壊死，骨折，硬化	60 60	100 100	Whole 10cm²
眼				
網膜	盲目	45	65	Whole
角膜	潰瘍	50	60	Whole
水晶体	白内障	10	18	Whole
内分泌				
甲状腺	甲状腺機能低下	45	150	Whole
副腎	副腎機能低下	60		Whole
下垂体	下垂体機能低下	45	200	Whole
末梢神経	神経炎	60	100	
耳				
中耳	滲出性中耳炎	30	40	No vol effect
前庭	メニエール症候群	60	70	
筋肉				
子供	萎縮	20	40	Whole
成人	線維化	60	80	Whole
リンパ節	萎縮，硬化	50	70	Whole node
大血管	硬化	80	100	10cm²
関節軟骨	―	500	5,000	Whole
子宮	壊死，穿孔	100	200	Whole
腟	潰瘍，瘻孔	90	100	Whole
乳腺				
子供	発育不全	10	15	Whole
成人	萎縮，壊死	50	100	Whole

Hall EJ, et al：Radiobiology for the radiologist (Sixth Edition).
p.334-335, 2006. の Table 19.2 を和訳して転載

骨髄

● リンパ球はきわめて放射線感受性が高く，照射後ただちにアポトーシスを起こす．抗がん薬併用の放射線照射で高率に骨髄抑制が生じる．

● 急性期有害事象：形成不全，汎血球減少

● 晩期有害事象：脂肪髄，骨髄線維症，白血病

皮膚

● 皮脂腺は高感受性のために，皮膚に紅斑を生じさせない，少ない線量でも皮膚の乾燥感が生じる．摩擦や紫外線などの物理刺激，抗がん薬などの化学刺激，分子標的薬の生物学的刺激がリスク因子となる．

粘膜

● 粘膜細胞の寿命は皮膚細胞より短く，放射線に対して急激な反応を示す．齲歯などは治療前に抜歯などの処置が必要となる．口唇，口角，肛門等の皮膚粘膜移行部は放射線感受性が高い．飲酒・喫煙はリスク因子となる．

肺

● 代表的な並列臓器で照射される肺の体積と有害事象に相関がある（V20 Gy）[1]．

● 急性期有害事象：放射線肺臓炎（咳嗽，発熱，呼吸困難）

● 晩期有害事象：肺線維症，気管支狭窄

心臓

● 晩期有害事象が問題になる．心外膜炎は照射後数か月して出現し心嚢液貯留をきたす．心筋症はアドレアマイシンによって増強されることが知られている．

消化管

● 小腸の放射線感受性が最も高く，次いで結腸，胃，直腸である．食道が最も感受性が低い．

● 急性期有害事象：悪心，嘔吐，食欲不振，下痢，腹痛，易疲労感，嚥下痛，嚥下困難，食道炎，穿孔，潰瘍

● 晩期有害事象：排便異常，出血，疼痛，潰瘍，穿孔，線維性狭窄，腸閉塞，直腸膀胱腟瘻

肝臓

- 並列臓器であり，照射される肝の体積と有害事象に相関がある．肝硬変で有害事象のリスクが増加する．動注やウイルスの活性化にも注意が必要である．
- 急性期有害事象：肝酵素の上昇，浮腫，うっ血，腹水貯留
- 晩期有害事象：中心静脈・亜小葉静脈の拡張，壁肥厚ならびに類洞のうっ血，出血，線維化，容積の縮小

脳・脊髄

- 全脳照射は照射後数時間で脳浮腫が出現する．亜急性期の有害事象として，脳照射4～8週間後に嘔気や微熱を伴った意識混濁を認めることがあり，Somnolent 症候群という[2]．
- 脳障害の主体は晩期反応で約照射後6か月で一過性の脱髄やさらに重篤な白質脳症が起こる[2]．
- 脊髄は，照射後数か月後に一過性の脱髄により症状（Lhermitte 徴候）を呈することがある．脊髄は直接臓器であり，最大線量に注意する．
- 急性期有害事象：脳浮腫，脳圧亢進症（頭痛，嘔気，嘔吐，徐脈），傾眠
- 亜急性期有害事象：Somnolent 症候群，Lhermitte 徴候
- 晩期有害事象：脳壊死，白質脳症，認知症，放射線脊髄症

◆引用・参考文献

1) Tsujino K, et al：Predictive value of dose-volume histogram parameters for predicting radiation pneumonitis after concurrent chemoradiation for lung cancer. Int J Radiat Oncol Biol Phys 55 (1)：110-115, 2003
2) 日本放射線腫瘍学会編：総論 正常組織反応．放射線治療計画ガイドライン 2020 年度版．p57，金原出版，2020

外部照射治療のケア

目的

* 検査や治療のプロセスに沿った看護介入を行う.
* 予定されたスケジュールを完遂できるようセルフケア支援を行う.
* 治療を受ける患者の体験を理解し,苦痛を緩和する
* 有害事象を緩和し,QOL の維持に努める

ケアの実際

検査や放射線治療のプロセスと看護のポイント・・・・・・・・・・・・・・・・・・・・・・・・・・・・・・・・

〈診断〉

● 診断後,主治医が放射線治療の提案し,方針(単独治療か化学放射線療法なのかなど)について説明する.

〈放射線腫瘍医による治療方法の説明〉

● 放射線科医が治療の目的や得られる効果について説明する(治療方針を決めるにあたってセカンドオピニオンを受ける患者もある).
　・看護師は,治療に関する情報提供を行い意思決定支援を行う.
　・治療を希望した場合,治療を想定し,生活の調整,過ごし方,治療後の社会復帰の時期の想定を説明し治療の準備を促す.

〈治療前の看護支援〉

● 治療前検査及び治療開始日に焦点を合わせ,さまざまな調整を行う.
　・入院または外来での治療について説明する.
　・治療時間は数分から数十分だが,通院治療の場

79

合，前処置等や診察を含めた所要時間を伝え，生活上の調整を依頼する．
・マーキングはペンで書かれるため，部位により色付きしない下着を準備してもらう．
・皮膚炎ケアのための洗浄剤や，照射部位を刺激しない下着など，必要物品の説明を行う．
・アセスメント
意思決定の状況／仕事や家庭内の役割などの調整／費用などの心配事の整理／通院の場合は送迎や付き添いの有無／気がかりの整理／前処置実施に伴うセルフケア能力／有害事象に対するセルフケア能力など．

〈シミュレーション〉
● 決められた体位で治療計画用の CT や MTI 撮影を行う．この検査画像が基本となり，ビーム方向や照射範囲が決まる．位置合わせの際には皮膚にマーキングがされる（皮膚にペンで目印をつける）．
・アセスメントの視点
①決められた体位が取れるか
② 10 〜 20 分安静保持できるか
③痛みなどの苦痛がある場合には鎮痛薬の効果を評価

〈治療計画〉
● 医療者側の準備．照射範囲，処方線量や照射回数を決定する．
・多職種のカンファレンスが行われることが多い．
・看護の視点で確認する．
①患者は最後まで体位持続が可能か
②患者・家族と調整すべきことはないか
③前処置は実施できるのか

④患者・医療者で治療目的に相違はないか
⑤疼痛コントロールは必要か　など

〈オリエンテーション〉

● 患者と治療目的を共有し，治療の継続のためのセルフケア支援を行う．
　・基本的には日常生活に制限はない．
　・照射部位を説明し皮膚炎予防のため保護に努める．
　・有害事象を説明し対処方法を説明する．
　・通院治療の場合には仕事や役割を継続できるように治療や診察時間を相談する．
　・マーキングは治療中は消さないようにする．

〈照射〉

● 毎回，決められた体位をとり数分〜10分程度の照射を行う．複数方向からの照射の場合，照射時間が長くなる．外来治療の場合，週1回定期診察が行われる．治療回数は約4〜30回前後で，疾患や治療目的により異なる．
　・有害事象の観察とセルフケア支援を行う．
　・栄養確保を促し，定期的な体重測定で評価を行う．
　・発熱，体重減少，食欲不振など全身状態に問題が生じた場合，医療者に伝えてもらう．

〈治療終了／経過観察〉

● 治療の評価と有害事象の評価のため，定期的な受診を行う．

治療計画と看護のポイント ·············

● 患者に実施されている治療を理解しておく(**表 1**).

表 1 ◆患者に実施されている治療

- ・体位
- ・処方線量(総線量 / 分割回数)
- ・照射方法
- ・標的体積(GTV, CTV, ITV, PTV)
- ・線種
- ・前処置
- ・照射時間と照射期間

〈体位〉

● 患者ごとに体位や腕の位置などが決められる. 仰
  臥位が多いが, 患者により腹臥位が指示される場
  合もある.

〈処方線量〉

● 例) 60Gy/30Fr
  これは, 総線量は 60Gy で, 1 回線量 2Gy を 30
  回に分けて分割照射を行うことを示す.

〈照射方法〉(図 1)

● 外照射では放射線の種類やビームの角度からさま
  ざまな照射方法がある. ビームの方向を知ること
  で皮膚炎の部位予測ができる.

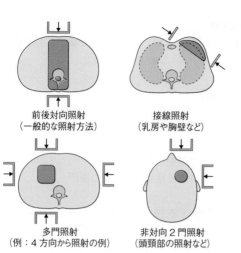

図1 ◆照射方法の例

前後対向照射
（一般的な照射方法）

接線照射
（乳房や胸壁など）

多門照射
（例：4方向から照射の例）

非対向2門照射
（頭頸部の照射など）

〈標的体積〉(図2)
● CTやMRI画像をもとに，医師が照射を決定していく．看護師は，GTV～PTV領域の中にある臓器が障害を受けた場合に起こる有害事象の予測を行う．

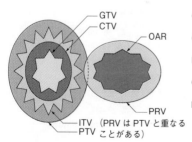

CTV : clinical target volume
臨床標的体積
GTV : gross tumor volume
肉眼的腫瘍体積
ITV : internal target volume
体内標的体積
OAR : organ at risk
危険臓器
PRV : planning target volume
計画標的体積

図2 ◆放射治療計画に用いられるさまざまな体積の意味

（文献1）より引用）

〈線種〉
● 外照射では X 線，電子線，陽子線，重粒子線（炭素イオン線）などで行われる．

〈前処置〉
● 毎回の照射時に必要な前処置の例
  ・骨盤部の照射：排便・排ガス，膀胱内に尿をためておく
  ・腹部の照射：絶食など
  ・疼痛のある患者：鎮痛薬の使用

セルフケア支援

● 治療目的（根治治療，症状緩和など）や，治療方法（単独治療，化学放射線療法として）を患者と共有し，治療スケジュールを最後まで完遂できるよう支援する．

〈治療中に起こりうる有害事象（急性有害事象）への情報提供〉
● 有害事象は，照射部位に関連した局所症状である（表2）（化学放射線療法は薬剤の影響を受けるためこれに限らない）．

表 2 ◆ 照射臓器別の急性有害事象

照射臓器	急性有害事象
皮膚	発赤，びらん，潰瘍
脳	脳浮腫，脳圧亢進
眼球・視神経	眼脂，流涙，充血
鼻・鼻神経	鼻閉，鼻汁，鼻出血
耳・聴神経	耳閉，耳漏，中耳炎
口・咽頭	発赤，びらん，潰瘍，嚥下障害
肺	肺臓炎
尿道・膀胱	尿道炎・膀胱炎
消化器	腹痛・潰瘍・下痢など

- 局所的なものとして，照射部位に一致した組織の浮腫や炎症症状が出現する．
- 多くの症状は照射開始10日前後から出現し，治療の後半でピークとなり治療後約1か月で軽減する．
- これら以外の全身的なものは，放射線宿酔，全身倦怠感などがある．いずれも対症療法となる．

〈治療への協力を得る〉
- 治療の行い方について情報提供し，患者が治療に積極的に参画できるように支援する．
- 患者が知りたいこととして下記の情報がある．
  ・治療方針や治療期間，治療時間
  ・治療台での体位や安静保持時間
  ・前処置の目的や，方法について
  ・定期診察日や時間
  ・身体管理の方法（体調管理内容と医療者に報告するべきこと）
  ・有害事象の出現時期，程度，消失時期

〈安全安楽な治療の支援〉
- 照射時の苦痛が最小限になるように支援を行う（表3）．

表3 ◆ 照射時の苦痛が最小限になる支援
・体位についての苦痛の把握
・音楽をかけるなど，緊張緩和を図る
・担当技師との情報の共有
・照射時間に合わせ，症状のコントロール（照射前に鎮痛剤を使用するなど）
・車いすやストレッチャー移動の場合には，安楽な移動方法の共有
・プライバシーや保温

〈照射中の看護〉
- 照射部位をシェーマ図などで正しく伝える（図3）．

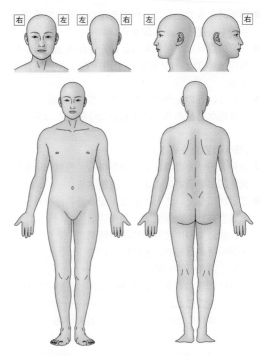

図3 ◆照射部位のシェーマ図

照射範囲を○で囲む

- 皮膚炎については程度の差はあれ、必発のため全患者への指導を行う.
- 毎日の照射前のフィジカルアセスメント(**表4**)
- 定期的な面談と心身のモニタリング(**表5**)
- 不安の軽減
  - ・放射線治療中の患者は放射線治療に関することから、ボディーイメージ、治療後の生活まで多岐にわたる不安を抱えている(**表6**).
  - ・看護師は治療や有害事象に対しての情報をタイムリーに提供し、不安の除去につとめる. 定期的に面談を行い、不安の早期発見につとめていく.

表 4 ◆照射前のフィジカルアセスメント

・全身状態の観察（食事摂取状況，睡眠状況，疼痛などの症状の有無）
・照射部位の皮膚の観察
・指示された前処置が完了しているか確認（蓄尿，絶食，指示された薬の使用など）
・有害事象に関わる観察項目

表 5 ◆定期的な面談と心身のモニタリング

・急性有害事象の症状確認
・体重の変化
・発熱などの全身状態
・血液データ（TP ,Ab, CRP, Hb ,WBC など）
・セルフケア状況
・治療への取り組み方や気持ちの変化
・治療体位や治療そのものに苦痛はないか

外部照射治療のケア

表 6 ◆放射線療法に関する不安の質問票

・放射線治療になじみがないことに対して
・副作用に対して
・大きな機械に対して
・照射中に動いてしまうことに対して
・放射線を受けるという病気の状態に対して
・放射線に対する漠然とした不安
・体力が落ちる可能性に対して
・機械に身をゆだねることに対して
・放射線治療の効果があるかどうか
・後遺症が残る可能性に対して
・治療室で一人で残されることに対して
・安全に治るかどうか
・閉ざされたところで放射線治療を受けることについて
・治療効果が自覚できないことに対して
・治療後の体の変化に対して
・照射室で十分に話せないことに関して
・正確に放射線が照射部位にあたっているかどうか

（文献 2）より抜粋して引用）

◆引用・参考文献

1) 日本放射線腫瘍学会：放射線治療計画ガイドライン2020．p4，金原出版，2020
2) 下津咲絵ほか：放射線治療に関する不安の検討と質問票作成の試み．精神科治療学 21 (2)：191-198，2006

密封小線源治療のケア

* 女性であれば子宮頸がんの腟内照射，男性であれば前立腺がんの永久挿入密封小線源治療が代表的である．羞恥心を伴う治療であり，患者への十分な配慮が必要である．

治療の種類

● 密封小線源治療は，がんを短時間で照射する高線量率照射率（HDR）と，ゆっくり長い間時間をかけて照射する低線量照射（LDR）に分けられる．

● γ線が用いられ，HDR は遠隔操作で実施されるため医療者の被ばくは問題ないが，LDR は患者に近接して処置を行うため，医師や看護師，診療放射線技師や医学物理士への被ばくが問題となる．

目的別分類（表 1）

表 1 ◆密封小線源治療の種類と適応

線源	照射法	適応疾患
X 線，β 線，γ 線など	組織内照射	前立腺がん，舌，口腔がん，皮膚がん, 乳がんなど
γ 線	腔内照射	子宮，腟，口腔，食道，気管支，直腸など

● HDR は遠隔操作式後充填法（RALS）を使用する．腔内照射は管腔臓器（子宮腔，気管支，食道，胆管）に専用のアプリケータを配置し，アプリケータの中に密封小線源を挿入して照射を行う方法，組織内照射は病巣の組織（腟，舌，前立腺など）に細い管を刺入し，刺入した管の中に密封小線源を挿入して照射を行う方法である．

- LDR は一時的あるいは永久的にがん組織に線源を挿入する方法である.

ケアの実際

密封小線源治療の特徴からみたケアのポイント ……………………

〈治療前に共通する看護〉

- 治療のイメージがつきにくく, 不安な患者が多いため, 治療前に実際の器具を用いてオリエンテーションを実施し, 併せて希望する患者には治療室の見学を行い, 正しい情報を提供し不安を和らげる.
- 疼痛に対して不安を持つ患者が多いため, 痛みに対する思いや不安などを把握し, ひとりひとりに寄り添った説明を行う.
- 同一体位を長時間とる必要があるため, 体位保持ができるか事前に確認する.
- 抗血小板薬を服用している患者は, 出血が遷延する可能性があり, あらかじめ内服薬の確認を行う.
- セルフケア能力の程度を確認し, 個別性のある症状マネジメントを行う.

〈治療中, 治療後の看護〉

1. 子宮腔内照射 (高線量腔内照射) 時の看護

- 治療前日, 頸管を拡張する前処置がある. 当日のアプリケータ挿入をスムーズに行うことや疼痛緩和の目的もあるため, 必要性を説明する.
- 治療中は膣内に一時的に専用のアプリケータを挿入し, 照射を開始するまでに約1時間程度を要するため, その間安静が必要であり, できる限り患者の傍に付き添い, 寄り添う (**図1, 2**).
- 好みの音楽を流す, 本を持ち込むなどして, 安心感を与えるような環境を作る.

- 処置中はアプリケータの挿入操作による疼痛があるため，処置前に鎮痛剤の投与を行いできる限り疼痛を緩和する．鎮痛剤の投与方法は，施設により様々であるが基本的には内服や坐薬を使用する．場合によっては，点滴投与や硬膜外麻酔を使用することもある．
- 処置後一時的に倦怠感，発熱，下痢，腹痛，頻尿，吐き気，出血，膣からの分泌物の増加が生じることがあるため，観察を継続する．

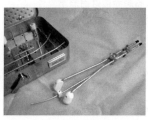

図1◆タンデムとオボイド

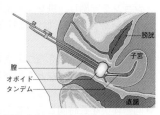

膀胱
子宮
膣
オボイド
タンデム
直腸

図2◆タンデムとオボイドの留置イメージ

2．前立腺・舌の高線量組織内照射時の看護

- 治療中は3〜4日程度病巣の組織に細い管が挿入されている状況であり，患者はほとんど身動きをとることができない．そのため，体位変換や食事介助など身の回りの援助を行う（**図3，4**）．
- 前立腺に管を挿入している間は，排尿・排便管理が必要であるが，排便を抑制することでまれにイレウスを生じることがあり，注意して観察を継続することが重要である．
- 口腔内に管を挿入している間は，清潔の保持が必要であり口腔ケアの介助を行う．
- 処置後，挿入していた細い管を抜去した後は医師とともに止血を確認する．

3．前立腺密封小線源治療（低線量組織内照射）時の看護

- 処置は腰椎麻酔下で実施するが，意識は保たれて

いるため，こまめに声掛けを行い状態変化がないか観察を行う．

● 処置後，一時管理区域での隔離が必要である．

● 処置後，線源が脱落した場合，直接線源には触れずピンセットなどで拾い，脱落線源容器に入れ，速やかに担当医に届ける．

● 頻尿・尿道狭窄による排尿困難が生じることがあり，必要時自己導尿の指導を行う．

● 処置後，普通の日常生活を送ることはできるが，一定期間は乳児や妊婦との接触を避けるよう説明する．その際，家族の理解も必要となるため家族にも説明することが重要である．

● 性交渉は治療後1週間で可能となるが，射精時に線源が脱落することも考えられるため，最初の5回の射精時には必ずコンドームを着用するように説明する．

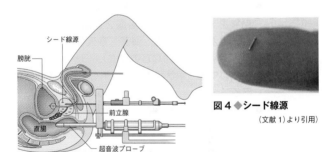

シード線源

膀胱

前立腺

直腸

超音波プローブ

図3 ◆シード永久挿入療法

図4 ◆シード線源

(文献1)より引用)

◆**引用・参考文献**

1) 唐澤久美子ほか編：がん看護セレクション がん放射線治療．p129，学研メディカル秀潤社，2012

密封小線源治療のケア

内用療法のケア

目的

＊内用療法中は，放射性同位元素が患者から放出されるため，管理区域で治療を行う．隔離での治療となるため身体的だけでなく精神的サポートも必要である．

放射性ヨウ素（¹³¹I）内用療法

- β線，γ線を放出する放射性ヨードのカプセルを内服する治療法である．
- 甲状腺全摘出後の再発予防や遠隔転移病巣に対して治療する．
- γ線からのエネルギーが強く，周囲への被爆リスクがあるため一時的にアイソトープ室に隔離する必要がある．
- ヨードは甲状腺に取り込まれて腫瘍に対して治療効果を発揮するため，治療2週間前から退院までヨード制限（昆布，海苔，寒天などの海藻類，貝類，魚類の臓物などの除去），ヨードを含む医薬品の中止，甲状腺ホルモン剤を中止する必要がある．
- 副作用は味覚障害，嘔気，唾液腺機能障害，骨髄機能低下，頸部の腫脹などである．

ケアの実際

〈治療前の看護〉
- 基本的に治療後は患者自身で管理することも多くあり，患者のADLやセルフケア能力をアセスメントする必要がある．
- アイソトープ病室での管理が必要であり，患者や家族へ部屋の状況や注意点等を説明し，不安を緩和する必要がある．
  ・下着は持ち帰らず，できる限りディスポーザブ

ルにする.

・治療中は室外には出られないため, 必要なもの
　(飲み物や間食) はあらかじめ購入しておく.

・持ち込んだパソコンなどは, ビニールで覆い密
　閉して, 汚染を最小限にとどめる.

・私物の洗濯物はビニール袋に入れる. 退院時に
　放射線量を測定し, 基準値をクリアしていれば
　そのまま持ち帰ることができる. クリアできて
　いない場合は数日間病棟で預かる.

・^{131}I の体内残存量が 500MBq を超えていない
　ことが退出基準となり, 医師から指示があれ
　ば, 退室となる.

〈治療中の看護〉

● 看護師の被ばくを最小限にする必要があるため,
　患者との接触は必要最小限にする必要がある.

・検温や血圧測定は患者自身が行い, ナースコー
　ルやインターホンで患者と会話する.

・食事は配膳口から行う. 食器はディスポーザ
　ブルを使用し, 食後患者が自室のごみ箱に捨
　てる.

・看護師がアイソトープ室に入室する際は必ず,
　線量計を着用し線量をモニターする.

・隔離生活となるため, 患者は孤独感や拘束感を
　感じやすい. 備え付け電話による家族との会話
　や, 看護師との対話が重要であり, 患者に触れ
　なくとも, 精神的身体的サポートを行い, 支え
　ることが重要である.

〈治療後の看護〉

● ^{131}I の大部分は 1 か月もすると身体から消失する
　が, 一定期間 (約 1 ～ 3 週間) は, 人との接触や
　体液の取り扱いなど患者だけでなく家族も注意す
　る必要があり, 治療後の生活指導を十分に行うこ

とが重要である.
- ●正しい情報を患者や家族に説明し，安心して治療を完遂し，自宅で生活することができるよう看護師が支援することが求められる.
  - ・トイレでの排泄後は2度水を流す．男性でも尿の飛散による汚染を軽減させるため，便座に座り排尿する.
  - ・汗に放射性物質が排出されるため毎日お風呂に入る．お風呂は最後に入り，衣類の洗濯は他の人と別にする.
  - ・汗や唾液がつくようなタオル，歯ブラシ，はし，スプーンなどは他の人と共用せずに自分専用で使う.
  - ・他の人と同じベッドや布団で寝ることは避ける.
  - ・子どもや妊婦と親密に接触（距離1メートル以内）すること，近くで長時間過ごす（添い寝など）ことなどは避ける.
  - ・6か月間は妊娠，授乳は控える．男性においては，6か月避妊することが必要である.

Memo

....

....

....

....

....

....

....

....

◆引用・参考文献

1) 祖父江由紀子ほか；がん放射線療法ケアガイド　病棟・
外来・治療室で行うアセスメントと患者サポート．第3
版, p92-103. p222-245, 中山書店, 2019

2) 日浅友裕, 前立腺がんの放射線治療計画とケア．がん看
護 18 (6)：609-613, 2013

3) JASTRO：公益社団法人日本放射線腫瘍学会小線源治療
部会：小線源治療部会ガイドラインに基づく密封小線源
治療　診療・物理 QA マニュアル．p59-133, 金原出版,
2013

4) 唐澤久美子ほか：がん放射線治療　がん看護セレクショ
ン．p55-58. p166-197, 学研メディカル秀潤社,
2012

5) シード線源による前立腺永久挿入密封小線源治療の安全
管理に関するガイドライン第六版
https://www.jrias.or.jp/report/cat4/405.html より
2021/05/07 検索

6) 放射線ヨウ素内用療法に関するガイドライン第6版
http://jsnm.sakura.ne.jp/wp_jsnm/wp-content/uplo
ads/2018/10/9b06e3e95e9da7612e68744ef2233
bd5.pdf より 2021/05/07 検索
http://jsnm.org/archives/801/ より 2021/05/07 検索

内用療法のケア

Memo

....

....

....

....

....

....

....

....

▌急性期有害事象のケア
倦怠感・宿酔

目的

* 照射部位とは関係なく起こる全身の症状である. 長期化しないように多職種で連携して援助を行う.

倦怠感

症状の定義

● 放射線治療に関連した倦怠感は, がん関連倦怠感に含まれる.

● がん関連倦怠感 (CRF) は, 「がん自体やがん治療に伴って, 普段の生活活動量には関係なく日常生活を妨げる苦痛が持続する主観的感覚で, 肉体的, 精神的, および／または認知的な要素が含まれる倦怠感や消耗感[1]」と定義される.

● 放射線療法を受けている患者によく見られる苦痛を伴う症状であるが, 医療者に報告する患者は少なく, 見逃され「仕方ない」と過小評価されやすい症状である.

メカニズムと出現形態

メカニズム ·····························

● メカニズムは解明されていないが, がん自体やがん治療, 貧血や感染・栄養低下等の身体状況, 不安・抑うつ等の精神心理状況, 仕事や育児等のライフスタイル等, 様々な要因が考えられている[1~3].

● 単発の症状として出現するよりも疼痛, 抑うつ, 睡眠障害, 貧血など様々な症状とともに出現することが多い.

出現形態 ·····

- 出現形態は治療内容や患者によって異なる.
- 放射線治療初期の数週間で倦怠感を感じ, 治療中盤 (3週目頃) から強くなり, 治療後半 (5〜6週目頃) にピークになり, 治療後は4〜8週間で症状が軽快する傾向が示されている[2〜4].
- 放射線治療後数か月〜数年続く場合もある[4]. 患者によっては放射線治療がある平日には倦怠感が続き, 週末には軽減する[5].

アセスメントのポイント

- 治療中は定期的に (例:週1回等), 倦怠感の程度や生活への影響を確認する.
- 主観的症状である倦怠感を患者と共有するために, スケールなどの評価ツールを用いると効果的である.
- 患者の表情や言動から精神的苦痛 (抑うつ, 不安など) の程度, 社会面・経済面など, 包括的にアセスメントする.

薬物療法などの主な治療

- 放射線治療に関連した倦怠感に適した薬物療法はない.
- CRFの症状マネジメントでは適度な運動, 良質な睡眠等, 非薬理学的介入が推奨されている[1, 4].
- 倦怠感のマネジメントと並行して, 倦怠感を引き起こしている病態の改善に努めることが重要である.

標準的な看護ケア, 予防的ケアのポイント

看護ケア ·····

- 患者の倦怠感に影響している要因を確認し, ケアやサポートを調整する.
  - ・患者が活動や生活をどのように調整しているかを確認し, 活動と休息のバランスがとれるよう

倦怠感・宿酔

にサポートする（例：優先順位をつけて動く，他者に頼る等の対処方法を身につける）.

・患者の体調を確認し，適度な運動を行うことをサポートする[1,4]（身体機能が向上し，活動時の疲労感が低下する．爽快感など心理的効果も期待できる）.

予防的ケア

● 放射線治療前に倦怠感について患者・家族に説明し，継続的なケア・サポートを行う.

・倦怠感について「仕方ない」「耐えなければならない」と思っている患者・家族，医療者も多い．まずは医療者のほうから，患者・家族に症状に気づくこと・伝えることの重要性を説明し，継続的な評価とケアを行う.

・複数の要因が関係するため多職種で繰り返し包括的アセスメントを行い，継続的にかかわることが重要である.

◆引用・参考文献
1) National Comprehensive Cancer Network Guidelines：Cancer-Related Fatigue. Version 1.2021.：2020. NCCN.org より 2021 年 3 月 27 日検索
2) Anand Dhruva, et al：Trajectories of Fatigue in Patients with Breast Cancer Before, During, and After Radiation Therapy. Cancer Nurs 33 (3)：201-212, 2010
3) Chao-Pin Hsiao, et al：The Etiology and management of radiotherapy-induced fatigue. Expert Rev Qual Life Cancer Care 1 (4)：323–328, 2016
4) Erickson, Jeanne M, et al：Self-Care Strategies to Relieve Fatigue in Patients Receiving Radiation Therapy. Clinical Journal of Oncology Nursing 17 (3)：319-324. 2013
5) 藤本美生：倦怠感. がん放射線療法ケアガイド第 3 版. p147-149, 2019

宿酔

症状の定義

● 放射線療法開始後の数日間に，乗り物酔いや二日酔いに似た消化器症状（吐き気，食欲不振，悪心・嘔吐など）や眩暈，疲労感，眠気などの症状が出現することがあり，放射線宿酔といわれている[1]．

メカニズムと出現形態

メカニズム

● メカニズムは詳細にはわかっていないが，照射によって誘導されるサイトカインによる生理学的変化によるものと考えられている[2, 3]．

出現形態

● 治療部位に関係なく出現する全身性の有害事象であるが，症状の程度には個人差があり，すべての人に症状が起こるわけではない．

● 治療開始数時間後から数日間の治療早期に症状が起こりやすく，1週間程度で症状が改善していくことが多い．

アセスメントのポイント

● 症状の程度，出現パターンや経時的変化，増強/軽減因子を聴き，日常生活への影響を確認する．

● 症状が複数で多重に出現していることもあるため，詳細に聴きとる．

● 症状への治療方針を検討するために原因を検索する．がん治療関連の要因（放射線治療：照射部位・範囲，1回線量，総線量，照射方法など，併用療法の有無と内容など），患者側の要因（性別，健康状態・病状，年齢，同時または最近の化学療法，心理的状態，過去に不安や悪心・倦怠感などの症状体験があるかなど）．

- 患者の症状の原因をアセスメントし，治療可能な場合はその治療を行う．
- 器質的な原因がない場合には，休息や食事の工夫などセルフケア支援を行う．
- 悪心・嘔吐が強い場合には，制吐薬（NK-1 受容体拮抗薬，5-HT3 受容体拮抗薬[4]）が処方されることがある．

標準的な看護ケア，予防的ケアのポイント

看護ケア ･･･････････････････････････････

- 食生活や生活の工夫（症状に応じて栄養摂取方法），活動－休息バランスの取り方などについて情報提供し支援する．
- 精神面への支援：宿酔症状が治療に対する緊張感や不安を高め，治療継続や日常生活に支障をきたす可能性がある．症状の遷延や二次的症状（脱水，体重減少，恐怖心など）をきたさないよう継続的にかかわり支援する．

予防的ケア：オリエンテーション ･････････

- ①いつ頃どのような症状が起こるか，②症状はどのように経過するか，③症状への対処方法，④医療者に伝える症状とタイミングなどを説明する．
- 症状は個人差があり出現しないことがあることも伝え，過度に不安にならないように患者の反応をみながら説明する．

Memo

◆引用・参考文献
1) 藤本美生：倦怠感・宿酔. がん放射線ケアガイド, 第3版 (祖父江由紀子ほか編集), p146-149, 中山書店, 2019
2) 平田秀紀：放射線療法の有害事象. がん・放射線療法 2017 改訂第7版. 大西洋ほか編著, p101, 学研メディカル秀潤社, 2017
3) 公益社団法人 日本放射線腫瘍学会：正常組織反応. 放射線治療計画ガイドライン2020年版, p49, 金原出版, 2020
4) Feyer PC, et al：Radiotherapy-induced nausea and vomiting (RINV)：MASCC/ESMO guideline for antiemetics in radiotherapy：update 2009. Support Care Cancer 19 (1)：S5-14, 2011

倦怠感・宿酔

Memo

....

....

....

....

....

....

....

....

....

....

....

....

....

急性期有害事象のケア

放射線皮膚炎

目的

* 放射線治療中および治療後は脆弱な皮膚になる．皮膚炎を最小限にする予防的スキンケアが重要となる．
* 発症した場合は，重症度を評価して適切に対応する．

症状の定義

● 放射線皮膚炎は，放射線が皮膚を透過することにより起こる変化である．放射線が照射された側（射入口）だけでなく，抜けていく側（射出口）にも症状出現の可能性がある．外照射を受ける患者のほとんどが経験する症状である．

● 近年，放射線治療が病巣に線量集中できる高精度放射線治療を行えるようになったことで皮膚への照射線量が少なくなり，放射線皮膚炎の発生頻度は減少し，症状の程度は軽減している．

● しかし，乳がんや頭頸部がんなど特に体表面に近い病変へ多くの線量を照射する場合はシビアな症状が出現することがある．

メカニズムと出現形態

● 皮膚は表皮，真皮，皮下組織の3層で構成されている．表皮には血管や神経は存在せず，敏感に刺激を感知する末梢神経は真皮に存在している（図1）．そのため，表皮が破綻すると痛みを知覚し，浸出液が漏出することとなる．

● 表皮は外層から角層，顆粒層，有棘層，基底層からなる（図2）．基底層から細胞が分裂して外層に押し出され角層から自然に脱落するというター

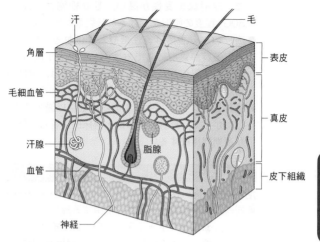

図1 ◆皮膚の構造

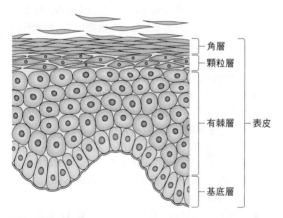

図2 ◆表皮の構造

ンオーバーは, 全体で 20 〜 40 日の幅[1] がある
が, 一般に 28 日といわれる.
● 表皮の最下層にある基底細胞は細胞分裂が盛ん

103

で, 放射線感受性が高い. 基底細胞は, 20〜30Gy程度の照射を受けると分裂率が低下する[1].

- 表皮のみの脱落は乾性落屑とよばれる状態になる. 破綻が真皮にまでおよぶと浸出液が漏出し, 湿性の落屑へと進行する. 看護としては, 湿性の落屑へ進行しないための支援が重要となる.

- 高線量になるほど生存する基底細胞は減少する. したがって, 総線量が多いと臨床的に著しい反応が長期間持続する.

アセスメントのポイント

治療開始前 ••••••••••••••••••••••••••••••

- 総線量, 1回線量, 門数, 使用する線種とエネルギー, シェルやボーラスの使用, 併用療法などを確認して, どの部位にどの程度の症状が出現するかを検討する.

- その患者の皮膚の洗浄方法や衣類の好み, 仕事上で衣類に制約があるかなどを確認して, 照射野の皮膚への刺激の有無を確認する.

治療期間中 ••••••••••••••••••••••••••••••

- ターンオーバー周期により角層が剥離し, 20Gyが照射される2週間後ぐらいから症状が出現することを考慮して観察を行う.

- 照射野の皮膚の乾燥, 発赤, 紅斑, 乾性落屑といった症状の有無を確認する. 特に背側などの本人が確認できない部位は, 本人の羞恥心に配慮しながら観察する.

- 出現した症状は, CTCAEv5.0 (**表1**) などの適切なスケールを用いて進行状況を評価して記録に残す. また, 痒みや痛みなどの自覚症状についても観察および記録して関係者で共有する.

- 適宜, 皮膚の洗浄方法や出現した症状に対するケアの実施状況を確認する. セルフケアが実施でき

表1 ◆ CTCAEv5.0 放射線性皮膚炎

Grade1	わずかな紅斑や乾性落屑
Grade2	中等度から高度の紅斑；まだらな湿性落屑．ただしほとんどが皺や襞に限局している；中等度の浮腫
Grade3	皺や襞以外の部位の湿性落屑；軽度の外傷や擦過により出血する
Grade4	生命を脅かす；皮膚全層の壊死や潰瘍；病変部より自然に出血する；皮膚移植を要する
Grade5	死亡

(文献6) より引用改変)

ない状況であれば，他の方法や看護師または家族が実施するなど，方法の変更を検討する．

治療終了後 ……………………………………

● 照射が終了後，一時的に症状が悪化することがあるが，照射野内に生存している基底細胞の増殖または未照射組織からの基底細胞の遊走によって分裂が再開されると，ターンオーバーの期間を経て破綻した皮膚が上皮化し，急性皮膚炎は治癒する[1]．症状が改善するまでの間は皮膚の状態とケアの実施状況を観察する．

● 特に外来通院の場合，照射終了後の予測される皮膚の変化とケアや症状悪化時の受診について，患者に情報を伝えておく必要がある．

薬物療法などの主な治療

● 国内のガイドラインでは，照射部位への副腎皮質ステロイド外用薬の塗布を弱く推奨している．しかし，現在の保険診療ではステロイド外用薬を放射線皮膚炎の予防に用いることは認められていない．そのため，現時点では照射による影響が出現した後に使用を検討することが望まれる[3]．

標準的な看護ケア，予防的ケアのポイント

基本のスキンケア（「清潔」「保湿」「保護」）‥‥

● 複数のガイドライン [2~4)] では，皮膚に刺激の少ない弱酸性などの洗浄剤を用いて，手を使って刺激を避けながら洗浄することが推奨されている．

● 洗浄剤は良く泡立て，泡を手で皮膚の上を転がすようにして洗う．タオルやスポンジ類の使用は摩擦を強め，角質の剥離に繋がる．

● 洗浄の際に，皮膚のマーキングが消えないように注意することも重要である．

● 皮膚洗浄後の水分は，柔らかいタオルで皮膚を擦らないよう軽く押さえるように拭き取る．

● 照射野の皮膚は乾燥しやすく，乾燥は瘙痒感につながり，掻破によって表皮破綻をきたす危険性を含んでいる．そのため，保湿薬を用いた保湿環境の維持は有用であるとされる [2~4)]．

● 照射が行われる際に，皮膚表面に水分を含むドレッシング材や軟膏類などがある程度の厚みで存在すると，皮膚表面の吸収線量が高くなる．そこで，その日の照射が終了した後に処置を行えば，翌日の照射時には拭き取りの必要がない状況になる．

刺激の回避 ‥‥‥‥‥‥‥‥‥‥‥‥‥‥‥‥‥‥‥

● 照射野の皮膚を擦ったり，引っかいたり，マッサージをすると，摩擦が生じるので避ける．

● 患者自身が意図せず照射部位を掻把してしまわないように，爪を短く切っておくことも有用である．また，照射野内にテープ類を貼ると，除去時に剥離刺激となるので使用しない．

● 複数のガイドライン [2~4)] では，放射線療法中に制汗剤などのデオドラントを使用しても皮膚炎は悪化しないという根拠があり，患者の社会的な生活の質を考慮して，照射期間中の制汗剤の使用中止をすべきではないとしている．

● 海外の文献では，ゆったりした衣類を推奨してい

るものもある⁴⁾. しかし，残存乳房などの体動に
より衣類との摩擦が生じやすい部位では，適度に
フィットする衣類の方が摩擦は生じにくい．部位
に応じて，衣類による物理的刺激を避ける視点が
重要となる．

- 過度の日光曝露を避けることは，健康を維持する
ために必要とされる．照射期間中および皮膚炎症
状がある間は，直射日光に当てないようにする．

セルフケア支援 ……………………………

- 照射される皮膚の範囲は，患者自身が皮膚の状
況を確認し，刺激を避けるために必須の情報で
ある．
- 特に皮膚マーキングのない背部側は，患者にとっ
ては照射範囲だと理解しにくいので，図示するな
ど患者にとってわかりやすい工夫をすることは非
常に重要である．
- 治療開始前に，患者がスキンケア（清潔，保湿，
保護）について，どのような製品を使用してどの
ように実施しているかを確認する．そして，照射
野の皮膚への機械的および化学的刺激が避けられ
る具体的方法を一緒に検討して実行を促す．
- 照射野内の皮膚の皺や衣類による刺激などの摩擦
が予測される部位や症状悪化の要因について説明
し，刺激を避ける具体的方策について患者ととも
に検討することは，患者自身にセルフケアの重要
性の理解を促す．

◆引用・参考文献

Memo

1) Wlofgang Dörr, 吉田由香里ほか訳：第13章 正常組織の副作用の病因. 臨床放射線生物学の基礎 原著4版 改訂版（安藤興一ほか監訳）, p169-190, エムプラン, 2016
2) The Society and College of Radiographers：Radiation Dermatitis Guidelines for Radiotherapy Healthcare Professionals. 2020
https://www.sor.org/learning-advice/professional-body-guidance-and-publications/documents-and-publications/policy-guidance-document-library/radiation-dermatitis-guidelines-for-radiotherapy-h より2021年6月12日検索
3) 角美奈子ほか：I. 治療編 放射線療法. がん治療におけるアピアランスケアガイドライン 2021年版（日本がんサポーティブケア学会編）, p88-117, 金原出版, 2021
4) BC Cancer：Symptom Management Guidelines：RADIATION DERMATITIS. 2017
16. Radiation Dermatitis.pdf (bccancer.bc.ca) より2021年6月12日検索
5) 後藤志保：4章 主な有害事象とケア 1.放射線性皮膚炎. がん放射線療法ケアガイド 第3版（祖父江由紀子ほか編）, p104-113, 2019
6) 有害事象共通用語規準 v5.0 日本語訳 JCOG版（略称：CTCAE v5.0 - JCOG）
JCOGホームページ　http://www.jcog.jp/

Memo

....

....

....

....

....

....

....

急性期有害事象のケア
放射線粘膜炎（口腔・咽頭），唾液腺障害

目的

* 放射線粘膜炎に対しては，照射前から口腔内環境を整え，口内炎の悪化を予防することに加え，栄養管理を行う．
* 唾液腺障害に対しては，照射範囲と線量を確認し，口腔内乾燥の症状を予測して，治療後の生活指導に関与する．

- 頭頸部がんに対する放射線療法では，口腔や咽頭，唾液腺が照射野に含まれるため，粘膜炎や唾液腺障害といった有害反応が高頻度に発症する．
- この有害反応の症状は，患者の QOL を低下させるだけでなく，治療中断の原因となってしまう．そのため，看護師は症状の変化を予測し，効果的に苦痛を緩和できる援助を提供することが必要である．

症状の定義

放射線粘膜炎（口腔・咽頭）
- 放射線療法によって口腔粘膜に生じた炎症や潰瘍形成などの粘膜の病変[1]．

唾液腺障害
- 放射線療法によって唾液腺が損傷し，唾液分泌量の低下や唾液の粘性が高まった状態[2]．

メカニズムと出現形態

メカニズム
- 放射線療法や併用抗がん薬の直接的な細胞の損傷

109

（直接因子）と，不衛生な口腔衛生環境や低栄養状態等の増悪因子によるものとが関連しあって生じる.

● 唾液腺障害は口腔・咽頭粘膜炎の増悪因子の1つであり，粘膜保護機能の低下や感染，疼痛の増強をもたらす（**図1**）.

● 特に，口腔・咽頭粘膜炎においては，増悪因子の管理が重症化予防につながるため重要である（**表1**）.

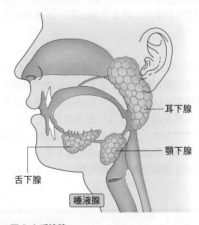

耳下腺

顎下腺

舌下腺

唾液腺

図1 ◆ 唾液腺

表1 ◆ 放射線療法と抗がん薬による増悪因子

直接因子	増悪因子
〈放射線療法〉 ・1回線量・総照射線量 ・照射範囲 〈抗がん薬〉 ・代謝拮抗薬（フルオロウラシル等） ・タキサン系（ドセタキセル等） ・分子標的薬（セツキシマブ等）	・高齢者 ・喫煙 ・不衛生な口腔衛生環境 ・不適合の義歯（口腔粘膜炎のみ） ・低栄養状態 ・糖尿病の既往 ・副腎皮質ステロイド薬の使用

出現形態

〈口腔・咽頭粘膜炎〉

● 照射範囲や使用する抗がん薬の種類によって異なるが，多くの場合，2〜3週目（20〜30Gy）に粘膜の色調の変化や軽度の疼痛が出現し，5週目（50Gy）以降になると潰瘍形成や強い疼痛が出現する[3]．

● 治療終了後2〜3週間で症状は軽快してくるが[4]，重症化した場合は治癒までに1か月程度の時間を要することが多い．

〈唾液腺障害〉

● 唾液腺は大唾液腺（耳下腺・顎下腺・舌下腺）と小唾液腺に分類され，唾液の70〜80％は大唾液腺から分泌される．なかでも，漿液性の唾液を出す耳下腺は，唾液分泌の60％以上を占めており，放射線感受性が高い[5, 6]．

● 20Gyの照射で唾液分泌量は25％減少し，50Gyの照射で80％以上減少する[7]．

● 75〜100％の耳下腺が50Gy以上照射された場合，唾液分泌の回復はほとんど期待できず[5]，生涯にわたって口腔乾燥と付き合っていかなければならない．

アセスメントのポイント

口腔・咽頭粘膜の観察・アセスメント

● 口腔衛生環境を観察し，含嗽や口腔清掃の実施状況を確認する．

● 粘膜の色調の変化や潰瘍の有無，出血の有無を観察し，疼痛の程度を確認する．

● 粘膜炎に伴う疼痛の生活への影響を確認し，鎮痛薬の使用や食事内容の変更等を検討する．

唾液の性状の観察・アセスメント

- 口渇感の有無や程度とともに，唾液の性状変化を観察する．
- 糸状の唾液や奥歯周囲に泡沫状の唾液を認めた場合，唾液分泌量が減少したサインと判断し，口腔衛生環境の悪化に注意する．
- 治療による味蕾細胞の障害に加え，唾液分泌量の低下によって味覚が鈍化するため，味覚の変化や食事摂取への影響を観察する．

薬物療法などの主な治療

口腔・咽頭粘膜炎

- 保険適応がある漢方薬のうち，半夏瀉心湯は粘膜炎治癒に働くことが基礎研究で明らかにされている．内服だけでなく，含嗽でも効果が得られると言われている[8]．
- 局所管理ハイドロゲル創傷被覆・保護材（エピシル）が保険適応となっており，粘膜炎の創部を物理的に被覆することで，疼痛緩和効果が期待できる．

唾液腺障害

- 唾液腺障害に対する漢方薬として代表的なものに麦門冬湯があり，滋潤作用を有している[9]．
- 副交感神経刺激薬のピロカルピン塩酸塩（サラジェン）が投与されることがある．その際，多汗や頻尿といった副作用に注意が必要である．

標準的な看護ケア，予防的ケアのポイント

- 放射線治療装置の開発が進んできているが，頭頸部がんの放射線療法において，口腔粘膜炎や唾液腺障害の発生を予防することは難しい．
- 増悪因子を管理することにより，症状の重症化予防や，苦痛症状の程度を抑えることはできる．

予防的ケア

- 口腔衛生管理の重要性を患者に説明し，歯科による専門的口腔衛生管理を受けるとともに，1日3～4回の口腔清掃・含嗽の実施を勧める．

- エビデンスが証明された含嗽薬はなく，患者の使用感覚に応じて含嗽薬を選択する．疼痛が増強した場合は，局所麻酔薬入りの含嗽薬や生理食塩水が使用しやすい．

- 口腔内の湿潤化は症状の発生・重症化予防につながる．水分摂取や市販の口腔保湿剤の使用を勧める．

- 外来通院患者の場合は特に，禁煙・禁酒を指導する．

疼痛緩和

- WHO のがん疼痛治療ガイドラインに準じ，疼痛の程度に応じて鎮痛薬を使用する．

- 嚥下動作によって疼痛が増強するため，薬剤の形状や投与経路に注意して使用する．例えば，アセトアミノフェンであれば，坐薬や粉薬を使用し，強オピオイド製剤であれば，貼付製剤や坐薬，注射薬を使用する．

- 特に痛みが強くなる時間帯（食事時，夜間，早朝など）を確認し，予防的に鎮痛薬を使用することも検討する．

- 口腔粘膜炎に伴う痛みは炎症性の痛みであるため，非ステロイド性消炎鎮痛薬（NSAIDs）による鎮痛効果を期待できる．

- 頭頸部がんで用いられることが多いシスプラチンは腎毒性が強いため，シスプラチンが投与される際は腎機能障害のリスクのある NSAIDs の使用は控えたほうがよい．

栄養管理 ●●●●●●●●●●●●●●●●●●●●●●●

- 障害された粘膜の治癒を促進するために、継続的に栄養状態を評価し、個別性に応じた対応を行う.
- 柑橘類や香辛料、高温の食品は粘膜炎による痛みを増強させるため、避けたほうがよい.
- 治療中は唾液分泌量の減少に加え、粘膜への刺激性が高まっているため、水分を多く含む柔らかい食品を選択する.
- 粘膜炎が重症化すると、食事形態を工夫しても経口摂取が難しくなってしまう. その場合は、経鼻胃管を用いた経腸栄養の開始を検討する.
- 治療開始前から症状の重症化が予測される場合は、治療開始前に胃瘻を造設し、早期に経腸栄養を開始できるよう準備されることもある.

◆引用・参考文献
1) 日本サポーティブケア学会・日本がん口腔支持療法学会編：がん治療に伴う粘膜障害マネジメントの手引き. p25, 金原出版, 2020
2) 細川誠二：【ちょっと気になる頭頸部癌化学療法】副作用の予防と対策について 口内炎, 粘膜炎, 味覚障害, 消化器症状. JOHNS 34 (8)：986-989, 2018
3) Sonins ST：Mucositis：The impact, biology and therapeutic opportunities of oral mucositis. Oral Oncol 45：1015-1020, 2009
4) 前掲1), p35
5) 中村和正ほか：放射線治療が正常組織に与える影響. 頭頸部癌 30 (3)：445-449, 2004
6) 新井香：頭頸部. がん放射線療法ケアガイド (濱口恵子, 久米恵江, 祖父江由紀子, 土器屋卓志編), p119, 中山書店, 2009
7) Zheng W, et al：Taste dysfunction in irradiated patients with head and neck cancer. Fukuoka Acta Med 93 (4)：64-76, 2002
8) 前掲1), p86-88
9) 砂川正隆：歯科医療に必要な漢方薬の知識 漢方薬の構成生薬 歯科で頻用される方剤より. 歯科薬物療法 39 (3)：161-165, 2020

有害事象マネジメント

急性期有害事象のケア

消化器症状（食道炎, 胃炎, 腸炎）

目的

* 症状を軽減できるように，食事内容や摂取の仕方が消化器症状に影響を与えることを説明する．
* 症状出現時は症状にきめ細かく対処する．

症状の定義

● 消化管（食道，胃，腸）が照射野に含まれる場合に出現する悪心・嘔吐，食道炎，下痢などの症状．
● 消化管が照射野に含まれた場合のみでなく，宿酔症状として出現することもある．

メカニズムと出現形態

消化器症状のメカニズム

● 消化管の粘膜が照射されると，放射線感受性の高い幹細胞が傷害され，機能細胞への供給不足や炎症が起こることで消化機能が低下する．
● 放射線感受性は，小腸＞胃＞食道の順で高い．

〈下痢（小腸の場合）〉（図1）

● 幹細胞の傷害により，絨毛の機能細胞への供給が間に合わず，絨毛が消滅する．
● 血管内皮細胞の崩壊と血管浸透圧の亢進により，浮腫と炎症が生じる．
● 粘膜での栄養や水分の吸収機能が低下し，下痢などの症状が出現する．

〈悪心・嘔吐〉

● 腹部に放射線が照射されると以下のことが起きる．

115

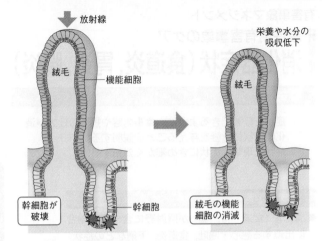

図1 ◆ 照射による腸炎のメカニズム（小腸の断面）

- 放射線
- 栄養や水分の吸収低下
- 絨毛
- 機能細胞
- 絨毛
- 幹細胞が破壊
- 幹細胞
- 絨毛の機能細胞の消滅

・セロトニンの分泌が促進し，化学受容器引き金帯（CTZ）が活性化される．

・プロスタグランジンなどの照射部位の炎症による化学的刺激が生じる．

消化器症状の出現形態（図2）

- 照射される範囲が全体的か部分的かによっても程度は異なる．
- 個人差があり，心理的要因も関与する．
- 症状は終了後2～3週間程度で改善することが多い．

アセスメントのポイント

- 照射部位と照射野の大きさ（> 400cm^2）
- 食道，胃，腸に照射される線量と回数
- 治療前のベースライン（排便や嘔吐の回数など）からの変化
- オピオイドの使用による便秘や緩下剤の影響

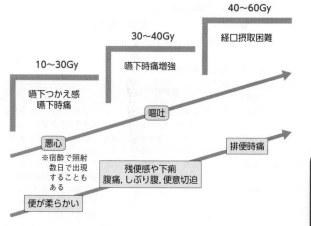

図2 ◆ 消化器症状の発生時期

（文献1）を参考に作成）

- 薬物療法併用の有無
- 食事内容と摂取状況
- 栄養状態や脱水の状況
- 治療や有害事象に対する不安や心配

薬物療法などの主な治療

〈食道炎〉

- 食道粘膜の保護を目的に，アルギン酸ナトリウムなどの粘膜保護剤を使用する．
- 疼痛がある場合は，鎮痛薬やオピオイドを使用し，食事時間に合わせたレスキュー薬を工夫する．

〈下痢〉

- 軽度の場合は，収斂薬（タンニン酸アルブミン）や整腸薬を使用する．
- 中等度以上の場合は，止痢薬（塩酸ロペラミド）を使用する．
- 腹痛がある場合は，消化管運動の抑制を図るため抗コリン薬を使用する．

〈悪心・嘔吐〉(表 1)

● 照射部位によりリスク分類され，それに応じた制吐療法が推奨されている[2].

表 1 ◆悪心・嘔吐のリスク分類および治療法

悪心・嘔吐のリスク分類 （頻度）	放射線照射部位	治療方法
高度（> 90%）	全身照射 (TBI)，全リンパ節照射 (TNI)	予防的 5-HT₃ 受容体拮抗薬＋デキサメタゾン
中等度（60 ～ 90%）	上腹部，半身照射 (HBI)，上半身照射 (UBI)	予防的 5-HT₃ 受容体拮抗薬±デキサメタゾン
軽度（30 ～ 59%）	頭蓋，頭蓋脊髄，頭頸部，胸部下部，骨盤	予防的または症状発現後5-HT₃ 受容体拮抗薬
最小度（< 30%）	四肢，乳房	症状発現後のドパミン受容体拮抗薬または 5-HT₃ 受容体拮抗薬

(文献2)より引用)

標準的な看護ケア

食事の調整 ････････････････････････････････

● 食事への思いを把握し，スタッフ間で共有する.
● 嘔吐を誘発するため，食べ物のにおいや環境に配慮する.
● 悪心・嘔吐がいつ頃起こるかパターンをみつけ，気分のよいときに食べられるものを食べる.
● 一度に多く摂取するのではなく，少しずつ何回かに分けてよく噛んで摂取する.
● お粥やうどんなど消化がよいもの，少量で高タンパク・高カロリーのものを摂取する.
● 食道粘膜を傷つけないように，刺激物（柑橘類や唐辛子などの香辛料），硬いものや極端に熱いものや冷たいものは避ける.
● 市販の栄養補助食品や電解質飲料を活用する.
● 重篤な下痢の場合は，腸管の安静保持のために絶食を検討する.
● 経口摂取が困難な場合は，経管栄養や補液を考慮する.

● 必要に応じて栄養サポートチームの介入を依頼
し，栄養状態の維持に努める.

口腔ケア
● 口腔内保清の必要性を説明し，真菌感染や誤嚥性
肺炎を予防する.

禁煙と禁酒
● 喫煙と飲酒は症状を悪化させるため，治療開始前
から禁煙・禁酒を指導する.
● 禁煙・禁酒は容易ではないが，症状の悪化は照射
期間の延長や中断を招き，治療効果が低下してし
まうことを説明し理解を得る.

肛門周囲のケア
● 肛門周囲の皮膚の清潔を保つために，刺激の少な
い石鹸をよく泡立て優しく洗う.
● 排便後のウォシュレットは，強度を「弱」に設定
し，1～2回 / 日の使用にとどめる.
● 拭き取りのペーパーは柔らかいものを使用し，押
さえるように拭く.
● 潰瘍や出血の有無を観察し，感染予防に努める.

安静の保持
● 下痢や腹痛は体力を消耗させるため，必要に応じ
て安静を保持する.
● 下痢による腹痛の緩和に腹部の温罨法を実施する.

心理的援助
● 不安は消化管の蠕動運動や粘液分泌を亢進させる
ため，不安の軽減に努める.

予防的ケアのポイントと内容

- 治療開始前から禁酒・禁煙を指導する.
- 食事調整（標準的な看護ケア）の必要性を家族にも伝え，治療開始前からサポート体制を整える.
- 照射時に胃内に食物が多いと悪心・嘔吐に繋がるため，照射直前の食事は避ける.
- 十分な制吐療法が実施されていない傾向にあり[3]，心理的不安が強い，嘔吐のリスクが高い場合は積極的な予防的投与を検討する.

◆引用・参考文献
1) 祖父江由紀子ほか：主な有害事象とケア．がん放射線療法ケアガイド第3版．病棟・外来・治療室で行うアセスメントと患者サポート．p114-115, 122-123, 128-129, 中山書店, 2019
2) 日本癌治療学会：「制吐薬適正使用ガイドライン」2015年10月【第2版】一部改訂版 ver.2.2（2018年10月）. http://www.jsco-cpg.jp/item/29/index.html より 2021年5月7日検索
3) Maranzano E, De Angelis V, Pergolizzi S, et al：A prospective observational trial on emesis in radiotherapy：analysis of 1020 patients recruited in 45 Italian radiation oncology centres. Radiotherapy and Oncology 94：36-41, 2010
4) ATOMICA：放射線の消化器官への影響：放射線の消化器官への影響 https://atomica.jaea.go.jp/data/detail/dat_detail_09-02-04-05.html より 2021年5月7日検索
5) 千野晶子ほか：総説放射線性腸炎．日本消化器内視鏡学会雑誌 52：1381-1392, 2010

Memo

....

....

....

....

急性期有害事象のケア
食欲低下・栄養障害，味覚障害

目的

* 食べることに影響を及ぼす有害事象の程度，時期を予測して，早期に食欲低下・栄養障害に介入する．
* 味覚障害は個々人により症状はさまざまであるので，各個人に応じて食事の味つけ，素材選択の工夫を行う．

症状の定義

〈食欲低下・栄養障害〉

● 脳，頭頸部，胸部，腹部・骨盤部の照射部位に応じて出現する有害事象により，食欲低下や経口摂取困難を招くことで生じる栄養低下．

〈味覚障害〉

● 食物を摂取した際の甘味，酸味，塩味，辛味，苦味，うま味といった味覚の低下．

メカニズムと出現形態

食欲低下・栄養障害 ……………………………

〈脳への照射〉

● 初回または 2 ～ 3 回の照射後から脳浮腫による頭痛，悪心・嘔吐，眠気などが出現し，食欲低下が生じる．嗅神経部の照射では嗅覚の低下をきたすこともある．

〈頭頸部への照射〉

● 20 ～ 30Gy から口腔粘膜炎，唾液分泌障害，味覚障害，嚥下障害が出現し，症状が増悪するにつれて経口摂取量が減少する．

- 嚥下反射遅延傾向，嚥下時の喉頭挙上運動や咽頭の収縮機能の低下による嚥下障害が生じた場合は，長期的な経口摂取困難が生じる．

〈胸部への照射〉
- 20 ～ 30Gy から食道炎による嚥下時のつかえ感や疼痛が出現し，症状が増悪するにつれて経口摂取が困難となる．
- 穿孔が起きた場合は，誤嚥性肺炎による栄養障害につながる．

〈腹部・骨盤部への照射〉
- 照射開始数日内に宿酔が出現した場合は，一時的に食欲が低下する．
- 20 ～ 30Gy から悪心・嘔吐，下痢などの消化器症状が出現し，食欲低下，腸管粘膜組織の吸収能低下による栄養吸収障害が生じる．

味覚障害のメカニズム
- 口腔内に放射線が照射されると以下のことが起きる．
  - ・食べ物の味を感じる味蕾の細胞が直接傷害を受けて，味覚が障害する．
  - ・放射線感受性の高い唾液腺の細胞を傷害し，唾液分泌量が減少する．
  - ・唾液は，味覚を生じる作用を持っているため，唾液分泌量が減少することで味覚障害が生じる．
  - ・口腔内の衛生環境の悪化により舌苔などが形成されると，味覚感受性は低下する．
- 治療開始から 2 週間程度で出現し，線量の増加とともに症状は強くなる傾向がある．治療後は数か月かけて徐々に回復するが個人差が大きい．

アセスメントのポイント

- 放射線治療計画（照射部位，総線量，照射期間など）から予測される有害事象
- 食事内容と摂取状況，栄養状態
- 血液データ（BMI が正常値でも，血清総タンパクおよびアルブミンが栄養管理を必要とする低下を認めることがある）
- 甘味，酸味，塩味，辛味，苦味，うま味の味覚変化の程度
- 薬物療法併用の有無
- 家族のサポート体制
- 主観的包括的評価（SGA）（**表 1**）

※ 体重減少や皮下脂肪の減少，浮腫や腹水の有無（照射の再現性の確保の視点）

表 1 ◆放射線療法における栄養アセスメントのポイント

病歴	身体症状
● 体重の変化	● 皮下脂肪の減少
● 食物摂取状況の変化	● 筋肉の減少
● 消化器症状	● 浮腫
● 身体機能（ADL）	● 腹水
● 疾患と栄養必要量	

※下線部は，照射の再現性の確保に関連する重要な項目
（文献 1）を参考に作成）

基本的な栄養療法のプランニング

〈必要栄養量の設定〉（図 1）

- がん患者の代謝状態は非常に変動が大きく，個々の症例ごとに決定する [2]．
- Harris-Benedict 式を用いて個々にストレス係数と活動係数を調節するが，あくまでも推測値であることを理解する．
- 病態や活動量の変化をリアルタイムにアセスメントし，必要栄養量を細かく調整する．

●**Harris-Benedict 式**

エネルギー必要性(kcal/day)=BBE× 活動係数 × ストレス係数

• BBE
男性：66.5+13.75× 体重(kg)+5.0× 身長(cm)−6.75× 年齢(歳)
女性：655.1+9.56× 体重(kg)+1.84× 身長(cm)−4.67× 年齢(歳)

• 活動係数(例)
寝たきり：1.1　　ベッド上の活動：1.2　　ベッド外の活動：1.3

• ストレス係数(例)
がん, 化学放射線治療, 手術, 熱傷などに応じて：1.0～2.0

●**簡易式**

エネルギー必要性(kcal/day)=25～30kcal× 体重(kg)

図1 ◆エネルギー必要量の推測法

〈栄養投与ルートの選択〉

● 基本は経口摂取の維持による栄養管理である.

● 経口摂取困難, 誤嚥や二次感染の危険性がある場合は, 胃瘻・空腸瘻を用いた経腸栄養法や輸液による静脈栄養法を行う.

● 腸が機能している場合は, 経腸栄養を選択し, 経腸栄養が不可能な場合や経腸栄養のみでは必要な栄養量を投与できない場合は静脈栄養とする.

● がん薬物療法併用など早期からの経口摂取困難が確実に予測される場合は, 治療開始前からの胃瘻造設を検討する.

● 栄養ルート選択においては, 上記に加えて患者の意向や QOL を考慮する.

標準的な看護ケア

経口摂取に向けた食事の工夫 ·················

● 口腔粘膜炎出現時は, 酸味の強い食品, 刺激の強い香辛料は控え, 柔らかいものを摂取する.

● 口内乾燥出現時は, 経口摂取前に水分摂取やうがいを行い, 食事は水分を摂取しながら食べる.

● 味覚障害出現時は, 亜鉛を含む食品を摂取する(牡蠣, うなぎ, レバーなど). 甘みを苦みと感じ

る場合は塩味を中心に，味を強く感じる場合は食材本来の味を生かした薄味に，味を感じない場合はうま味を生かしシンプルな味付けにする．

● 嚥下障害出現時は，飲み込みやすい食事（卵豆腐，プリンやゼリーなど）で，水分の多い食品はとろみをつける．

● 食欲低下出現時は，「食べたいときに」，「食べたいものを」，「食べられる量」摂取する．山盛りの料理を見ただけでつらくなるため，少量で盛り付ける．

● 悪心・嘔吐出現時は，症状のパターンに合わせて食事時間を調整する．

● 下痢出現時は，脱水を防ぐために十分な水分を摂取し，消化のよい食品にする．

● 直腸出血出現時は，酸化マグネシウムなどを用いて排便コントロールし，アルコールや唐辛子など腸に刺激となる食品は控える．

栄養製剤の活用

● 放射線療法中に栄養製剤を使用することで有害事象の低減や栄養状態の改善に効果を示す報告はあるが，有効性が確立された標準的なケアには至っていない．

● 栄養状態が著しく低下している患者，著しい低下が予測される患者に対しては，栄養製剤の活用を検討する．

口腔内の清潔の保持

● 口内乾燥を防ぎ，口腔内を清潔に保つことで味覚障害を軽減することができるため，水分補給や歯磨きによる口腔ケアを行う．

経口摂取が不可能な場合の経腸栄養

● 口腔粘膜炎や食道炎が悪化した場合は，無理に経

口摂取せずに経腸栄養管理とする.

経口摂取が不可能な場合の静脈栄養 ‥‥‥‥‥

- 放射線腸炎による重篤な下痢, 重度の口腔粘膜炎をきたしている場合は, 静脈栄養法による管理を検討する.
- 持続的な消化管出血をきたしている場合には, 高カロリー輸液により消化管の安静を保つ.

多職種との連携 ‥‥‥‥‥‥‥‥‥‥‥‥‥‥

- 食に対する患者の希望や嗜好は個別性が高く, 栄養士や薬剤師, 栄養サポートチーム (NST) と相談しながら多職種でサポートする.

家族のサポート ‥‥‥‥‥‥‥‥‥‥‥‥‥‥

- 「もっと食べないと」などの言葉は負担になる場合があるため, 家族の気持ちを受け止めつつ, 患者の食べられない苦痛を理解してもらう.
- 必要な栄養サポートを説明し, 家族が実践できる支援を一緒に考える.

治療効果を高めるための体重や体型の管理 ‥

- 照射期間中の体重や体型の大幅な変化は照射の再現性の確保に影響を及ぼすため, 定期的に体重を測定し, 体型の維持に努める.

◆引用・参考文献
1) Detsky AS, McLaughlin JR, Baker JP, et al：What is subjective global assessment of nutritional status? JPEN J Parenter Enteral Nutr 11：8-13, 1987
2) 小倉雅任ほか：エネルギー・三大栄養素・微量栄養素・水の必要量. がん病態栄養専門管理栄養士のためのがん栄養療法ガイドブック 2019 改訂第 2 版 (日本病態栄養学会), p86-88, 南江堂, 2019

急性期有害事象のケア

放射線肺臓炎

目的

* 患者と家族が有害事象を正しく理解し，セルフケアが
  できるように支援する.
* 有害事象出現時には早期に対処する.

放射線肺臓炎とは

● Ⅱ型肺胞上皮細胞の損傷によって発症する間質性
肺炎で，血管透過性の亢進により滲出性変化を主
体とする病変である[1].

● ウイルスや細菌に起因するものとは別のメカニズ
ムである（図1）.

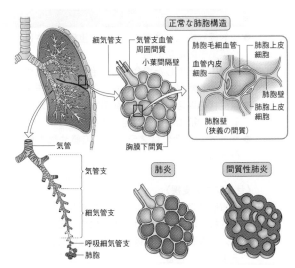

図1 ◆肺炎と間質性肺炎の違い

- 好発時期は治療終了時から半年以内とされている.
- 肺がんだけでなく, 食道がん, 乳がん, 悪性リンパ腫, 肝細胞がんなどの照射で肺に照射された場合に起こる症状である.

放射線肺臓炎に影響する因子

- 肺の照射線量が高い
- 照射体積が広範囲の場合
- 患者側の要因として, 喫煙歴, 肺気腫や COPD, 膠原病がある
- がん薬物療法との併用

放射線肺臓炎の症状・検査

- 胸部 X 線や CT (照射野に一致した範囲に陰影がみられる)
- 無症状のこともあるが, 息切れ, 発熱, 咳嗽, 呼吸困難を伴うこともある.

観察・ケアのポイント

- 放射線肺臓炎の早期発見および重症化をさけるため感染予防に努める.
- 照射中に出現した場合には, 治療の継続についての医師判断が必要となるため速やかに報告する.
- 無症状の場合には, 経過観察で改善する場合がある. 有症状の場合は対症療法を行う.
- 増悪する場合にはステロイド治療や酸素療法を行う.

〈セルフケア支援〉
- 治療後は定期的なレントゲン検査や CT 撮影が予定されるため必ず受けるようにさせる.
- リスクの高い患者には特に慎重な体調管理に努めるようにさせる.
- 毎日体温測定をし, 発熱や倦怠感, 咳嗽の悪化,

喀痰の増加，息切れなどの体調に注意させる．
- 上気道感染を併発すると重症化するため，手洗い
  やうがいを励行させる．
- 治療後に呼吸器症状が出現した場合には，必ず受
  診させる．治療施設以外を受診する際には，放射
  線治療を受けた施設や時期を医療従事者に伝えさ
  せる．

◆引用・参考文献
1) 日本放射線腫瘍学会：放射線治療計画ガイドライン
   2020年版，p55，金原出版，2020

放射線肺臓炎

Memo

....

....

....

....

....

....

....

....

....

....

....

....

....

....

有害事象マネジメント

急性期有害事象のケア
尿道・膀胱炎症状

目的

* 症状が悪化しないように予防的なケアを適切に行う.
* 有害事象の悪化を防止し, 苦痛を最小限にする.

- 尿道粘膜炎・膀胱粘膜炎は前立腺がん, 膀胱がん, 直腸がん, 子宮がんなどの照射で起こる有害事象である. ここでは前立腺がんの照射に伴う有害事象について述べる.
- 解剖学的に, 前立腺部には尿道が存在しており, また膀胱頸部は前立腺に密接している.
- 前立腺に放射線治療をした場合には, 膀胱や尿道への影響は避けられない.

膀胱粘膜炎・尿道粘膜炎

- 症状：頻尿, 夜間頻尿, 血尿, 尿意切迫, 残尿感, 血尿, 排尿時痛
- 出現時期：20Gy 前後 (照射開始約 2 週間)
- メカニズム：照射された組織の血管透過性の亢進が起こる. 膀胱粘膜の浮腫や炎症により排尿障害が出現する. 照射終了 1 か月程度で軽減していく.

観察・ケアのポイント

- 症状の早期対処により, 苦痛を最小限にする.
- もともとの排尿ベースを把握しておき, 回数の変化に注意する.
- 前立腺肥大がある患者の場合, 症状の増強が予測されるため, 照射前に泌尿器科受診が指示される場合がある.

- 尿道粘膜浮腫を引き起こすため，アルコール類を控える．
- 水分をとり排尿を促す．水分を控え過ぎると細菌感染を引き起こす可能性があるため，極端に控えることを避ける．
- 夜間頻尿による不眠がある場合には，睡眠前には飲水を控えるのもよい．
- 頻尿になると照射前の前処置に影響するため，定期的に患者と評価を行う．
※ 前立腺がんの照射では，照射前に膀胱に一定量の尿を溜めておく前処置が行われるため，尿意があっても一定時間我慢しなければならない．
- 排尿障害の治療として，抗コリン薬（プロピリン塩酸塩〔バップフォー〕やコハク酸ソリフェナシン〔ベシケア〕），α遮断薬（シロドシン〔ユリーフ〕，タムスロシン塩酸塩〔ハルナール〕，ナフトピジル〔フリバス〕など）などがある．

◆引用・参考文献
1) 日本がん看護学会：がん看護コアカリキュラム日本版.
   p263，医学書院，2017

Memo

....

....

....

....

....

....

....

尿道・膀胱炎症状

有害事象マネジメント

晩期障害のケア
二次がん，妊孕性

目的

* 放射線療法の晩期障害にはどのようなものがあるか知り，セルフケア支援を行う.
* 妊孕性温存における看護師の役割を理解し，支援する.

放射線療法の晩期障害

● 出現時期：照射終了数か月以降，場合によっては10年以上経ってから，照射部位に生じる可能性がある（**表1**）.
● 発生機序：幹細胞の減少による創傷治癒の遅れや組織の再生不全，血管障害による組織障害などにより生じる.

表1 ◆放射線療法の主な晩期障害

頭部	脳萎縮・壊死，白質脳症，脳出血・梗塞，認知機能低下，ホルモン分泌障害
頭頸部	白内障，涙腺機能低下，視機能障害，聴覚障害，慢性中耳炎，唾液分泌障害，味覚障害，粘膜潰瘍・壊死，下顎骨炎・壊死，放射線う歯，開口障害，咽頭・喉頭狭窄，咽頭・喉頭浮腫，軟骨壊死，甲状腺機能低下
胸部	肺臓炎，肺線維症，食道狭窄，食道潰瘍・穿孔，心外膜炎，心嚢液貯留
腹部	胃潰瘍・穿孔，肝機能低下，腎機能低下，腸閉塞・潰瘍・穿孔
骨盤部	腸閉塞・潰瘍・穿孔，慢性膀胱炎，出血性膀胱炎，萎縮性膀胱炎，尿閉，下肢や会陰部の浮腫，卵巣・精巣機能低下（不妊），腟乾燥・萎縮，勃起障害
皮膚	皮膚萎縮・瘢痕，潰瘍・壊死，毛細血管拡張，色素沈着・脱失，永久脱毛
脊髄	脊髄麻痺
骨・筋肉・血管	骨折，骨壊死，成長障害，筋萎縮，血管狭窄
その他	二次がん

- 特徴
  - ・照射線量が多いほど重篤な障害が生じやすい.
  - ・出現する確率は低いが，いったん発症すると治癒困難なものが多い.
  - ・治療中から唾液分泌障害や味覚障害などが生じ，そのまま晩期障害へ移行するものもある.
  - ・小児がん経験者（CCS）の晩期障害は，原発がんの種類や治療内容，治療を受けた時の年齢などにより異なる.

〈二次がん〉

- 特に小児がんなど治療後の生存期間が長い場合に問題となる.
- 放射線の線量が低くても生じる可能性がある.
- 実際にはその原因の判別は難しく，抗がん薬や生活習慣，遺伝などが関係していることが多い.
- 二次がんの代表的なものを**表2**に示す.

表2 ◆代表的な二次がん

- ・血液がん（骨髄異形成症候群／急性骨髄性白血病）
- ・照射領域の骨腫瘍，軟部組織肉腫
- ・頭頸部領域照射後の脳腫瘍や甲状腺がん
- ・腹部領域照射後の大腸がんや膀胱がん
- ・女性では胸部照射後の乳がん

ケアの実際

治療前・治療中 ･････････････････････････

- 放射線治療計画画像から，リスク臓器へ照射される線量を読み取り，発生しうる晩期障害，頻度を予測する.
- 患者が，治療によって得られる効果と数年後に生じるリスクとのバランスを正しく理解し，治療選択できるように支援する.
- 晩期障害のリスク低減のために治療時から取り組む処置（頭頸部がんの歯科受診，骨盤領域照射時

の蓄尿など）もあるため，積極的に取り組むことができるようにその必要性を説明する．

治療後

- 治療終了時に改めて晩期障害とその対応について説明する（**表3**）．
- 照射部位に関連した症状が出現した場合は，放射線療法による晩期障害の可能性を考え，早期に受診するよう指導する．
- 放射線療法を受けた病院とは異なる病院を受診する際には，放射線治療歴があることを伝えるよう指導する．

表3 ◆ 主な晩期障害とその対応

唾液分泌障害／味覚障害	・禁煙および禁酒の継続 ・口腔内の清潔保持・湿潤保持 ・唾液腺マッサージ，人工唾液 ・粘膜炎の炎症が回復したら，香辛料や薬味などを活用する
下顎骨壊死	・放射線療法を受けた部位の抜歯は原則禁止 ・放射線療法後に抜歯が必要になった場合は放射線治療医に連絡する ・口腔内の清潔保持 ・下顎骨壊死が生じた場合は抗生物質での保存的治療を行うが，外科的治療や高圧酸素療法が必要になることもある
肺臓炎／肺線維症	・咳や息切れなどの症状を観察する ・上気道感染予防 ・禁煙 ・肺臓炎が生じた場合は，ステロイド療法が必要になることがある
消化管出血	・治療後も便秘や下痢を起こさないよう排便コントロールを行う ・排便時出血がないか観察する ・直腸出血が生じた場合はレーザー治療や高圧酸素療法が有効な場合がある ・人工肛門が必要になる場合もある
二次がん	・治療後の定期受診を自己中断しない ・原発がんの治療後の定期検査だけでなく，自治体で行われる健康診断も受ける ・照射範囲の皮膚の観察を行う ・リスク因子の排除（禁煙，飲酒を控える，バランスのとれた食生活，適度な運動，適切な体重維持など）

- 小児の場合は，治療時の年齢によっては治療開始前に二次がんを含めた晩期障害についての説明を理解することは難しい場合もあるため，成長過程に応じて適切なタイミングで説明し，病気および治療の理解を促す．
- 患者自身が一生涯にわたってのフォローアップが必要なことを理解し，進学や就職などで親元を離れた場合でも必要な診察や検診を受けるなど，自己管理できるよう支援する．
- 二次がんの発生は初期治療後の生活習慣などにも影響されるため，リスク因子の排除に努めることが重要であることを指導する．

妊孕性について

- 妊孕性とは，「妊娠のしやすさ，妊娠する力」である．
- 晩婚化や CCS の増加により，がん治療による妊孕性の低下・喪失は挙児希望のある患者にとって大きな課題である．
- がん患者の妊孕性温存療法は，あくまでも原疾患の治療が遅れないように限られた時間で行う必要があるため，診断後できるだけ早い段階から妊孕性温存に関する情報提供を行う．
- 妊孕性温存療法は，高額な自費診療となり，特に若年がん患者にとって経済的負担が大きい．2016 年に初めて滋賀県で小児・AYA 世代がん患者の妊孕性温存に対する公的助成金制度が始まり，その後，独自に支援を行う自治体は増えているが，補助の格差が課題となっていた．また，妊孕性温存に関するエビデンスが少ないことも踏まえて，2021 年 4 月より，研究促進事業として，国による経済的支援が開始されている．

〈放射線療法による妊孕性への影響〉

● 放射線療法においては, 骨盤や頭頸部領域の放射線療法を受ける場合に問題となる.

● 女性では卵巣, 男性では精巣への線量を極力低くおさえる工夫が必要である.

● 脳への線量が高いと下垂体性不妊を起こす.

● 併用される化学療法も不妊の原因となる.

● 放射線療法による性腺毒性のリスクを**表4**に示す.

〈妊孕性温存療法〉

● 妊孕性温存の方法には, 女性の場合①胚凍結保存, ②未受精卵凍結保存, ③卵巣組織凍結保存（臨床研究段階であり提供できる施設は限られている）, 男性の場合は精子凍結保存がある.

● がん治療と生殖医療の連携が必須であり, 院外の生殖医療施設との連携構築が必要である.

表4 ◆放射線療法による性腺毒性のリスク

	リスク	照射領域	患者および投与量などの因子
女性	高リスク（＞70％の女性が治療後に無月経となる）	全腹部あるいは骨盤照射	＞6Gy（成人女性） ＞10Gy（思春期後） ＞15Gy（思春期前）
		全身照射	
		頭蓋照射	＞40Gy
	中リスク（30～70％の女性が治療後に無月経となる）	腹部／骨盤照射	10～15Gy（思春期前） 5～10Gy（思春期後）
男性	高リスク（治療後, 一般的に無精子症が遷延, 永続する）	精巣照射	＞2.5Gy（成人男性） ＞15Gy（小児）
		全身照射	
		頭蓋照射	＞40Gy
	中間リスク（治療後, 無精子症が遷延, 永続することがある）	散乱による精巣への照射	1～6Gy
	低リスク（一時的な造精機能低下）	精巣に対する放射線照射	0.2～0.7Gy

（文献1）を参考に作成）

● 妊孕性対策を実施している施設については，日本がん・生殖医療学会のホームページ[2]で紹介されている.

● その他，放射線療法前に照射野外に卵巣を移動させる手術や治療時に卵巣遮蔽を行う方法が適応可能かどうか検討する.

〈妊孕性温存への支援〉

● 意思決定にかけられる時間的猶予を確認し，限られた時間で意思決定できるよう支援する.

● がんの診断を受けた直後は，挙児について考えることは難しい場合が多いことを踏まえて，まずは相談できることを伝える.

● がんの受け止めや思い，挙児についての希望や考え，患者の社会的背景（パートナーの有無や経済的な問題など），パートナーの思いや考えなども確認し，必要な情報の提供や混乱している情報の整理，精神的サポートなどを行う.

● 妊孕性温存についての意思決定支援や生殖医療施設への連携を図ったら終わりではなく，サバイバーシップの視点を忘れずに継続的な支援を行う.

◆引用・参考文献
1) 日本癌治療学会編：小児，思春期・若年がん患者の妊孕性温存に関する診療ガイドライン 2017 年版. 金原出版，p14-15，2017
2) 日本がん・生殖医療学会
   http://www.j-sfp.org/ より 2021 年 8 月 30 日検索

● 自施設での支援体制を確認しよう

二次がん・妊孕性

放射線防護

目 的

* 医療者自身の健康を守るために，放射線防護の考え方を押さえておく必要がある.
* 放射線防護の基本である「時間」「距離」「遮蔽」の3原則に則って防護する.

放射線被ばくとは

● われわれが日常生活の中で受ける被ばくは，大きく「自然放射線による被ばく」，「職業被ばく」，「医療被ばく」の3つに分けられる.

自然放射線による被ばく

● 大地や宇宙から直接受けたり，食物や呼吸によって体内に取り込まれる自然界からの放射線による被ばくのこと.

職業被ばく

● 放射線管理区域に立ち入り，放射線業務に従事している間に受ける被ばくのこと.
● 放射線業務従事者の年間被ばく線量限度は，以下のとおり法令で定められている.
　・**実効線量限度**：50mSv/年かつ100mSv/5年
　　▶ 妊娠可能な女性については，5mSv/3か月
　・**等価線量限度**
　①目の水晶体：50mSv/年かつ100mSv/5年（2021年4月より改定）
　②皮膚・手および足：500mSv/年
　③妊娠中の女子の腹部表面：2mSv/妊娠期間

医療被ばく

● 放射線または放射性物質を用いる検査・治療を受

ける個人（患者），付添いや介護をする者の被ば
くのこと．

個人被ばく線量管理について

● 放射線管理区域で作業している間は，継続して個
人被ばく線量を測定することが法令で定められて
いる．

● 個人被ばく線量計は，バッジ型のものが一般的
で，男性は胸部，女性は腹部に着用する．

● また，防護衣の着用により，胸部や腹部よりも頭
頸部の方が被ばく線量が多くなる場合には，頭頸
部（襟首）にも個人被ばく線量計を着用する．

● また，胸部・腹部・頭頸部よりも手足の方が被ば
く線量が多くなる場合には，その部位にも個人被
ばく線量計を着用する．

● 2021 年 4 月より眼の水晶体に対する被ばく線量
限度が改正されており，防護眼鏡を着用した場合
の眼の水晶体への線量を正確に評価するために，
図 1 のような個人被ばく線量計を着用する場合
もある．

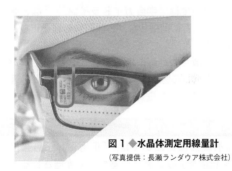

図 1 ◆水晶体測定用線量計
（写真提供：長瀬ランダウア株式会社）

● 放射線管理区域内で業務をする場合には，どのよ
うな環境なのか（「いつ放射線量が高くなるの
か」，「どのあたりの放射線量が高いのか」など）

放射線防護

139

を十分に知っておく必要がある.

● 放射線安全管理に関する研修への積極的な参画は, 個人被ばくを理解するうえで有効な手段である.

放射線防護

● 個人被ばくは, 「時間」, 「距離」, 「遮へい」の放射線防護の3原則に則って防護する.
   ・**時間**：放射線が発生している場所に滞在する時間を短くすることで被ばく線量を抑えることができる.
   ・**距離**：放射線が発生している場所から離れるほど, 被ばく線量を抑えることができる. 線量は距離の二乗に反比例して減少する.
   ・**遮蔽**：IVRでは防護衣の着用や鉛衝立を適切に利用することで被ばく線量を低減することができる.

● 放射線源となるのは, 放射線治療装置や放射性医薬品だけではなく, 放射性医薬品の投与を受けた患者自身や排泄物なども放射線源となる.

● 密封小線源や内服療法により治療中の患者へのケアにおいては, 学会ガイドライン[1), 2)]などを参考に, 患者に配慮しながら放射線防護を正しく実践すること.

● 個人被ばくの軽減には, 正しい知識だけでなく, 診療に携わる医師や診療放射線技師などとの連携（声かけなど）も重要である.

医療被ばくの防護

● 放射線診療においては, 「正当化」, 「最適化」, 「線量限度」の3原則に基づいて実施されるべきである.
   ・**正当化**：放射線診療による利益が被ばくによるリスクを上回る手段であること.
   ・**最適化**：診療目的の達成に適した必要最小限の

線量となるように管理すること.

　▶ 医療においては,「正当化」と「最適化」が達
　　成されていれば,「線量限度」は設定されない.

● 2020年4月医療法施行規則が改正され, これら
　に関する職員研修の実施が義務付けられた.

● 放射線診療を受ける患者の被ばくに対する不安や
　理解度を評価し, 他職種と共有することも看護師
　に求められる役割であると考える.

◆引用・参考文献
1)　日本アイソトープ協会：適正使用マニュアル, ガイドライン.
　　https://www.jrias.or.jp/report/cat4/list.html より
　　2022年1月21日検索
2)　放射性ヨウ素内用療法に関するガイドライン. 日本核医
　　学会分科会：
　　https://oncology.jsnm.org/sites/default/files/pdf/
　　thyroid-guideline_2018-06.pdf より 2022年1月21
　　日検索

◆参考資料
医療スタッフの放射線安全に係るガイドライン～水晶体の被
ばく管理を中心に～
https://www.jsrt.or.jp/data/bougo より 2022年1月21日
検索

Memo

....

....

....

....

....

....

....

放射線防護

がん薬物療法（目的，種類，適応など）

がん薬物療法の目的

* がん薬物療法は，治癒（再発防止を含む），延命（生存期間の延長），症状緩和のいずれかを目的に行われる．医療者は，治療により期待しうる効果と，それに伴う不利益・リスクを患者と共有した上で治療を行う必要がある（図1）．
* 治癒を目指す治療においては，治療の完遂，治療強度を保つことに重点が置かれる一方で，延命，症状緩和を目的とする治療では，患者の生活の質（QOL）や"その人らしく"生きることも重視される．

- ●治せる可能性のあるがん
  - ➡治癒（完全に治すこと）を目指す
  - ➡無再発を目指す（術後薬物療法など）
- ●治せないがん
  - ➡共存（延命，できるだけ長く元気に生きる）をめざす
  - ➡病気に伴う症状（痛み，咳などの苦痛）を緩和し，日常生活ができることをめざす（QOLの向上）
- ●目的により許容できる副作用が異なる
  - ➡治癒を目指す場合は，重い副作用も許容
  - ➡延命が目的の場合は，重い副作用は回避

図1 ◆がん薬物療法の臨床的位置づけ

進行がんに対するがん薬物療法（図2）

● がん薬物療法高感受性のがんにおいては，がん薬物療法のみによって完全治癒が目指せる腫瘍群が存在する．急性骨髄性白血病，急性リンパ球性白血病，ホジキンリンパ腫，中高悪性度非ホジキンリンパ腫，胚細胞腫瘍などである．治療の目標は，がんの根治，治癒であり，それゆえに重篤な副作用が許容される場合が多く，治療率を損ねないように標準治療を十分量行い，治療強度を保つ必要がある．

A群：治癒が期待できる
急性骨髄性白血病，急性リンパ性白血病，Hodgkin リンパ腫，非 Hodgkin リンパ腫（中・高悪性度），胚細胞腫瘍，絨毛がん

B群：症状緩和や延命の効果が十分に期待できる*
乳がん，卵巣がん，小細胞肺がん，非小細胞肺がん，大腸がん，多発性骨髄腫，慢性骨髄性白血病，慢性リンパ性白血病，非 Hodgkin リンパ腫（低悪性度），胃がん，膀胱がん，悪性黒色腫

C群：延命効果・症状緩和が期待できる*
軟部組織腫瘍，頭頸部がん，子宮がん，肝がん，胆道がん，膵がん，脳腫瘍，甲状腺がん，前立腺がん

* B群は薬物療法による治癒は難しいが，予後の延長が認められかつ 50％以上の奏効率が期待できるがん種が含まれている．薬物療法の効果がそれ以下のがん種は C群に含まれているが，同じがん種でもサブタイプにより薬物療法の有効性は異なる．

図2◆進行期悪性腫瘍に対するがん薬物療法の有効性
（新野祐樹：がん薬物療法の基本理念．がん診療レジデントマニュアル第8版，p19，医学書院，2019 より改変）

● その他の固形がんにおいては，残念ながら現在化学療法の効果は不十分であり，途上段階にある．このため化学療法の目的は生存期間の延長や症状の緩和，QOL の向上となる．重篤な副作用は可能な限り避けられるべきであり，化学療法の副作用を十分に考慮に入れて，これに見合う利益が得られると判断される場合にのみ実施される．

集学的治療

● 集学的治療とは，手術（外科治療），抗がん薬（薬物療法），放射線治療など，より高い治療効果を目指してこれらの治療法を組み合わせて行う治療である．

〈術後化学療法（adjuvant chemotherapy）〉

● 原発病巣やすべての既知の病巣が，外科的切除や放射線照射により根治的にコントロールされた後に，再発高リスクと判断される患者群に対して実施される．

- 依然残存していると予想される微小転移の根絶による再発防止，治癒率向上が目標である．
- 効果が期待されるがん種としては，乳がん，結腸直腸がん，胃がん，非小細胞肺がん，卵巣がん，骨肉腫などがあげられる．

〈術前化学療法 (neoadjuvant chemotherapy)〉

- 外科的切除や放射線照射の前に実施される化学療法を術前化学療法という．
- 術前化学療法のメリットにおける理論的根拠は以下である．
  ①全身状態のいい時期に少しでも早く全身療法を行うことにより，微小転移を根絶する．
  ②切除不能な局所進行がんに対して，ダウンステージングを行うことで切除可能にする．
  ③腫瘍径の大きながんに対して腫瘍縮小が得られれば正常組織が機能温存できる．
  ④化学療法による腫瘍の反応（奏効率，組織学的完全奏効など）により，化学療法の効果が評価できるなどがある．
- 効果が期待されるがん種としては直腸がん，膀胱がん，乳がん，食道がん，頭頸部がん，骨肉腫などがある．

〈化学放射線療法 (chemoradiotherapy)〉

- 局所進行期のがんに対して，放射線による局所制御効果と薬物療法による微小遠隔転移根絶効果を期待して行われる．
- 手術に比べて臓器や組織の形態，機能の温存が可能である．
- プラチナ製剤や 5FU など，放射線感受性を高める抗がん薬の併用による相乗効果を期待することもある．
- 効果が期待されるがん種としては頭頸部がん，食

道がん，子宮頸がん，小細胞肺がん，非小細胞肺がん，悪性神経膠腫などがある．

局所化学療法

- 全身化学療法とは異なり腫瘍組織選択的に薬物の暴露をする，または全身投与では薬物の移行が悪い組織（髄腔内などの Sanctuary site）へ直接投与することで強い抗腫瘍効果を期待する．
- 現在実施されている例としては，白血病，悪性リンパ腫に対する髄腔内注入，肝細胞がんに対する肝動注療法，卵巣がんに対する腹腔内注入があげられる．

作用機序によるがん薬物療法の概要

- がん薬物療法の薬は，「細胞障害性抗腫瘍薬」「内分泌療法薬」「分子標的薬」などの総称で，近年は免疫チェックポイント分子を標的とする免疫療法も含む．薬の種類によって，がん細胞への作用の仕方が異なる．
  - **殺細胞性抗腫瘍薬**：細胞の増殖の仕組みを障害することで，がん細胞の増殖を抑制する．しかし，がん細胞だけでなく，正常細胞も非特異的に障害するため，血球減少や脱毛，消化器毒性などの副作用が発現する．
  - **内分泌療法薬（ホルモン療法薬）**：ホルモンの分泌や働きを阻害し，前立腺がんや乳がん，子宮内膜がんなどのホルモン依存性腫瘍の増殖を抑制する．
  - **分子標的薬**：分子生物学の進歩により，がん細胞の増殖，血管の新生，浸潤にかかわる特定のタンパク質や分子を標的にする．がん細胞を特異的に抑えることが期待される．
  - **免疫チェックポイント薬**：がん細胞は，免疫チェックポイント分子による免疫抑制機能を活

用し免疫系から逃避している。T細胞の活性化抑制を解除することで抗腫瘍免疫が期待される。

適応

● 化学療法の適応は，期待される効果と予測される有害事象に基づいて，その患者個人の特性を十分に評価して判断する必要がある。

● パフォーマンス・ステータス (PS)（**表1**），年齢，合併症，臓器機能を考慮し，医療者と患者がエビデンス（科学的な根拠）を共有して一緒に治療方針を決定する Shared decision making（共有意思決定）が行われる。

〈パフォーマンス・ステータス〉

● PS は臨床，臨床試験においてよく用いられる全身状態評価の指標であり，日常生活の制限の程度を示す。

● 化学療法の効果が極めて高い一部悪性腫瘍を除いて，PS 3〜4の患者においては原則化学療法の適応はない。

● PS 2の場合はその他のリスクと期待される効果を考慮して適応を判断する必要がある。

表1 ◆ ECOG のパフォーマンス・ステータス (PS) の日本語

Score	定義
0	まったく問題なく活動できる。発症前と同じ日常生活が制限なく行える。
1	肉体的に激しい活動は制限されるが，歩行可能で，軽作業や座っての作業は行うことができる。例：軽い家事，事務作業
2	歩行可能で，自分の身のまわりのことはすべて可能だが，作業はできない。日中の50%以上はベッド外で過ごす。
3	限られた自分の身のまわりのことしかできない。日中の50%以上をベッドか椅子で過ごす。
4	まったく動けない。自分の身のまわりのことはまったくできない。完全にベッドか椅子で過ごす。

(文献2)引用)

● がん薬物療法は治癒, 延命 (生存期間の延長), 症状緩和のいずれかを目的に行うため, 治療効果は生存割合, 生存期間, QOL で評価することが重要である.

● 単に生死を評価する場合は, 全生存割合, 全生存期間 (OS), 根治手術後など疾患がない状態での生存を評価する場合は, 無病生存割合, 無病生存期間 (DFS), 腫瘍の増悪がない状態での生存を評価する場合は, 無増悪生存割合, 無増悪生存期間 (PFS) などの用語が用いられる.

● 一方で現在行っている治療が効いているか, 効いていないかを判定する評価方法としては RECIST などが用いられる.

〈RECIST (response evaluation criteria in solid tumors)〉

● RECIST は, 固形がんに対するがん薬物療法の臨床試験における効果判定に使用される世界共通の基準である.

● 治療開始前に腫瘍の大きさを CT などの画像診断で計測し, 大きな腫瘍5つを選びそれらを標的病変, それ以外の腫瘍を非標的病変と特定する.

● 治療経過中のこれらの病変の大きさの変化や新病変の有無により「完全奏効：CR」「部分奏効：PR」「安定：SD」「進行：PD」と総合的に判断される.

● 免疫チェックポイント薬による治療では, 従来の抗悪性腫瘍薬とは異なる経過での抗腫瘍効果を示すことがあり, その反応を正しく理解するために, iRECIST が提唱されている.

● 臨床試験では奏効割合や PFS を算出するための基準となる一方で, 主治医が適切であると判断する場合を除いて, 個々の患者における治療継続の是非についての意思決定に用いられることを意図

がん薬物療法

147

していない.

● 日常臨床においては，RECIST の概念を理解した
うえで，治療がその患者に対して有益であるか否
かを考えながら，医療者と患者が情報を共有して
Shared decision making を行うことが望まれ
る.

◆引用・参考文献
1) 国立がん研究センター中央病院内科レジデント編：がん
  診療レジデントマニュアル第 8 版. p9-29, 医学書院,
  2019
2) ECOG PS：Common Toxicity Criteria, Version2.0
  Publish Date April 30, 1999
  http://ctep.cancer.gov/protocolDevelopment/
  electronic_applications/docs/ctcv20_4-30-992.pdf
  JCOG ホームページ http://www.jcog.jp/
3) Eisenhauer EA, et al：New response evaluation
  criteria in solid tumours：Revised RECIST guideline
  (version 1.1). Eur J Cancer 45：228-247, 2009
4) Seymour L, et al：iRECIST：guidelines for
  response criteria for use in trials testing
  immunotherapeutics. Lancet Oncology 18：e143-
  152, 2017

Memo

....

....

....

....

....

....

....

がん薬物療法の有害事象と評価

目的

* がん薬物療法時における有害事象の評価は，がん薬物療法を安全にかつ適切に行うために必須である.
* 有害事象を評価し，それに対して適切な支持療法抗がん薬の減量や休薬を行うことは，安全性の観点からも治療を効果的に継続する観点からも重要である.

有害事象と副作用

- 有害事象 (adverse event) とは，治療を受けた患者に生じたすべての好ましくないまたは意図しない疾病，もしくはその徴候，症状を示し，治療との因果関係を問わないものである.
- 一方で有害事象のうち，当該治療と有害事象との間に因果関係が否定できない場合は副作用といわれる.
  - ・有害事象：治療との因果関係を問わない
  - ・副作用：有害事象のうち，治療との因果関係を否定できる事象を除く

有害事象共通用語基準 (CTCAE) v5.0

- 医療者は患者に起こった有害事象を客観的に共通の言語，指標で認識する必要がある.
- 米国国立がん研究所 (NCI) によって定められた NCI 有害事象共通用語基準 (CTCAE) v5.0 は，有害事象の評価や報告に用いることができる記述的用語集である.
- CTCAE では各有害事象について重症度のスケール (Grade) が示されている.
- 臨床試験において有害事象評価のスタンダードとして用いられており，実臨床においてもかつ有用であり広く利用されている.

表1 ◆ CTCAE における重症度 (Grade)

Grade 1	軽症；症状がない、または軽度の症状がある；臨床所見または検査所見のみ；治療を要さない
Grade 2	中等度；最小限 / 局所的 / 非侵襲的治療を要する；年齢相応の身の回り以外の日常生活動作の制限
Grade 3	重症または医学的に重大であるが、直ちに生命を脅かすものではない；入院または入院期間の延長を要する；身の回りの日常生活動作の制限
Grade 4	生命を脅かす；緊急処置を要する
Grade 5	有害事象による死亡

Grade 説明文中のセミコロン（;）は「または」を意味する.

(文献2) より引用)

- CTCAE では Grade 1 〜 5 を**表1**の原則に従って定義している.
- 各有害事象の項目ごとに重症度の説明を記載しているため、評価者は発現した有害事象に一番適合する（Nearest match）重症度を用いて評価する. また当該治療との因果関係の評価も大切である.

免疫関連有害事象（irAE）

- 近年臨床に登場してきた抗 CTLA-4 抗体、抗 PD-1 抗体、抗 PD-L1 抗体などの免疫チェックポイント阻害薬は、従来の殺細胞性抗腫瘍薬、分子標的薬とは異なる作用機序を有している.
- 有害事象に関しても発現時期、頻度、重症度、持続期間および対処方法が従来の薬物療法によるものとは異なる特徴が知られている.
- 免疫チェックポイント阻害薬における有害事象を理解するため、免疫関連有害事象（irAE）と区別して評価される.

生活の質（QOL）

- 多くの進行固形がんに対するがん薬物療法の目的は、生存期間の延長（延命）や症状緩和におかれ

ることが多い.

● 有害事象の客観的な指標が CTCAE である一方
で，QOL 質問票は患者の主観的な評価として重
要視される．このため，がん薬物療法においては
QOL が重視されており，QOL 評価には有害事象
だけでなく，がんそのものによる症状も統合され
て評価が行われる.

● 代表的な QOL 質問票として EORTC QLQ-C30
などがあるが，そのがん種，治療場面により特定
の質問票が用いられることもある.

● 最近では日誌やアプリを用いて患者個人から
QOL に関する情報を収集する患者報告アウトカ
ム（PRO）も評価方法のひとつとして注目されて
いる.

● PRO の客観的な評価システムとして PRO-
CTCAE が提唱されており，日本語版も公開され
ている[3].

がん薬物療法の有害事象と評価

◆引用・参考文献

1) 国立がん研究センター中央病院内科レジデント編：がん
   診療レジデントマニュアル第 8 版．p9-29，医学書院，
   2019
2) 有害事象共通用語規準 v5.0 日本語訳 JCOG 版（略称：
   CTCAE v5.0 - JCOG)
   JCOG ホームページ　http://www.jcog.jp/
3) NCI- PRO-CTCAE™ ITEMS，2020
   https://healthcaredelivery.cancer.gov/pro-ctcae/
   pro-ctcae_japanese.pdf より 2021 年 4 月 1 日検索

Memo

....

....

....

....

治療レジメンの理解とケア

* レジメンに記されている治療の目的や治療戦略を理解する.
* 選択された治療法が患者の意向に合ったものなのかを判断し, 医療チームで意見を述べ検討することができる.
* レジメンに記されている薬剤の種類や投与量, 投与方法, 投与スケジュールなどを把握して, 安全で確実に投与する.
* レジメンや患者側の要因から有害事象を予測し, 予防行動と急変対応ができるように準備できる.
* レジメンで出現予測できる副作用に対する予防行動がとれるように患者指導を行う.

概要

● レジメンとは, 使用する抗がん薬だけでなく, 輸液, 支持療法薬などの用法, 投与量, 投与時間, 投与スケジュール, 投与期間, 投与順序などを時系列的に記載した治療計画のことである.

● レジメンと混同する言葉にプロトコールがある. プロトコールは臨床試験計画書の事で, 試験の目的, デザイン, 方法, 症例選定基準, データ収集方法, 統計解析法, 毒性評価, 効果評価, 試験手順などが書かれており, レジメンとは異なる.

● 固形腫瘍では, 初回に用いる治療レジメンを一次治療と呼び, 副作用や病状の悪化などで次のレジメンに変更して治療する場合を二次治療と呼ぶ.

● 抗がん薬の投与は治療効果と副作用の出現を考慮して投与間隔や休薬期間, インターバルが設定される. 同一レジメンで定期的に複数回投与する場合は, 1コース目, 2コース目と呼ぶ.

● 医療安全 (ヒューマンエラー, オーダリングエ

ラーの排除など）および治療の標準化（エビデンス），業務効率の面から各施設でレジメン登録審査を行い，登録されたレジメンのみが使用できる.

● レジメンの登録は医師や診療科から申請され，多職種（複数の医師，看護師，薬剤師など）で構成されるレジメン管理審査委員会で審査（エビデンス，医薬品情報，運用方法，問題点，経済などの視点）する.

● レジメン管理審査委員会で承認されたレジメンは院内登録，運用される．一度登録されたレジメンでも，必要に応じて修正していく必要がある.

治療前の確認

● レジメンの内容を確認し，期待される効果（治癒，延命，症状緩和），安全性，起こり得る有害事象，経済性などから，患者にとって適切な治療であるかを医療チームで確認する.

● 患者の疾患，既往症，アレルギー歴，服用中の薬剤，前治療歴，遺伝子変異の有無，身体状態，心理状況，社会的状況，セルフケア能力，治療への期待，今後の目標，ライフイベント，患者のQOL などを確認する（**表1**）.

● 担当するレジメンの目的・目標，使用する薬剤（抗がん薬，支持療法薬，輸液）の特徴（安全性），投与スケジュール，投与量，投与経路，投与時のデバイスや器材，有害事象などを確認する（**表2**）.

● 1回目の治療と2回目以降の治療では投与量や投与速度などが異なっている場合もあるので，必ず毎回治療時に確認してから投与する.

● 同じレジメンでも，疾患が違ったり，治療目的が異なったりする場合があるので注意する.

表1 ◆投与前に行う確認事項：患者の状況

疾患名・病期	レジメン適応疾患であるか
既往症	治療に影響する既往症があるか
標的分子の出現	分子標的薬や免疫チェックポイント使用時に標的となる分子あるいは遺伝子変異があるかを確認
治療歴	アントラサイクリン系（総投与量），タキサン系，プラチナ系など
アレルギー歴	薬剤，花粉症など
服薬中の薬	治療内容に影響をおよぼすことが分かっている薬剤を確認
嗜好	タバコ，アルコール，ハーブティー，グレープフルーツジュース，納豆など
検査結果	HBV，HCV，心機能，肺機能，腎機能，肝機能，胸部X線など
身体状態	主要臓器機能，栄養状態，PS（パフォーマンスステータス），ADLなど
身長・体重・体表面積	治療開始前，各コース時
患者の思いや期待	治療目標の理解度，治療効果の期待，副作用などのリスクや対処法・予防法の理解，経済的負担，生活や仕事など
患者のセルフケア能力	セルフケア行動，コミュニケーションスキル，ソーシャルサポーターの有無など

表2 ◆投与前に行う確認事項：レジメン内容

適用	疾患，患者基準，影響のある（あるいは禁忌）既往症など
治療目的	治癒，延命，症状緩和
使用している薬剤名	抗がん薬，輸液，支持療法薬
薬剤の特性	溶解方法，希釈液，溶解後の安定性（遮光，温度調整，使用までの時間，pH），使用機材（閉鎖式輸液セット，インラインフィルター，DEHPフリー，輸液ポンプ
投与量	体表面積，体重，AUC
投与順番	支持療法薬，複数の抗がん薬，輸液（ハイドレーションなど）
投与経路	点滴，静注，筋注，内服
投与速度	急速投与，時間指定投与，24時間投与
投与スケジュール	時間，日程，服用のタイミング
投与回数	何コース
治療間隔	Triweekly，weekly，biweekly，休薬期間
禁忌	併用薬剤，飲食，妊娠・授乳中，アレルギー
予測される副作用	種類，出現時期，出現頻度，程度
休薬・減量	タイミングと必要性

* DEHP：フタル酸ジ-2-エチルヘキシル
* AUC（Area Under the Curve）：薬物濃度時間曲線下面積

- 卵巣がんの初回薬物療法として，シスプラチンよりも毒性の弱いカルボプラチンを使用した TC 療法の有効性が示されている.

- TC 療法はパクリタキセルとカルボプラチンの 2 剤を使用して，3 週間隔で 6 コース行う（**表 3**）.

- TC 療法の主な副作用症状は過敏症，ショック，アルコール過敏，悪心・嘔吐，血管外漏出による皮膚障害，末梢神経障害，脱毛，骨髄抑制などがある（**表 4**）.

- パクリタキセルに含まれる溶剤によって過敏症の発現頻度が高いため，治療開始 30 分前までに前投薬を行う必要がある. また，溶剤には無水エタノールも含有しているため，アルコール過敏症が出現したり，車の運転をすると酒気帯び運転と判定されることがあるので，十分な注意が必要である. 使用する器材は 0.22 ミクロン以下のメンブランフィルターが付いている DEHP フリーの輸液セットを使用する.

- 骨髄抑制や発熱性好中球減少症が起こる場合もあり，感染予防行動とモニタリングについて患者指導を行う必要がある. 症状出現時には抗菌薬や顆粒球コロニー刺激因子の投与を考慮する.

- 脱毛が起こるので，患者のイベント予定や外観への思いなどを聴き，アピアランスケアを行う必要がある.

ケアのポイント

- 看護師は担当するレジメンをよく理解し，患者の状況を確認したうえで安全な投与管理を行う必要がある.

- 治療スケジュールや投与方法，投与順序，投与量，投与速度，投与時間，投与間隔，薬物相互作用，使用する器材（デバイス，輸液セット，輸液ポン

治療レジメンの理解とケア

表 3 ◆レジメン例：卵巣がんの TC（パクリタキセル＋カルボプラチン）療法

順序		薬剤名	投与量	投与経路	投与時間	day1	～day21	備考
1	支持療法	ファモチジン	20mg	点滴静注	15分	●		day2～4は内服薬
		デキサメタゾン	16.5mg					
		生理食塩液	50mL					
2	支持療法	クロルフェニラミン	5mg	点滴静注	15分	●		
		生理食塩液	50mL					
3	支持療法	グラニセトロンバッグ	1mg/50mL	点滴静注	15分	●		
4	抗がん薬	パクリタキセル	175mg～180/m^2	点滴静注	3時間	●		0.22ミクロン以下のメンブランフィルター DEHP フリー輸液セット
		5％ブドウ糖液	500mL					
5	抗がん薬	カルボプラチン	AUC6	点滴静注	1時間	●		
		生理食塩液	250mL					
6	フラッシュ	生理食塩液	50mL	点滴静注	15分	●		

卵巣がんの TC 療法は 3 週間ごとに 6 コース行う

表 4 ◆レジメン例：卵巣がんの TC 療法の主な副作用

出現時期	副作用症状	対応
投与開始〜24 時間	過敏症・ショック	・予防：前投薬として抗ヒスタミン薬、副腎皮質ステロイド薬を使用する ・救急対応の準備：救急コール、緊急ベッドの位置を考慮する
	アルコール過敏	・アルコールによる顔面の紅潮やめまい、不快感が出現する可能性を説明し、車の運転はしないように説明する
	悪心・嘔吐	・予防：副腎皮質ステロイド薬、セロトニン受容体拮抗薬を使用する ・症状出現時にも追加で制吐薬を使用する ・食事指導を行う
24 時間〜7 日目	血管外漏出	・適切な穿刺部位の選択、症状の観察
	悪心・嘔吐	・制吐薬を定期あるいは臨時で使用する ・食事の工夫を説明する
7 日以降	末梢神経障害	・危険のない日常生活の送り方について指導する ・強度の症状が出現した場合は、治療の休薬あるいは治療変更を考える
	骨髄抑制 発熱性好中球減少症	・感染予防行動の指導 ・感染徴候があった場合、抗菌薬の投与を開始する ・G-CSF 使用を協議する
	脱毛	・頭皮の保護、保清について指導する ・外観の変化に対するケア方法を提示する（ウィッグ、帽子、化粧など） ・心理的ストレスへの対応

治療レジメンの理解とケア

157

プなど) 休薬や中止の基準, 投与日の患者の体重, 患者の身体状況 (PS), 特定の検査データ (遺伝子変異, 標的分子, 主要臓器機能, HBV) などを確認し, 適切な器材の選出, 緊急事態に備えた環境準備を安全で確実な投与管理を行う.

● 治療の準備, 投与の前に複数名でレジメンの確認をし, ヒューマンエラーの防止に努める.

● 過敏症やインフュージョンリアクション, 悪心・嘔吐, 腫瘍崩壊症候群, 腎機能障害の予防目的で行う支持療法 (前投薬, ハイドレーション) についても十分に確認し, 正確なタイミングで投与する.

● 経口薬がレジメンに含まれる場合, 患者自身が管理することになるので, アドヒアランスが重要になる. 患者の状況を理解し, 適切な指導と確認を行う.

● 薬物有害反応に影響する併用禁忌薬剤 (例えばフッカピリミジン系抗がん薬と抗真菌薬) や食品 (ハーブ, グレープフルーツジュース) などを確認し, 注意をするとともに患者に指導する.

● 使用する薬剤の安定性は治療の有効性や有害事象の出現にも影響するため十分に情報を確認し, 薬剤の取扱いに注意する. 例えば, ダカルバジンは光による安定性が悪く, 血管痛が出現するため, 薬液全体を遮光して投与するなどがある.

● 患者による積極的な治療参加を促すために, 支持療法や副作用の予防行動など患者が行うセルフケアに対しての教育・指導を行う.

● 予測される副作用の種類や出現時期, 出現頻度を理解して投与中から次の治療まで継続したモニタリングと早期対応のための環境づくりを行う. 患者によるモニタリングは非常に有効な手段であるため, その方法やタイミング, 医療者への報告方法などについて指導を行う.

◆引用・参考文献
1) 加藤裕久：がん薬物療法におけるレジメン管理. 医薬品情報学 11（4）：217-222, 2010
2) 朝鍋美保子：Ⅲ がん薬物療法のレジメンと投与管理　1. レジメンの理解とアセスメント. 国立がんセンターに学ぶがん薬物療法看護スキルアップ（国立がん研究センター編）, p47-56, 南江堂, 2016
3) 小暮友毅：6 投与管理・調整. がん薬物療法のひきだし－腫瘍薬学の基本から応用まで, 松尾宏一他編, p28－30, 医学書院, 2020

Memo

....

....

....

....

....

....

....

....

....

....

....

....

....

殺細胞性抗腫瘍薬のケア

目的

* 使用する薬剤の特徴（薬物動態，投与方法など）を理解し，安全で確実な投与管理を行う．
* 副作用症状の出現を予測し，重症化しないように予防および早期対応ができるように準備する．
* セルフケア支援や心理的サポートを行い，患者が症状マネジメントを行いながら不安なく治療を受けられるよう支援する．

概要

- 抗がん薬として最初に誕生したのは殺細胞性抗腫瘍薬である．
- 殺細胞性抗腫瘍薬の開発は，自然界にある様々な物質（天然物を含む）や合成化合物などから抗腫瘍効果を検証して創薬したもので，作用機序の違いからアルキル化薬，抗がん抗生物質，代謝拮抗薬，微小管阻害薬，トポイソメラーゼ阻害薬，その他に分類されている（**表1**）．
- がん薬物療法は多剤併用レジメンが多く，複数の殺細胞性抗腫瘍薬あるいは分子標的薬や免疫チェックポイント阻害薬との組み合わせで使用されている．
- 治療の目的（治癒，延命，症状緩和）によって組み合わせる薬剤の種類や数，投与量，投与方法，投与スケジュール（例えば weekly, biweekly, 3週1休など）などが異なる．
- 抗がん薬だけでなく支持療法薬や常用薬など複数の薬剤を組み合わせて使用する場合は，薬剤相互作用が生じる可能性が多い．すでにわかっている禁忌薬剤や食物などの組み合わせ禁忌などを理解する必要がある．

表1 ◆ 殺細胞性抗腫瘍薬の分類

分類	特徴	代表的な薬剤
アルキル化薬	・細胞周期非特異性で、高用量になるほど抗腫瘍効果が高い ・アルキル基を1つ持つものは1つの塩基をメチル化し、DNAの損傷を起こす ・アルキル基を2つ持つものは、DNA2本鎖の塩基間やDNAとタンパク を架橋し、DNAを傷害する	シクロホスファミド、イホスファミド、メルファラン、ベンダムスチン、ブスルファン、カルムスチン、ダカルバジン、テモゾロミドなど
白金製剤	・DNAのプリン塩基(グアニン、アデニン)に共有結合し、DNAの複製を阻害する	シスプラチン、カルボプラチン、オキサリプラチン、ネダプラチンなど
トポイソメラーゼ阻害薬	・DNAを切断し、再合成させて転写を可能にする酵素のトポイソメラーゼを阻害することでDNAの再結合を阻害する ・トポイソメラーゼにはDNA1本鎖を切断するものと2本鎖を切断するものがあり、それに分類される	イリノテカン、エトポシド、ソブゾキサン、アントラサイクリン系抗がん薬
代謝拮抗薬	・DNA合成に必要な酵素などに類似した化合物を用いて代謝障害を起こすことでDNAの合成を阻害する ・細胞周期S期特異性 ・葉酸代謝拮抗薬、ピリミジン代謝拮抗薬、プリン代謝拮抗薬に分類される	フルオロウラシル、テガフール・ギメラシル・オテラシルカリウム(S1)、カペシタビン、シタラビン、ゲムシタビン、メトトレキサート、ペメトレキセド、フラダラビン、レキサートなど
微小管阻害薬	・細胞周期G2後期からM期特異性 ・微小管の形成を阻害して細胞分裂を停止させる ・微小管の重合阻害作用をもつビンカアルカロイド系と脱重合作用をもつタキサン系に分類される	ビンクリスチン、ビンブラスチン、ビンデシン、ビノレルビン、パクリタキセル、ドセタキセル、エリブリンなど
抗がん抗生物質	・mRNAの合成阻害あるいはDNAの複製阻害をする	ドキソルビシン、ダウノルビシン、エピルビシン、ブレオマイシン、マイトマイシンC、アクチノマイシンDなど

(文献1)を参考に作成)

殺細胞性抗腫瘍薬のケア

161

- 集学的治療として行われる場合もあり，術前薬物療法，術後薬物療法，化学放射線療法などがある．
- 殺細胞性抗腫瘍薬の抗腫瘍効果は非常に高いが，がん細胞と正常細胞の選択性が乏しく，正常細胞への影響として副作用が強く出る．特にターンオーバーの早い消化管粘膜，造血細胞，毛母細胞が早期に影響を受けやすい（**表2**）．
- 副作用症状は薬の種類，投与量，併用薬剤などによって個人で異なるが，制吐薬や顆粒球コロニー刺激因子などの支持療法薬によって，ある程度副作用のコントロールができるようになってきている．
- 各薬剤の副作用症状は作用機序によって異なっているため，支持療法も異なっている．
- 殺細胞性抗腫瘍薬の薬価は安価なものが多い．また，開発から数十年経過している薬剤が多く，医薬品特許期間がすぎているため，ジェネリック医薬品も多く出て来ている．

確認

- 患者ががん薬物療法を受けられる状況であるのかを確認する（**表3**）．
- がんおよび治療に伴って出現する症状をモニタリングする．
- 患者の心理状況を把握する．
- 患者の社会環境，生活支援を把握する．患者の家族構成，人的資源としてサポートパーソンの存在と支援内容，経済的な状況と負担，仕事の有無と役割などについて知る．
- 疾患および治療内容，治療戦略について，患者の理解とインフォームドコンセントの状況を確認する．
- 患者のセルフケア能力，行動を観察し，治療前，治療中の看護支援計画を立案する．

表 2 ◆ 殺細胞性抗腫瘍薬の主な副作用と出現時期

主な副作用	投与開始～当日中	投与翌日から1週間	投与後1週間～1か月	治療終了後（晩期）
血管外漏出による皮膚障害（発赤、腫脹、痛みなど）	↑			
急性末梢神経障害（寒冷刺激）	↑			
過敏症・アナフィラキシーショック（血圧低下、高血圧、呼吸困難）	↑			
心電図異常、発熱、咽頭不快、倦怠感など	↑			
急性悪心・嘔吐	↑			
腫瘍崩壊症候群（腎機能の悪化、腎不全、意識障害、血圧低下など）	↑			
倦怠感	↑			
下痢、便秘		↑		
遅発性悪心・嘔吐、食欲低下		↑		
口内炎		↑		
汎血球減少		↑		
感染		↑		
腎機能障害		↑		
浮腫		↑		
脱毛			↑	
肝機能障害				↑
心機能障害				↑
間質性肺炎、肺臓炎など				↑
末梢神経障害（四肢のしびれ）				↑
性機能障害（月経停止、卵巣欠落症状、精子減少、性欲減退など）・不妊				↑

表3 ◆患者の治療前確認事項

・疾患 (病名, 病型, 進行度, 悪性度)
・既往症 (特に治療に影響があるもの)
・治療歴
・常用薬 (薬物相互作用に影響があるもの, 食品, 飲料水なども含む)
・全身状態 (パフォーマンスステータス (PS が 0-2)), 年齢
・バイタルサイン
・検査データ
・インフォームドコンセントの内容
・治療への認識
・患者の治療についての気がかり

ケアのポイント

〈治療前〉

● 患者の身体的・心理的・社会的状況を把握し, 医療チームで治療の適応を判断する.

● 治療計画書, レジメンを確認し, 治療の目的, 期待される効果, 出現する副作用症状, 使用する薬剤の特徴, 投与スケジュール, 投与方法などを確認し, 投与量やモニタリングの内容などを再調整する.

● インフォームドコンセントから患者の同意を確認した後に実施する.

● 投与管理を行う上で, 出現予測できる副作用症状への予防的介入, あるいは症状の重症化を防ぐためのセルフケアについて看護計画を立案し, 実施する.

● 薬物相互作用の面から CYP3A4 で代謝される薬剤や食品を避けるなどの患者指導を行う.

〈治療中〉

● 使用する薬剤のアセスメントを行い, 薬物の剤形なども考慮し, 安全な投与管理を行う.

● 治療中は症状のモニタリングを行い, 有害事象共通用語規準などを用いて正しく評価する.

● 使用する殺細胞性抗悪性腫瘍薬に特異的な副作用

症状（脱毛，骨髄抑制，末梢神経毒性，血管痛，血管外漏出など）に対しての支持療法やセルフケア支援などの対応を行う（各副作用症状ケアを参照）.

● 特に過敏症やショック，腫瘍崩壊症候群などの出現は生命の危機に直結する問題なので，緊急対応できるように環境整備を行う.

● 血管外漏出によって壊死が起こり，患者のQOLに影響することもあるため，穿刺血管の吟味，固定の仕方，モニタリング，患者指導を行い，早期発見・早期対応に備える.

● 副作用症状の状況によっては，休薬や治療の中止，治療法の変更などの判断が必要になるので，症状の程度と患者の理解や思いを確認しながら医療チームで決定していく.

〈治療後〉

● 治療効果の判定確認と患者の意向などを把握し，今後の治療について判断していく.

● 治療終了後晩期に出現する副作用症状について説明し，出現時の対応などを説明する.

◆引用・参考文献

1）一般社団法人日本がん看護学会教育・研究活動委員会コアカリキュラムワーキンググループ編：Ⅱがん薬物療法看護　第1章　がん薬物療法とその特性．がん看護コアカリキュラム日本版　手術療法・薬物療法・放射線療法・緩和ケア，p89-134，医学書院，2017

2）山本　昇：Ⅰがん薬物療法の基礎知識　1．がん薬物療法の特徴と全身管理．国立がん研究センターに学ぶがん薬物療法看護スキルアップ（国立がん研究センター看護部），p8-15，南江堂，2018

3）斎川淳美：Ⅱがん薬物療法を受ける患者のアセスメント　1．全身状態のアセスメント．国立がん研究センターに学ぶがん薬物療法看護スキルアップ（国立がん研究センター看護部），p35-38，南江堂，2018

殺細胞性抗腫瘍薬のケア

分子標的薬のケア

目的

* 標的分子によって効果・副作用が異なるため，標的分子の特徴や役割を理解して，副作用マネジメントを行う.
* 薬剤の特徴，投与方法，適切な器材の選出などを理解して，正確にそして安全に投与する.
* 副作用症状が重篤化しないように継続的にモニタリングを行うとともに，患者のセルフケア支援も行う.
* 分子標的薬の中でも低分子化合物の多くは経口薬である. 患者のアドヒアランスが治療効果に影響するため，患者によるセルフマネジメントができるように指導を行う.

概要

● 1980年代から分子生物学の研究が急速に発展し，がん遺伝子やがん抑制遺伝子，シグナル伝達物質，細胞周期などに関連している分子が発見されるようになった. その分子に特異的に作用するように創薬されたのが分子標的薬である.

● 分子標的薬は分子量の大きさから大分子薬（抗体薬）と小分子薬（低分子化合物）に分類される.

● 抗体薬は分子量が大きいため，細胞膜内に移行できず細胞膜上にある受容体あるいはリガンドに結合して効果を示す.

● 低分子化合物は分子量が小さいため，細胞膜を貫通し，細胞内部に移行したあとで，シグナル伝達分子やプロテアソームなどを阻害して効果を示す.

● 分子標的薬を使用する前に，効果予測するためにも標的分子が多数発現していることを確認する必要がある. 例えば試薬による HER2 タンパクの過剰発現確認やコンパニオン診断による EGFR遺伝子変異の発現確認などがある.

表 1 ◆分子標的薬の分類と主な薬剤：低分子化合物

分類	代表的な薬剤
EGFR 阻害薬	ゲフィチニブ，エルロチニブ，アファチニブ，オシメルチニブ，ダコミチニブ
EGFR/HER2 阻害薬	ラパチニブトシル
ALK 阻害薬	クリゾチニブ，アレクチニブ，セリチニブ，ロルラチニブ，ブリグチニブ
BCR-ABL 阻害薬	イマチニブ，ニロチニブ，ダサチニブ，ボスチニブ，ポナチニブ
BRAF 阻害薬	ベムラフェニブ，ダブラフェニブ，エンコラフェニブ
MEK 阻害薬	トラメチニブ，ビニメチニブ
BTK 阻害薬	イブルチニブ，アカラブルチニブ，チラブルチニブ
JAK 阻害薬	ルキソリチニブ
マルチキナーゼ阻害薬	スニチニブ，ソラフェニブ，パゾパニブ，レゴラフェニブ，バンデタニブ，レバンチニブ，アキシチニブ，カボザンチニブ
mTOR 阻害薬	エベロリムス，テムシロリムス
サイクリン依存性キナーゼ（CDK）4/6 阻害薬	パルボシクリブ，アベマシクリブ
プロテアソーム阻害薬	ボルテゾミブ，カルフィルゾミブ，イキサゾミブ
PARP 阻害薬	オラパリブ，ニラパリブ
HDAC 阻害薬	ボリノスタット，ロミデプシン，パノビノスタット
VEGF 阻害薬	アフリベルセプトベータ

（文献 1，2）を参考に作成）

● 標的となっている分子が阻害されることによって副作用が出現する．副作用症状は標的分子が担っている役割によって異なる．例えば，EGFR は上皮や気管支粘膜などに多く出現するため，EGFR 阻害薬を使用すると皮膚障害が出現する．

● 分子標的薬は基本的に標的分子以外に作用しないが，標的分子はがん細胞だけでなく正常細胞にも存在するものも多く，副作用も高頻度で出現している．

● 長期間の使用により薬剤耐性を示すこともある．

表 2 ◆ 分子標的薬の分類と主な薬剤：抗体薬

分類		代表的な薬剤
抗 VEGF 抗体		ベバシズマブ，ラムシルマブ
抗 EGFR 抗体		セツキシマブ，パニツムマブ，ネシツムマブ
抗 HER 2 抗体		トラスツズマブ，ペルツズマブ
抗 CD20 抗体		リツキシマブ，オファツムマブ，オビヌツズマブ
抗 CD38 抗体		ダラツムマブ，イサツキシマブ
抗 CD52 抗体		アレムツズマブ
CCR4 抗体		モガリズマブ
抗 SLAMF7 抗体		エロツズマブ，ブリナツモマブ
放射性同位元素標識抗体		イブリツモマブチウキセタン
抗体薬物複合体 (ADC)	CD22	イノツズマブオゾガマイシン
	CD30	ブレンツキシマブベドチン
	CD33	ゲムツズマブオゾガマイシン
	HER2	トラスツズマブエムタンシン

(文献 1，2) を参考に作成)

確認

- がんの診断内容（組織型，病理診断，予後予測など）を病理検査などで確認する．また，抗がん薬による薬効を予測するためにコンパニオン診断を行い，がん遺伝子変異の有無，異常タンパクの過剰発現の有無を確認する．
- 治療内容に影響する患者の情報（年齢，既往症，服用中の薬，既往症，PS，主要臓器機能，サポートパーソンの有無，仕事の有無）と社会的役割，治療に対する効果期待や不安を確認する．
- 治療の目的と治療効果，出現する副作用，治療スケジュール，使用する薬剤の特徴，投与経路，投与順などが記載されているレジメン内容を確認する．
- 患者のセルフケア能力をアセスメントするために，セルフケア行動やコミュニケーションスキル，患者がもつ信念などを確認する．

表 3 ◆分子標的治療薬の主な副作用

分類	主な副作用
EGFR 阻害薬	皮膚障害（ざ瘡様皮疹），下痢，間質性肺炎など
ALK 阻害薬	味覚障害，悪心・嘔吐，浮腫，下痢，間質性肺炎など
BCR-ABL 阻害薬	悪心・嘔吐，肝機能障害，下痢，体液貯留など
BRAF 阻害薬	関節痛，末梢性浮腫，肝機能障害，二次発がんなど
MEK 阻害薬	疲労，悪心，心機能障害，肝機能障害など
BTK 阻害薬	骨髄抑制，発疹，下痢など
JAK 阻害薬	骨髄抑制，下痢，肝機能障害など
マルチキナーゼ阻害薬	手掌足底感覚異常症，高血圧，出血，下痢など
mTOR 阻害薬	骨髄抑制，発疹，末梢神経障害，下痢など
CDK4/6 阻害薬	下痢，悪心・嘔吐，脱毛，間質性肺炎など
プロテアソーム阻害薬	末梢神経障害，骨髄抑制，悪心・嘔吐，発疹など
VEGF 阻害薬	下痢，口内炎，高血圧，出血，タンパク尿，血栓塞栓症など
抗体薬	インフュージョンリアクション，腫瘍崩壊症候群，骨髄抑制など

ケアのポイント

● 治療計画を確認し，提示している治療法が患者に適応となるのか，患者側の状況と臨床試験データなどを確認し，医療チームで判断する．特に，治療薬の標的となっているタンパクの過剰発現や遺伝子変異があることを確認し，治療が適応となるかを判断する必要がある．

● 分子標的薬の剤形として，注射薬，経口薬があり，それぞれに薬剤の特徴と使用方法が異なっているため，投与準備を行う前には薬の理解を十分にしておく．

● 前投薬のある分子標的薬や，積極的な予防行動が必要なものがあるので，それらを確実に実施することと，治療開始前から患者に指導（説明）を行うことで確実な投与が実施できる．

● 分子標的薬を投与する際に必要な器材（輸液ポンプ，筋注用のシリンジや針，DEHP フリーの輸

液セット，閉鎖式薬物移送システム）や環境（使用ベッドの場所，心電図モニター，ナースコールの設置，酸素ボンベなど）の準備をする．

● 分子標的薬は特定の分子に結合あるいは阻害するため，殺細胞性抗腫瘍薬とは異なる副作用症状が出現する．それぞれの分子の役割によって障害が異なるため，標的分子をよく理解し，副作用対策を行う必要がある．

● 分子標的薬は，抗腫瘍効果を上げるために殺細胞性抗腫瘍薬と併用する場合が多い．併用した場合，分子標的薬と殺細胞性抗腫瘍薬で類似した副作用（例えば末梢神経障害とギランバレー症候群）が出現することがあるため，十分に見極め，適切に対応する．

● 使用する薬剤によっては顔面の発疹，末梢神経障害，手掌足底感覚異常症，出血，血栓塞栓症などの副作用が出現するため，患者の仕事内容やQOLを確認して，対処方法を考える．

● 分子標的薬の剤形は，抗体薬は注射薬で主に点滴静注をするが，低分子化合物の多くは経口薬である．経口薬では，患者のアドヒアランスが治療効果や副作用出現に大きく影響するため，医療者と患者による継続した症状モニタリングを行うと共に，患者指導を繰り返し行う．

● 分子標的薬の目的は，ほとんどの薬剤で治癒ではなく，延命または症状緩和となっている．そのため，強度の副作用症状が出現しQOLに影響が出る場合は早めに休薬や治療法の変更を考える必要がある．患者の思いやPSなどを観察しながらその後の治療について医療チームで話し合っていく．

● 分子標的薬は殺細胞性抗腫瘍薬に比べ高価であり，経済的な問題を抱えている患者も多い．MSWと協働して高額療養費制度の活用やその他利用できる社会資源の情報を提供する．

◆引用・参考文献

1) Abueg KD et al：29 Biotherapies：Targeted Therapies and immunotherapies．Core Curriculum for Oncology Nursing, 6th（Oncology Nursing Society ed），p242-263, ONS, 2020

2) 辻大樹：9　分子標的治療薬（低分子薬＋抗体薬）．がん薬物療法のひきだし－腫瘍薬学の基本から応用まで，松尾宏一他編，p69-97，医学書院，2020

3) 山本昇：I がん薬物療法の基礎知識　1. がん薬物療法の特徴と全身管理．国立がん研究センターに学ぶがん薬物療法看護スキルアップ（国立がん研究センター看護部），p8-15，南江堂，2018

分子標的薬のケア

Memo

....

....

....

....

....

....

....

....

....

....

....

....

....

....

....

免疫チェックポイント阻害薬のケア

目的

* 免疫チェックポイント阻害薬（ICI）を正しく安全に投与する.
* 投与中の急性有害事象（過敏症, 血管外漏出, 発熱, 血圧低下, 頻脈, 呼吸困難など）のモニタリングと発現時に速やかに対応する.
* 免疫関連有害事象（irAE）のモニタリングと症状出現時の早期対応を行う.
* 免疫チェックポイント阻害薬に対する不安や疑問が最小限にすむように患者指導を行う.

概要

- がん細胞は免疫チェックポイントと言われる免疫を抑制する分子（PD-1, PD-L1, CTLA-4など）を発現し, 攻撃してきた免疫細胞を無力化することや, 免疫応答を抑制するなどの能力を持っている.
- ICI（表1）は免疫療法の1つで, 腫瘍特異的な細胞傷害性T細胞を活性化させ, 免疫の力によって腫瘍増殖を抑制する.

表1 ◆ ICIの種類（注 2022年1月現在承認されている薬剤）

分類	標的分子	薬剤名
抗PD-1 抗体	PD-1 細胞活性化後期に働く分子	ニボルマブ（ヤーボイ®）
		ペンブロリズマブ（キイトルーダ®）
抗PD-L1 抗体	PD-L1 PD-1に結合してT細胞の活性化を抑制する分子	アテロリズマブ（テセントリク®）
		デュルバルマブ（イミフィンジ®）
		アベルマブ（バベンチオ®）
抗CTLA-4 抗体	CTLA-4 T細胞活性化初期に働く分子	イピリムマブ（ヤーボイ®）

PD-1（programmed death 1）
PD-L1（programmed death-ligand 1）
CTLA-4（cytotoxic T lymphocyte antigen 4）

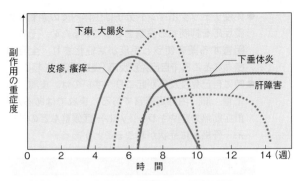

図1 ◆ ICI 投与後の主な副作用の発現時期と経時的推移

（文献5）を改変）

- ICIは，免疫チェックポイント分子あるいはそのリガンドに特異的に結合して免疫抑制シグナルの伝達を阻害することによって，Tリンパ球の活性化抑制を解除する薬である．
- がん細胞に対する直接傷害ではなく，免疫システムを介した間接的効果のため，免疫が始動するまでに時間を要する．また，免疫療法によって腫瘍縮小効果はみられるが，長期生存の可能性は現時点では明らかになっていない．
- ICIでは治療開始後に，腫瘍増大や新病変の出現を一度認め，その後抗腫瘍効果が現れる場合もある（**図1**）．
- 遺伝子変異が多いがん種（高頻度マイクロサテライト不安定性：MSI-High）ほどICIが効果を示す．これは，遺伝子変異によって正常細胞に発現する抗原とは異なる新たな抗原が発現することにより，Tリンパ球に認識されやすくなり，免疫応答が活発になるためと考えられている．

- 免疫チェックポイント分子は生体内での過剰な免疫反応を抑制する役割をもっているため、それを阻害する薬を使うと免疫が活性化され、全身の様々なところで自己免疫反応（炎症反応）を起こす.
- 特に自己免疫反応が起こりやすいのは、皮膚、消化管、肺、内分泌器官である. まれではあるが、重症筋無力症やギラン・バレー症候群などの神経系・骨格系に症状が起こることがある.

確認

- 患者の ICI による治療への期待、不安、理解度を確認する.
- ICI による効果が期待できる病型なのかを確認する.
- ICI 使用前に、パフォーマンス・ステータス、バイタルサイン、主要臓器機能、既往症（自己免疫疾患、間質性肺炎、甲状腺機能障害の有無、前治療歴（臓器移植、造血幹細胞移植）を確認し、irAE の出現を予測する.
- irAE は治療開始後 2 か月以内に発現することが多いが、投与開始後 1 年以上経過した後に発現することもあり、発現時期の予測が難しい. 治療期間中は早期発見・対応のため、治療後は持続的なモニタリングを行う.

ケアのポイント

- ICI の副作用は多様な出現形態である. そのため、患者自身が副作用症状であると気が付かず報告できない場合があるので、治療開始前に患者および家族に副作用症状、医療者への連絡方法とタイミングを指導しておく.
- ICI の特徴を理解し、薬剤別に必要な前処置（抗ヒスタミン薬、解熱鎮痛薬など）を行い、適切に投与（輸液セットの選択、投与速度、投与時間、

表 2 ◆主な免疫関連有害事象（irAE）

分類	症状
皮膚障害	皮疹，発疹，皮膚炎，瘙痒症，紅斑，白斑，脱毛症，乾燥肌，斑状丘疹状皮疹，スティーブン - ジョンソン症候群など
肺障害	咳，呼吸困難，胸水，間質性肺炎，胸膜炎，肺臓炎など
肝・胆・膵障害	肝機能障害（AST・ALT の上昇，γ-GTP の上昇，総ビリルビン値上昇），アミラーゼ上昇，リパーゼ上昇，膵炎，胆管炎，肝炎など
胃腸障害	下痢，血便，大腸炎，回腸炎，悪心・嘔吐，腹痛，便秘，胃食道逆流症，出血性腸炎
心血管系障害	心筋炎，心膜炎，血管炎，虚血性心疾患，不整脈，心不全，静脈血栓症，胸部圧迫感，脈拍異常など
腎障害	腎炎，血中クレアチニン上昇，血中尿素窒素上昇，腎不全，自己免疫性腎炎，むくみなど
神経・筋・関節障害	末梢性ニューロパチー，ギラン・バレー症候群，末梢性運動ニューロパチー，視神経炎，自己免疫性脳炎，筋炎，髄膜炎，脳炎，筋無力症，関節炎，皮膚筋炎，無症候性血清クレアチニンキナーゼ上昇など
内分泌障害	1 型糖尿病，劇症 1 型糖尿病，ケトアシドーシス，下垂体機能低下症，下垂体炎，リンパ急性下垂体炎，副腎皮質機能低下症（無気力，易疲労感など），甲状腺機能異常症（甲状腺中毒症，甲状腺機能低下症，甲状腺機能亢進症）
眼障害	ぶどう膜炎，結膜炎，末梢性潰瘍性角膜炎，強膜炎，上強膜炎，眼瞼炎，網膜炎，ドライアイなど
その他	サイトカイン放出症候群，溶血性貧血，血小板減少症，血友病など

（文献 3）を参考に作成）

投与間隔など）する．

● ICI と他の抗腫瘍薬を併用する場合，制吐薬として副腎皮質ステロイド薬を使用しない．

● irAE の出現は投与量との相関性が低いため，減量しても副作用は軽減しない．irAE の治療の基本は副腎皮質ステロイド薬あるいは免疫調整剤である．

● 重症筋無力症やギラン・バレー症候群などの重篤な副作用が出現した場合は，症状に対して副腎皮質ステロイド薬の投与や免疫グロブリンによる治療など緊急対応を行う必要がある．

- ICIで高頻度に出現する副作用の発現時期を把握して, 患者のみならず医療者もモニタリングを行う (**図1**).
- ICIと細胞障害性抗腫瘍薬の副作用症状が類似している場合 (例えば, 末梢神経障害とギラン・バレー症候群) は, どちらの症状なのかを見極めて対応する.
- 出現したirAEに対して迅速に対応できるようにICIの副作用管理チーム (腫瘍内科医, 消化器内科医, 呼吸器内科医, 内分泌内科医, 皮膚科医, 糖尿病内科医, 眼科医, 歯科医, 神経内科医, 看護師, 薬剤師, 栄養士, MSWなど) を結成しておく.
- 治療中の症状セルフモニタリングについて繰り返し指導し, 患者自身でも体調の評価ができ医療者に報告ができるようにする.
- 治療中にかかりつけ医以外を受診する場合は「免疫チェックポイント阻害薬による治療カード」(**図2**) を使用する説明をする.

免疫チェックポイント阻害薬による治療カード	対応してくださる医療職の方へ
名前： 診断名： 既往症 ・ ・ ・ 免疫チェックポイント阻害剤名 ・ ・ ・ 免疫療法の開始日： 免疫療法以外のがん治療薬名 ・ ・ ・ 家族への緊急連絡先：	・免疫チェックポイント阻害薬に共通する免疫関連の副作用は重症度が異なり, 専門医への紹介とステロイドが必要になる場合があります. ・主な副作用には, 大腸炎・小腸炎・重度の下痢, 神経障害, 甲状腺機能障害, 肝機能障害・肝炎, 間質性肺炎, 下垂体機能障害, 腎障害, 副腎障害, 1型糖尿病, 重症筋無力症・心筋炎・筋炎・横紋筋融解症などがあります. ・皮疹, 下痢, 腹痛, 咳, 倦怠感, 頭痛, 視力の変化として現れることがあります. ・患者は免疫関連副作用の生涯リスクがあります. 治療を受けている病院名： 担当腫瘍内科医名前： 担当医連絡先電話番号：
表	裏

図2 ◆免疫チェックポイント阻害薬による治療カード

◆引用・参考文献

1) 日本臨床腫瘍学会がん免疫療法ガイドライン改訂版作成ワーキンググループ：1．がん免疫療法の分類と作用機序．がん免疫療法ガイドライン，第2版（日本臨床腫瘍学会編），p6-20，金原出版，2019

2) 玉田耕治：第2章　免疫チェックポイント阻害薬のしくみ．やさしく学べるがん免疫療法のしくみ，p26-38，羊土社，2016

3) 日本臨床腫瘍学会がん免疫療法ガイドライン改訂版作成ワーキンググループ：2．免疫チェックポイント阻害薬の副作用管理．がん免疫療法ガイドライン，第2版（日本臨床腫瘍学会編），p22-74，金原出版，2019

4) 佐藤隆美：第Ⅳ章　免疫チェックポイント阻害薬の副作用管理　1．副作用管理において押さえておくべきポイント．免疫チェックポイント阻害薬の治療・副作用管理（佐藤隆美編），p164-175，南山堂，2016

5) Weber JS et al：Management of immune-related adverse events and kinetics of response with ipilimumab. J Clin Oncol 30（21）：2691-2697, 2012

6) 高田慎也：41 免疫関連有害事象：irAE．がん薬物療法のひきだし－腫瘍薬学の基本から応用まで，松尾宏一他編，p417－424，医学書院，2020

免疫チェックポイント阻害薬のケア

Memo

....

....

....

....

....

....

....

....

....

....

投与前のケア

目的

> * がん薬物療法は，安全・確実に治療を行うことと，患者の苦痛を最小限にしながら安楽な治療を行うことが求められる．

経静脈投与管理とケアとは

● 末梢または中心静脈，CVポート，PICCカテーテルより薬物を安全，確実に投与すること．起こりうる有害事象を予測し対応すること．

ケアと観察の実際

がん薬物療法の目標の確認 ·····················

● 造血幹細胞移植前のがん薬物療法：悪性リンパ腫，急性・リンパ性白血病，多発性骨髄腫　など
● 手術前のがん薬物療法 (がんの縮小を目指す)：食道がん，胃がん，膵臓がん，乳がん，腎臓がん　など
● 手術後のがん薬物療法 (再発予防を目指す)：結腸・直腸がん，乳がん，胃がん，膵臓がん，肺がん　など
● 進行再発がんの病状進行を抑えるための抗がん薬治療

治療内容と治療方法の確認 ·····················

● 治療コース，レジメン内容 (投与する抗がん薬の種類)，投与順番，投与スケジュール，支持療法の内容について確認する．
● レジメン名
　【例】wPTX (ウィークリーパクリタキセル) 3投1休
　　　→パクリタキセル毎週投与法：週1回，3週間投与し1週間休む

- 初回治療か，あるいは何コース目か
- 休薬期間
- 併用する治療の有無（内服抗がん薬の併用あるいは放射線治療の併用）
  【例】CapeOX（カペオックス）療法
  ➡カペシタビン（内服抗がん薬）＋オキサリプラチン（点滴抗がん薬）の併用療法

投与経路の確認
- 末梢静脈・中心静脈・CVポート・PICCカテーテル

投与前のケア

抗がん薬投与量の確認
- 体表面積（多くの抗がん薬）や体重（トラスツズマブやベバシズマブなど）が基準となる．
- 身長・体重を測定し，更新する．
- カルボプラチンは腎機能（GFR）とAUCから投与量が算出される．
  【Calvertの式】
  カルボプラチン投与量 [mg] ＝ AUC×（GFR [mL/min] ＋ 25）

〈がん薬物療法歴を確認する必要がある場合〉
- アントラサイクリン系抗がん薬（ドキソルビシン・エピルビシンなど）：累積投与量が500mg/m^{2}を超えると重篤な心筋障害が生じる可能性がある[1]．
- カルボプラチン・シスプラチン・オキサリプラチンなど：投与回数（コース）が増えるほど，過敏症リスクが高くなる．

投与する薬剤の取り扱い上の注意点の把握
〈薬剤の安定性〉（表1）
- 調製後〇時間以内に投与を終了する必要性のある場合

表1 ◆ 薬剤調製後の安定性

薬剤名（商品名）	
エリブリン（ハラヴェン）	生理食塩液で溶解　冷蔵保存下で24時間以内に投与[2]
ベンダムスチン（トレアキシン）	調製後6時間以内に投与終了する（室温保存下）[3]
テムシロリムス（トーリセル）	調製後6時間以内に投与終了する[4]
アザシチジン（ビダーザ）	冷蔵条件から取り出した懸濁液は30分以内に投与を終了する[5]
トラスツズマブデルグステカン（エンハーツ）	調製後4時間以内に投与終了する[6]

（文献2〜6）より引用）

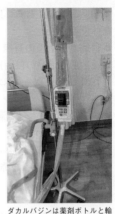

ダカルバジンは薬剤ボトルと輸液ルートも遮光する.

図1 ◆ 投与中の遮光の例

- 直射日光を避ける薬剤や，遮光の必要性のある場合（直射日光や室内光を避ける・薬剤ボトルだけでなく輸液ルートも遮光する場合

  【例】ダカルバジン（**図1**）など

  ➡ 本剤の血管痛を防止する目的で点滴静注する場合には，点滴経路全般を遮光して投与すること[8].

患者の理解度の確認

- がん薬物療法の目標・抗がん薬治療のスケジュール・投与方法・副作用など.
- 随時，患者さんの理解度に応じて補足説明を行う.

抗がん薬治療同意書の有無の確認

- 医療者・患者の署名の有無の確認
  - 一般的に経静脈投与の場合は必要とされる.
  - 内服抗がん薬や内服分子標的薬やホルモン療法については施設によって相違あり.

表 2 ◆全身状態の分類基準 (PS)

grade	一般状態 (performance status)
0	無症状で社会活動ができ、制限を受けることなく、発症前と同様にふるまえる
1	軽度の症状があり、肉体労働は制限を受けるが、歩行、軽労働、座業はできる、たとえば軽い家事、事務など
2	歩行や身のまわりのことはできるが、ときに少し介助がいることもある、軽労働はできないが、日中の 50%以上は起居している
3	身のまわりのある程度のことはできるが、しばしば介助がいり、日中の 50%以上は就床している
4	身のまわりのこともできず、常に介助がいり、終日就床を必要としている

注：この基準は全身状態の指標であり、局所症状のために活動性が制限されている場合は、臨床的に判断する.

投与前の患者状態の確認

● PS (パフォーマンス・ステータス) (**表 2**)
  ・通常、PS 0 ～ 2 の患者が抗がん薬投与の適応とされている.
● バイタルサイン
● 体調の変化、不眠、不安などの有無

前治療の有害事象症状と支持療法の確認

● 治療歴がある場合は、その時に発現した有害事象症状と支持療法を確認. 必要時はあらかじめ支持療法を強化する.
  【例】悪心嘔吐症状が強く発現した→制吐剤を長時間作用型（グラニセトロンからパロノセトロンに変更する / あるいはアプレピタントを追加する、など）

投与前の血液データの確認 (表 3)

● 白血球数・好中球数・ヘモグロビン数・血小板数（一般的に Grade 2 ～ 3 での投与可否については、医師に相談・確認を行う）.
● 腎機能、肝機能.
● 電解質異常

181

表3 ◆ 血液データの把握とアセスメント

有害事象	Grade			
	1	2	3	4
貧血	ヘモグロビン< LLN–10.0/dL	ヘモグロビン< 10.0–8.0g/dL	ヘモグロビン< 8.0g/dL；輸血を要する	生命を脅かす；緊急処置を要する
白血球数減少	< LLN–3,000/mm³	< 3,000–2,000/mm³	< 2,000–1,000/mm³	< 1,000/mm³
好中球数減少	< LLN–1,500/mm³	< 1,500–1,000/mm³	< 1,000–500/mm³	< 500/mm³
血小板数減少	< LLN–75,000/mm³	< 75,000–50,000/mm³	< 50,000–25,000/mm³	< 25,000/mm³

(有害事象共通用語規準 v5.0 日本語訳 JCOG 版 (略称：CTCAE v5.0 - JCOG) JCOG ホームページ http://www.jcog.jp/ より引用，改変)

投与前の疾患の状態確認

● がんの進行による以下の症状がある場合は，抗がん薬や分子標的薬などの投与により，効果が強く発現する場合もある.

・腫瘍量が多い場合 (悪性リンパ腫で巨大腫瘤がある場合)：腫瘍崩壊症候群のおそれ

・骨髄がん症がある場合

・腫瘍による臓器の圧排がある場合 (消化器系のがんによる尿管閉塞 胆管閉塞など)

投与前に患者に再確認と説明が必要な抗がん薬

〈アルコールを含む抗がん薬〉

● 患者のアルコール過敏・不耐の有無を確認する.

● 治療日は自動車の運転を禁止する.

【例】パクリタキセル，ドセタキセルなど

〈脱毛が起きる抗がん薬〉

● 治療開始前に脱毛の発現時期や対処方法の説明を行い，患者に脱毛の心構えがもてるように支援する.

〈性腺機能が障害される抗がん薬〉

● 治療開始前に，年齢や生殖機能温存についての考えを把握して必要な支援を行う.

【例】アルキル化薬（シクロホスファミド），白金
製剤（シスプラチンなど）．

薬剤・治療に必要な費用の説明 ·············
● 治療開始前に，レジメンごとの費用概算を伝えて
おく．

利用できる社会資源や制度の説明 ············
● 各医療機関の相談窓口や医事・会計窓口での相談
ができることを伝える．
① 高額療養費制度や，限度額適用認定証など（p493
参照）
② ウィッグ作成・妊孕性温存のための費用補助制度
（自治体により異なる）
③ 介護保険・訪問看護など
④ 障害年金・傷病手当金など

◆ 引用・参考文献
1) サンド株式会社：アドリアシン注用10添付文書. 2021
年9月改訂（第19版）
2) エーザイ株式会社：ハラヴェン静注1mg添付文書.
2020年6月改訂（第7版）
3) シンバイオ製薬株式会社：トレアキシン点滴静注液
100mg/4ml添付文書. 2021年4月改訂（第1版）
4) ファイザー株式会社：トーリセル点滴静注液25mg添付
文書. 2019年4月改訂（第1版）
5) 日本新薬株式会社：ビダーザ注射用100mg添付文書.
2021年3月改訂（第2版）
6) 第一三共株式会社：エンハーツ® 点滴静注用100mg添
付文書 2020年9月改訂（第3版）
7) 有害事象共通用語規準 v5.0 日本語訳 JCOG 版（略称：
CTCAE v5.0 - JCOG）
JCOG ホームページ　http://www.jcog.jp/
8) サンド株式会社：ダカルバジン注用100医薬品インタ
ビューフォーム. p9, 2019年7月改訂（第13版）
9) 本山清美：がん化学療法看護ポケットナビ. 中山書店, 2011
10) 日本病院薬剤師会監：抗がん薬調製マニュアル, 第3版,
じほう, 2014

投与前のケア

投与中のケア

目的

＊アセスメントに基づいた安全な抗がん薬投与を行う.

ケアの実際

投与する薬剤について ....

● 過敏症 / インフュージョンリアクションのリスクについて確認する.

● リスクの高い薬剤の投与管理方法を確認する.

● 過敏症 / インフュージョンリアクションのリスクの高い薬剤投与をする場合は, 事前に患者さんへ具体的な症状の説明を行う (**図1**).

リスクの共有と対策 ....

● スタッフ間で情報共有する

　・過敏症 / インフュージョンリアクション

　・血管外漏出・静脈炎リスク

　・患者の PS・転倒歴・気管切開・難聴・認知症の有無など

● 救急カート・DC (直流除細動器)・搬送用ストレッチャー・酸素ボンベ・吸引器などの準備.

● 観察対応しやすいエリアへの移動, 転室を検討.

治療内容・レジメンの確認 ....

● 投与予定のレジメン・注射処方せんを初めから終わりまで読む.

● 前投薬の内容・補液の目的を理解する.

● 内服の前投薬の指示がある場合は, 何分前に内服するか確認する.

（　　　　　　　　　　　　　　　　　）を投与する　患者さんへ

投与中に，抗がん剤によるアレルギー反応が起こる事が考えられます
以下の症状があったら，直ぐにナースコール等で
看護師に知らせて下さい

身体のほてり
暑さ

身体のかゆみ

発疹

息苦しさ
のどのかゆみ
動悸　など

図1 ◆ 過敏症 / インフュージョンリアクションのリスクのある患者さんへの説明ツール（静岡県立総合病院の例）

投与中のケア

● 投与順番・投与経路・所要時間を確認する.
　・抗がん薬は副作用予防のため投与順番が決まっている.
　【例】パクリタキセル＋カルボプラチン併用療法の場合
　　①パクリタキセル→②カルボプラチンの順番で投与する.
　　理由：パクリタキセルのクリアランス（排泄率）はシスプラチン後に投与すると25%低下し，パクリタキセルに起因する骨髄抑制が強くなる [2].
● 2ルートで投与する場合もある（抗がん薬の希釈目的や水分負荷などのため）.
● 1回目投与と2回目投与以降の投与時間が異なる薬剤もある.
　・ベバシズマブ（アバスチン），トラスツズマブ（ハーセプチン）など
● 投与速度を30分や1時間ごとに上げる薬剤もある.
　**【例】リツキシマブ（リツキサン）：最初の30分は50mg/hで開始，患者の状態を観察しな

185

がら30分ごとに50mg/hまで上げる.最大400mg/hまで上げることができる(初回投与の場合).

ほか,オビヌツズマブ(ガザイバ)など

- 抗がん薬と併用して投与する薬剤もある.
  - ・レボホリナート:5-FU投与前
  - ・ロイコボリンカルシウム:メトトレキサート
  - ・葉酸とビタミンB 12 製剤:ペメトレキセド(アリムタ)

必要物品

- 必要な輸液ラインの準備を行う.
  - ・DEHPフリー輸液セット:パクリタキセル,エトポシド(ベプシド)
  - ・フィルター付き輸液セット:パクリタキセル,パニツズマブ(ベクティビックス),ニボルマブ(オプジーボ)など
  - ・フィルターを避ける薬剤:ナブパクリタキセル=アルブミン懸濁型パクリタキセル(アブラキサン)など
- 抗がん薬投与時は,抗がん薬曝露対策目的でCSTD(閉鎖式薬物移送システム)輸液ラインの使用が推奨される.
- 輸液ポンプが必要な場合,準備を行う.
  - ・輸液ポンプを使用して投与する薬剤については施設基準に準じる(壊死性抗がん薬を投与する場合は一般的に輸液ポンプを使用しない.血管外漏出症状が増悪する可能性があるため).

ケアの注意点

投与経路の確保をするうえでの注意点 ⋯⋯⋯
〈血管や刺入部皮膚の温存に努める〉

- がん薬物療法は繰り返し行われる.決められた投与間隔で確実に治療を行うためにも,投与経路の

確保は重要なケアである．壊死性・炎症性抗がん薬の投与を繰り返すと患者さんの血管壁は損傷し皮膚も脆弱となっていく．

- 静脈炎・血管外漏出の既往，アルコール綿の禁忌，固定用テープの選択（かぶれなど）などにも注意を払う．
- ドレッシング剤によるかぶれ・水疱接触性皮膚炎などがある場合は，皮膚保護剤などを利用し，愛護的に固定する（皮膚保護剤の例：ノンアルコール性保護膜形成剤〔リモイスコート〕，液体包帯〔ノンアルコールスキンプレップ〕など）．
- 血管のアセスメントを行い血管穿刺する．
  ①抗がん薬の投与時間や組織障害性（長時間に及ぶ場合は利き手や関節近くを避ける）
  ②禁忌となる血管を避ける（麻痺側・乳房切除側・シャント肢など）
  ③採血部位・静脈炎・血管外漏出の既往を確認する
  ④静脈炎リスクの高い薬剤投与の場合は，できるだけ血流量の多い（太い）静脈を選択する
  ⑤末端側からの穿刺を行う
  ⑥血管拡張ケア（温湯などでの加温）を行う
  ⑦再穿刺する場合は1回目の穿刺部位よりも中枢側で行う
  ⑧接続（ゆるみの無いように）と固定を確実に行う
  ⑨手背や関節周囲の穿刺となる場合は随時シーネを使用する

CV ポートの確認

- CV ポートの最終使用日（投与あるいはフラッシュ）を確認，穿刺は施設基準に準ずる．
- CV ポート部位の発赤・腫脹・疼痛・膿瘍・浸出液などの有無の確認する．

●➡これらの症状がある場合は穿刺を行わず，医師に報告する.
● CVポート部位を触診し，ポート反転がないか確認する.
● ヒューバー針の選択（ゲージ・針の長さ）を行う.
● 穿刺後は血液逆流・注入抵抗の有無を確認する.
● 血液逆流がない場合の対応は施設基準に準じる.（例：再穿刺する／レントゲンやCTなどでポートやカテーテル位置の確認，など）
● 固定を確実に行う.

投与速度

● 薬剤の総液量（mL）÷投与時間（h）＝○○ mL/h
　➡必ずダブルチェックを行う.
● 輸液ポンプ設定時は，指さし，声出しをして確認する.

投与中の観察のポイント

● 過敏症／インフュージョンリアクションのリスクが高い薬剤はバイタルサイン測定やモニタリングを行いながら投与する（施設基準に準じて行う）.
● 投与中は15〜30分に1回観察を行う. 夜間帯は巡視時の観察を行う.
● すべてのスタッフが観察すべき項目を共通認識できるように，チェックリスト（**表1**）などを活用する.

刺入部の観察ポイント

●「血管外漏出のサイン」（以下①〜③）の早期発見に努める.
　・投与前やボトル交換時は，①血液逆流の有無を確認する.
　・②薬剤の自然滴下の状況（スムーズにみられるか）を確認する.

表1 ◆ チェックリストを活用した投与中の観察ポイント
（静岡県立総合病院化学療法センターの例）

同意書確認	・患者名・医師・患者署名・治療内容注射せんと照合
患者名確認	・患者に輸液ボトルの氏名を見せて名乗ってもらう・開始時は生年月日も確認
投与の順番	・注射せんで確認：生食フラッシュ・希釈同時投与等の追加指示に注意
投与速度	・投与前，再計算（逆算）する
投与管理	・フィルターの有無 / 必要時モニター準備 / バイタルサイン / 冷却グローブ / 加温ほか ・投与開始前は，逆流・自然滴下確認
輸液ポンプ	・電源を入れ，輸液ラインを通し，ドアを閉める，滴下センサー装着
輸液ライン接続	・クレンメ開放，ゆるみ，はずれ，のないように接続，三活の向き確認
速度・予定量設定	・速度設定後予定量設定し「流量よし」（指さし呼称），開始ボタンを押す
輸液ポンプの作動確認	・「滴下よし」「ランプよし」（指さし呼称）
接続確認	・接続部位のゆるみ / はずれ / 液もれ「接続よし」，引っ張り確認（指さし呼称）
開始時・開始後観察 （15分ごと）	・腫脹・発赤・疼痛の有無 / 緊急連絡先・DrPHS番号 ・穿刺針接続部位からの薬剤漏れ目視確認，気分不快感，発疹，瘙痒感などの有無

これらの項目を投与開始後15〜30分ごとに（夜間は巡視時間ごと，1〜2時間ごと）に確認する.

➡ 上記①②がみられない場合は，抗がん薬の投
与は行わず，再穿刺を行う.
・③刺入部周囲の皮膚の発赤・腫脹・疼痛の確認

患者さんへの説明

● 血管外漏出について説明する.
【例】「穿刺部位周囲の痛みや腫脹・違和感などの
異常を感じたら，すぐに医療者に伝えてくだ
さい」
● 投与中にトイレ移動する際は輸液ポンプや輸液
ルートに注意した動き方を説明する.
● 壊死性抗がん薬投与を行った場合，投与後数日間

は穿刺部位を観察し，発赤・腫脹・疼痛などの症状が起きたら病院へ連絡をするように説明する．

投与終了後のケア

● フラッシュ液を使用し，輸液ライン内の薬剤をフラッシュする．
【フラッシュの目的】
① 輸液ライン内の薬剤を全て投与するため．
② 輸液ライン内をウオッシュアウトし，抜針時の抗がん薬曝露を防ぐため．
③ 血管壁をウオッシュアウトし静脈炎を防ぐため．
● 固定テープやドレッシング剤をはがす際は，皮膚を傷つけないように愛護的に行う．
　・必要時，剥離剤などを使用する（3M キャビロン皮膚用リムーバーなど）．
● 抜針した際は 5 分〜 10 分間圧迫し確実に止血する．

片付け

● 投与終了した抗がん薬の空ボトル，輸液ラインなどはビニール袋に入れ密封して廃棄する（抗がん薬曝露対策・施設基準に準じて行う）．

◆引用・参考文献
1) 吉村知哲ほか監：がん薬物療法副作用管理マニュアル．
p119〜121，医学書院，2018
2) 濱敏弘監：がん化学療法レジメン管理マニュアル．
p132，医学書院，2012
3) 本山清美：がん化学療法看護ポケットナビ．中山書店，
2011

投与後のケア

目的

* 患者さんのセルフケアを維持・高めることができ，次回以降の治療継続につなぐことができるように支援する.

ケアと観察の実際

治療後に起こりうる症状の観察（図1）……

〈投与日〜2日後に起こりうる症状〉

①過敏症・インフュージョンリアクション

● 一般的に投与開始中に発症することが多いが，薬剤によっては投与開始後24時間以内あるいは翌日に発症することもある.

● カテコールアミンや抗ヒスタミン薬の投与，状況によっては心肺蘇生を行う必要も生じる.

②刺入部（穿刺部位）の症状

・血管外漏出（投与中から3日〜4日経過して明らかになることもある）

● 壊死性・炎症性などの薬剤別に応じた対応を行う.

● 必要時，ステロイド外用薬や，ステロイド薬の局所注射を行うこともある.

・静脈炎（投与中〜投与3日〜4日経過して明らかになることもある）

● 穿刺部位周囲に限局しない症状（周囲の毛細血管などに薬剤が残るために起こる）.

● 発赤や水疱などの症状を伴う場合はステロイド外用薬を使用することがある.

● 次回以降の投与時，血流量の多い静脈での穿刺を行う.

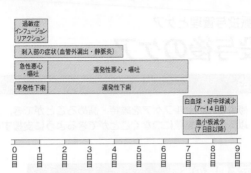

図1 ◆投与後〜数日間で発症する主な有害事象 （文献10）を参考に著者作成）

- 原因が薬剤のpHや浸透圧による場合は，基剤の変更（種類あるいは量）を行う．
- 静脈炎リスクの高い薬剤例：ビノレルビン（ナベルビン），ゲムシタビン（ジェムザール）など

〈血管外漏出の対応・急変・過敏症などが起こった際の記録〉

- 記録はすべて経時記録で行うほか，医療安全管理室への報告（インシデントレポート）も行う（**表1**）．

表1 ◆有害事象が起こったときの記録内容例

・症状が発症する前の状態
・症状が出現した時間とその状態
・薬剤投与を中止した時間，原因となった薬剤名と投与量
・医師へ報告した時間，行った処置内容・薬剤投与
・症状の変化
・結果（帰宅して症状観察，あるいは救急部門への搬送・入院など）
・患者や家族の反応，など

対処療法または次回以降の抗がん薬の減量で対応する症状

- 以下の症状に対しては，支持療法により症状の軽減をはかる．

- 次回以降の治療では必要に応じて適宜抗がん薬の減量を行う.

〈悪心・嘔吐〉（投与中〜投与後 6 日ほど）
- **急性悪心・嘔吐**：投与中〜投与 24 時間以内の症状
- **遅発性悪心・嘔吐**：投与 24 時間以降の症状
- セロトニン受容体拮抗薬（グラニセトロンやパロノセトロン）・NK1 受容体拮抗薬（アプレピタント）・ステロイド薬を組み合わせて対応する.
- オランザピンが使用されることもある.
- 症状による食欲不振が遷延する場合は，消化管運動を促進させるメトクロプラミドやドンペリドンなども使用される.

〈下痢〉
- 安静，食事内容の工夫（乳製品・カフェインを含む飲料・アルコール・脂肪分の多い食事を避ける）や水分補給を行う.
- 重篤な場合や脱水・電解質異常をきたしている場合は入院・補液管理を行う.
- **早発性下痢**（コリン作動性・投与中〜投与当日）：ブチルスコポラミン（ブスコパン），硫酸アトロピンなどの抗コリン剤を投与する.
- **遅発性下痢**（腸管粘膜障害：投与翌日〜 7 日）：ロペラミド（ロペミン）を使用する.
  - ・イリノテカンによる遅発性下痢に対しては，イリノテカンの活性代謝物である SN38 をすみやかに腸管から排泄する必要があるため，排便を止めないことが重要となる.
- 免疫チェックポイント阻害薬による下痢は抗がん薬や分子標的薬による下痢と機序が異なるため，上記薬剤（ブスコパンやロペラミドなどの止瀉剤）は使用しない.

〈骨髄抑制（白血球・好中球減少，血小板減少）〉

①白血球・好中球減少

- 白血球，好中球数は治療後 7 〜 14 日目に最低値となることが多い．
- 白血球数 1000/mm^3 未満　好中球数 500/mm^3 未満では敗血症や肺炎などの重症感染症を起こしやすくなり，生命の危機を招くおそれもある[10]．
- 発熱性好中球減少症（FN）は，ときとして生命にかかわる有害事象である．
- 広域抗菌薬の投与と，FN の発症リスクに応じた G-CSF の予防投与が行われる．
- 毎日の検温を実施，記録する．
- うがい，手洗いを必ず行い，マスクを着用する．

②血小板減少

- 血小板数は治療後 7 〜 21 日程で減少することが多い．
- 治療は血小板輸血となる．
- 歯磨き時や鼻をかむ際などは愛護的に行う．
- 外傷に注意し，出血した場合は清潔なガーゼなどで圧迫止血を行う．

患者さんのセルフケアを高めるために

- 患者さんが受けた抗がん薬治療の内容（薬剤名），治療スケジュールや期間などが理解できるようにする（説明文書やパンフレットを活用する）．
- 毎日の検温や血圧測定などを実践する．
- メーカー作成のレジメン・薬剤毎の冊子などの利用も勧めて，副作用症状の記録を指導する．

その他

〈シュアフューザーポンプを使用した投与を行う場合〉（図 2）

- FOLFIRI 療法や FOLFOX 療法などの際，5-FU の

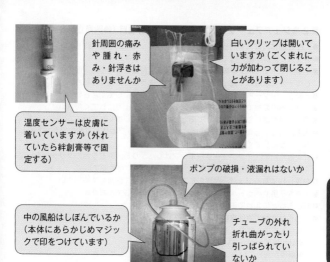

図2 ◆シュアフューザーポンプ装着中の注意点（静岡県立総合病院の例）

持続投与（46〜48時間かけて投与）に使用する.
● シュアフューザーポンプ装着中の日常生活の注意点などの指導を行う（**表2**）.
● 可能であれば投与終了後の抜針手技について指導を行う.

Memo

....

....

....

....

....

....

表2 ◆シュアフューザーポンプ装着中の指導項目 (静岡県立総合病院の例)

- ●1日2回は, 写真に沿って確認を行いましょう (チューブ・針・ポンプ)
- ●針を抜く際は, 使い捨て手袋の使用をお勧めします
- ●インフューザーポンプの薬液が衣類や寝具に付着した場合は, 他の洗濯物と別にして十分に水道水で洗ってから, 洗濯機で洗うようにしてください
- ●インフューザーポンプは火のそばに置かないようにしてください
- ●ハサミ等の刃物でポンプやチューブを傷つけないようにしてください
- ●歩行する際はひもを首にかけて落とさないようにしてください
- ●入浴時針の入っている部位とインフューザーポンプ本体が湯船に浸かったりしないようにしてください
- ●針を抜く前に, インフューザーポンプはしっかりと, みどり色のクリップをしてください (薬剤が残っている場合, 漏れるのを防ぐためです)
- ●お渡ししてあるジッパー付きのビニール袋に入れて封をしてください
- ●小さな子供やペットなどの手の届かない所に保管してください
- ●針は缶などに入れて別に保管してください
- ●これらはすべて**次回来院時に持参して**化学療法センターで廃棄してください
  こんなときは, 病院に連絡をしてください
  - ●針が抜けかかっている, あるいは針が抜けた
  - ●薬液が漏れている　血液がチューブの中に逆流している
  - ●チューブが外れた・チューブが切れた
  - ●2日目の朝になっても薬剤が減らない
  - ●針の入っている部位が痛む・腫れている

◆引用・参考文献

1) 石岡千加史ほか：徹底ガイドがん化学療法とケアQ＆A. p76, 総合医学社, 2008
2) 吉村知哲ほか監：がん薬物療法副作用管理マニュアル. 医学書院, 2018
3) 本山清美ほか編：がん化学療法看護ポケットナビ. 中山書店, 2011
4) 国立がん研究センター内科レジデント編：がん診療レジデントマニュアル, 第8版. 医学書院, 2019

Memo

....

....

....

....

....

動脈内投与管理とケア

目的

* 肝動注化学療法では，治療・処置に伴う患者の不安を軽減し，安全に治療が行われるように治療前から患者をサポートする．
* 準備，治療中の医師の介助，治療中・後の患者の状態観察と対応などを行う．
* 抗がん薬を動脈内投与するため準備段階から後片付けまでの曝露対策，治療後の副作用症状の観察と対処を行う．

動脈内投与

以下，肝動注化学療法について記載する．

準備物品

● 自施設で使用される物品を記載

治療開始前の情報収集・準備 ………………

- 既往歴，造影剤・薬剤アレルギー，消毒薬，テープによるかぶれの有無を確認し，腎機能を評価する．
- 両足背動脈触知部位に印をつける．
- 検査のための飲食制限，内服指示，輸液実施，更衣，検査室への移動方法，検査中・後の安静度，排泄方法について患者に説明する．
- 検査室移動前に義歯，補聴器，眼鏡，コンタクトレンズ，指輪，装飾品などがあれば取り除いておく．
- 指示があれば，制吐剤等の前投薬を投与する．

治療中 ………………………………………

- 検査手順を患者に説明する．体に滅菌ドレープが掛かること，安全のために安静保持することを説明する．気分不快などがあれば，知らせるよう説明する．
- 検査台に移動介助し，体位を整え穿刺部位以外の皮膚の露出部分にバスタオルなどの掛け物を掛ける．検査台からの転落予防を行う．
- 医師の介助を行いながら，適宜患者に声をかけ，不安軽減を図る．バイタルサインなどの全身状態，副作用の出現などに注意し観察する．
- 鎮静を行った場合は，検査中・後に呼吸状態等，全身状態の観察を行う．
- 抗がん薬曝露対策を行いながら，抗がん薬の準備や処置介助，使用した物品の処理を行う．使用した物品等，院内の廃棄方法に沿って廃棄する．

治療後 ………………………………………

- 帰室後から定期的にバイタルサイン，全身状態の観察を行う．

表1 ◆ トラブルと対処法

トラブル・異常	対応
穿刺部からの出血と血腫形成	・止血が不十分な場合，医師が診察し，圧迫固定と安静時間を延長するか確認する ・血腫の境界をマーキングし，拡大傾向の有無を確認する，多くは自然吸収されるが，量や程度により外科的手術が必要になる場合がある
マーキングした動脈の触知不能	・止血部位の圧迫が強過ぎること，血栓による動脈閉塞などが考えられるため，医師に診察を依頼する ・動脈触知の左右差を確認する ・末梢冷感の有無を確認する
徐脈，血圧低下，顔面蒼白，嘔気	・穿刺時やシース抜去時に迷走神経反射を起こすことが多いので，注意深く観察をする．このような症状が起きた場合は，素早く医師の指示のもので硫酸アトロピンや昇圧薬を投与する
造影剤投与後の徐脈，血圧低下，呼吸困難など	・アナフィラキシーショックの可能性が高いため，すぐに気道を確保し酸素投与する．さらに輸液，昇圧薬の投与など緊急時の対応を行う

(文献4)より転載)

- 穿刺部位の出血の有無，腹痛，嘔気，足部の冷感，チアノーゼの有無，しびれ，足背動脈触知を確認する（**表1**）.
- 安静が介助されるまで患肢を曲げないように説明する．同一部位による腰背部痛がある場合は，枕などの使用やマッサージ，温罨法を行う.
- 排泄介助時，膀胱留置カテーテルパック内の尿など排泄物廃棄時には抗がん薬曝露対策の手順に沿って個人防護具を装着する．使用した物品等，院内の廃棄方法に沿って廃棄する.

Memo

....

....

....

....

....

動脈内投与

観察のポイント

● 使用する薬剤によって副作用の違いはあるが，CDDPでは悪心などの消化器症状，腎機能障害，5-FUでは口内炎などの粘膜症状が出現する可能性がある．症状に対し，支持療法やセルフケア支援を行う．

● ポートからの持続動注時は，ポート周囲の皮膚の状態を観察し，漏出や感染の有無を確認する．持続注入ポンプ使用時はポンプの作動状況を定期的に確認する．

◆引用・参考文献
1) 池田公史ほか：各種がんにおける化学療法　肝臓・胆道・膵臓がん．理解が実践につながるステップアップがん化学療法看護，第2版（小澤桂子ほか監）．p118-121，学研メディカル秀潤社，2016
2) 小尾俊太郎ほか：肝がんの治療法を知る　肝がんの化学療法．がん看護19（6）：560-562，2014
3) 函館五稜郭病院：看護実践基準　腹部血管造影，2019
4) 東京大学医学部附属病院看護部ほか監：ナーシング・スキル，エルゼビア・ジャパン
5) 日本がん看護学会ほか編：がん薬物療法における職業性曝露対策ガイドライン2019年版，第2版．p72-76，金原出版，2019
6) 吉川公彦ほか：IVR．入門腫瘍内科学（入門腫瘍内科学編集委員会編）．p111-113，篠原出版新社，2010

Memo

....

....

....

....

....

髄腔内投与管理とケア

目的

* 腰椎穿刺での髄腔内投与では，治療・処置に伴う患者の不安を軽減し，安全に治療が行われるように治療前から患者をサポートする．
* 準備，治療中の医師の介助や患者の体位保持介助，治療中・後の患者の状態観察と対応を行う．
* 抗がん薬を髄腔内投与するため準備段階から後片付けまでの曝露対策，治療後の副作用症状の観察と対処を行う．

以下，腰椎穿刺での髄腔内投与管理を記載する．

準備物品

● 自施設で使用される物品を記載

治療開始前の情報収集・準備 ……………………

● 薬剤の作用，目的，副作用，通常の用量，患者の全身状態，症状，検査データ，薬剤やテープのアレルギーなど安全な与薬を行うために必要な情報を収集する．

- 穿刺痛に伴う体動に注意し，正しい体位が保持できるように介助する．
- 医師は局所麻酔を行い，ヤコビー線を基準に第Ⅲ〜Ⅳ腰椎の椎間に穿刺する（**図1，2**）．

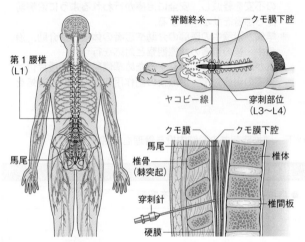

図1 ◆腰椎と神経の解剖

（文献3）を参考にして作成）

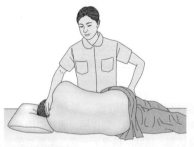

図2 ◆腰椎穿刺の体位

頭部を前屈させ，自分の臍を見るような姿勢で頭を曲げ，背骨を丸める（椎間腔を広げるために，エビのように腰部を突出させる）．両肩と骨盤がベッドに対して垂直になるようにする．

（文献3）を参考にして作成）

施行後 ••••••••••••••••••••••••

- 抗がん薬注入後は，脳脊髄液全体に分布させるため枕を外し，2時間程度仰臥位安静を保つ．

観察のポイント

- 施行中は患者の表情や顔色，嘔気の有無，疼痛の有無，下肢のしびれを観察する．
- 施行後はバイタルサインを測定し，穿刺部の痛み，腫脹，下肢のしびれ，放散痛，頭痛や嘔気・嘔吐の有無，全身状態を観察する．頭痛や嘔気は低髄液圧症候群の可能性がある．再度，水平仰臥位で安静保持し，医師に報告する．髄液の再生を促すために水分摂取を促す．水分摂取が困難な場合は医師に輸液実施を確認する．

◆引用・参考文献
1) 葉名尻良ほか：抗がん剤の投与方法と経路，注意点．そこが知りたいがん化学療法とケアQ＆A，第2版（新井敏子ほか編）．p59-60，総合医学社，2014
2) 函館五稜郭病院：看護実践基準　腰椎穿刺，2019
3) ナーシングスキル　腰椎穿刺．エルゼビア・ジャパン，2020
    https://www.nursingskills.jp/SkillContent/Index/281461 より 2021 年 3 月 14 日検索
4) 日本がん看護学会ほか編：がん薬物療法における職業性曝露対策ガイドライン 2019 年版，第 2 版．p72-76，金原出版，2019

髄腔内投与管理とケア

Memo

....

....

....

....

....

筋肉・皮下投与管理とケア

目的

* 通常の筋肉内投与管理の手順を踏まえ，安全に治療を行うために抗がん薬の特徴を理解し，曝露対策，治療に伴う患者の不安軽減，治療後の副作用症状の観察と対処を行う.

準備物品

● 自施設で使用される物品を記載

....

....

....

● 筋肉注射で用いられる抗がん薬を**表1**に示す.

表1◆筋肉・皮下注射で用いられる抗がん薬

投与経路	分類	一般名	商品名
筋肉内注射	代謝拮抗剤	メトトレキサート	メトトレキセート
	抗がん性抗生物質	ブレオマイシン	ブレオ
		ペプロマイシン	ペプレオ
	ホルモン製剤	フルベストラント	フェソロデックス
		オクトレオチド	サンドスタチン
	インターフェロン	インターフェロンアルファ	スミフェロン
		インターフェロンアルファ -2b	イントロン A
皮下注射	分子標的治療薬	ボルテゾミブ	ベルケイド
	代謝拮抗薬	アザシチジン	ビダーザ

ケアの実際

治療開始前の情報収集・準備 ……………………

● 以下の手順で情報収集と準備を行う.

①薬剤の作用, 目的, 副作用, 通常の用量, 患者の全身状態, 症状, 検査データ, 薬剤アレルギーの有無など安全な与薬を行うために必要な情報を収集する.

②注射指示書, 注射ラベルで患者名, 指示内容を確認し, 薬剤の準備をする (確認作業は各施設の実施方法で行う).

③前回の注射部位の硬結や発赤などの皮膚・組織の異常, 疼痛がないことを確認し, 同一部位への連続した注射は避ける.

④肌の露出に対する羞恥心に配慮し, カーテンを閉め, タオルや毛布などを使用し, 不必要な露出を避ける.

⑤患者の状態や, 注射に対する恐怖感などを考慮して体位を決定する.

抗がん薬の投与 ……………………………………

● 以下の手順で抗がん薬の投与を行う.

①手指消毒後, 個人用防護具を着用する.

②注射部位を確認し (図1, 2), 患者に注射することを伝える. 穿刺部位の消毒後, 筋肉注射の場合は皮膚面に対して 45 〜 90° の角度, 皮下注射の場合は 10 〜 30° の角度で素早く穿刺する.

③痛み, しびれを確認し, 穿刺部位を確認しながら抗がん薬を注入する. 抜針後, 止血を行う.

④注射後のマッサージは薬剤によって推奨が違うため添付文書で確認する.

⑤曝露対策の手順に沿って個人用防護具を脱ぎ, 使用した物品等, 院内の廃棄方法に沿って廃棄する

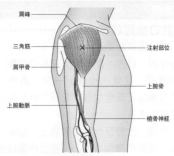

図1 ◆三角筋の筋肉内注射部位

肩峰から3横指（5cm）下の，三角筋の中央部．肩峰から
4cmまでの部位は三角筋下滑液包や腋窩神経が存在するため
穿刺を避ける．

(文献2) より転載）

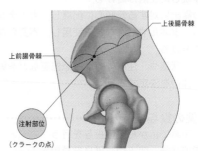

図2 ◆殿筋の筋肉内注射部位：クラークの点

腸骨の上前腸骨棘と上後腸骨棘部を結んだ線上の外前3分の
1の部位

(文献2) より転載）

観察のポイント

- 注射中の神経麻痺，神経損傷の症状の有無（電撃
  痛，放散痛，強度の疼痛，しびれ）
- 薬剤アレルギーの有無
- 投与後の反応や訴え，副作用の有無
- 止血状態

◆引用・参考文献
1) 函館五稜郭病院：看護実践基準　筋肉内注射. 2012
2) 東京大学医学部附属病院看護部ほか監：ナーシング・スキル，エルゼビア・ジャパン
3) 日本がん看護学会ほか編：がん薬物療法における職業性曝露対策ガイドライン 2019 年版，第 2 版. p.72-76, 金原出版, 2019
4) 江畑貴大：抗悪性腫瘍薬の種類. がん診療レジデントマニュアル，第 8 版（国立がん研究センター内科レジデント編）. p490-535, 医学書院, 2019

Memo

....
....
....
....
....
....
....
....
....
....
....
....
....
....
....
....
....

筋肉投与管理とケア

内服抗がん薬のケア

* 経口抗がん薬は簡便な治療である．反面，患者自身が
服薬管理や副作用症状へ対処する必要がある．

内服抗がん薬の概要

● 経口抗がん薬は，抗がん薬を経口的に投与し，消
化管で吸収させる化学療法である．

● 医療者は，患者のアドヒアランスやセルフケア能
力を評価し，支援する必要がある．アドヒアラン
スとは「患者が積極的に治療方針の決定に参加
し，その決定に従って治療を受けることを意味す
る」[1]と定義されている．

メリット

①患者が自ら経口的に投与できる．
②副作用が発症した場合に休薬や減量が可能である．
③抗がん薬の点滴投与と比較し，通院回数の減少や
　病院での拘束時間が短い．

デメリット

①患者自身の服薬管理が必要である．
　・疾患や治療目的，治療の必要性を理解する必要
　　がある．
　・飲み忘れや飲み間違い，食事や他の薬剤との飲
　　み合わせが薬剤の効果に影響する可能性がある．
②一定期間の内服が必要．
③薬剤によって特徴的な副作用が発現する可能性が
　あり，予防的なケアや症状発現時の対処，病院へ
　の連絡方法を患者が理解する必要がある．
④抗がん薬の点滴投与と比較し，看護師や薬剤師な
　ど医療者が介入する機会が少ない．

ケアの実際

経口抗がん薬投与前 ································

● 処方内容を確認する.
● 患者・家族への説明（**表1**）.
● 患者のアドヒアランスを評価する.
　・アドヒアランスを低下させる要因，サポートメンバーの有無を確認する（**表2**）.

表1 ◆患者・家族への説明内容

・治療の目的
・期待される効果
・内服方法（服薬時間，服薬期間，服薬方法など）
・内服を忘れたとき，処方と異なる内服方法をした場合の対処
・現在内服中の薬剤で飲み忘れなどないか確認する.
・経口抗がん薬は投与が簡便で副作用が軽微である印象を持つ患者・家族がいるため，経口薬であっても抗がん薬であり，副作用が起こり得ることを伝える
・起こり得る副作用と対処方法
・薬の保管方法（子どもやペットが触れない場所で保管，冷所保管等）
・食事との間隔を空ける必要がある薬剤，薬剤の効果に影響する食品を避けること
・普段の生活習慣，食生活や食事内容，嗜好品を確認する.
・抗がん薬の曝露対策
・緊急を要する症状と病院への連絡方法

表2 ◆アドヒアランスに影響する因子

治療内容による要因	・薬剤の形状・味・においなどの不快 ・服用量，服用回数が多い，治療スケジュールが複雑 ・多剤併用 ・薬物の治療効果 ・有害事象の発現
患者要因	・年齢，性別，パフォーマンスステータス（PS） ・セルフケア能力（身体機能，認知機能，生活状況，生活習慣，コミュニケーション力，観察力） ・身体症状 ・抑うつなどの心理状態，闘病意欲 ・職業，価値観
社会的・経済的要因	・経済的負担 ・医療機関と自宅との距離，通院手段（通院への負担） ・家族や周囲のサポート状況
医療者要因	・患者，家族と医療者との信頼関係 ・患者，家族への十分な指導と理解の確認 ・医療者間での情報共有 ・薬物有害反応への対応 ・継続的なフォローアップ

内服抗がん薬のケア

・アドヒアランスを妨げる要因からどのようなケアが必要かアセスメントし，介入する．

ケアのポイント

● 一方的な説明にならないように注意する．
● パンフレットや画像などの資材を用いて患者・家族の理解度に合わせて説明する．皮膚症状は，予防的な皮膚のケアが必要であることを伝える．
● 患者・家族での管理が困難な場合には訪問看護などの社会的資源の活用を検討し，患者・家族に提案する．

経口抗がん薬投与後 ･････････････････････････

● 服薬状況，体調の変化など確認する．
● 副作用症状に対するセルフケア支援を行う．
● 生活環境などの変化によって，患者のアドヒアランスは変化するため，継続的にサポートする．

電話サポート ･････････････････････････････････

● 電話サポートとは，患者や家族に電話をかけ，服薬状況や体調の確認，セルフケア支援を行うことである．

〈メリット〉
①患者のアドヒアランスを維持・向上のために継続的なサポートが可能．
②日常生活での患者の困り事や気がかりなことへの対応が可能．
③病院から遠方の患者に対しても介入可能．

〈デメリット〉
①聞き取りだけでの症状の評価になる．
②難聴等で電話での介入が困難な場合がある．
③医療者側のアセスメント能力やコミュニケーショ

ン能力が必要.

④電話サポート実施の医療者の時間確保.

●当院では, 介入開始時に患者の同意を得て, 患者
の都合を確認し, 看護師の業務を踏まえて電話を
かける日時を調整している.

お薬手帳の活用 ······························
●お薬手帳は患者の服薬に関する情報が記載された
記録である.

〈メリット〉
①過去・現在内服中の薬剤の情報, アレルギー歴な
ど記載可能である.
②前回の処方内容との変更点 (増量や減量など),
残薬, 服薬状況や内服後の体調の変化などの情報
は服薬アドヒアランス評価に活用できる.
③複数の医療機関とかかりつけ薬局間での情報共有
が可能. 重複処方のチェックや薬剤間の相互作用
を確認できる.
④携帯することで災害や事故時に内服中の薬の情報
が確認できる.

〈デメリット〉
①お薬手帳の目的や活用方法について患者の理解を
得る必要がある.
②お薬手帳は 1 つにまとめる必要がある.
③患者が携帯し, 医療者に提示する必要がある.

●スマートフォンの携帯性を活かした「お薬手帳ア
プリ」が開発されている. データが残るため, 災
害時や緊急時の活用が期待できる.
●経口抗がん薬一覧を**表 3** に示す.

内服抗がん薬のケア

表3 ◆経口抗がん薬一覧

一般名	商品名	分類	適応疾患
S-1 テガフール・ギメラシル・オテラシルカリウム	ティーエスワン	代謝拮抗薬	胃がん 結腸・直腸がん 頭頸部がん 非小細胞肺がん 乳がん 膵がん 胆道がん
カペシタビン	ゼローダ	代謝拮抗薬	乳がん 結腸・直腸がん 胃がん
トリフルリジン・チピラシル	ロンサーフ	代謝拮抗薬	結腸・直腸がん 胃がん
ゲフィチニブ	イレッサ	チロシンキナーゼ阻害薬 EGFR 変異陽性	非小細胞肺がん
エルロチニブ	タルセバ	チロシンキナーゼ阻害薬 EGFR 変異陽性	非小細胞肺がん 膵がん
アファチニブ	ジオトリフ	チロシンキナーゼ阻害薬 EGFR 変異陽性	非小細胞肺がん
クリゾチニブ	ザーコリ	チロシンキナーゼ阻害薬 ALK 融合遺伝子陽性 ROS1 融合遺伝子陽性	非小細胞肺がん
ラパチニブ	タイケルブ	チロシンキナーゼ阻害薬 HER2 陽性	乳がん
ソラフェニブ	ネクサバール	マルチキナーゼ阻害薬	腎細胞がん 肝細胞がん 甲状腺がん

副作用	1コース	服薬時間	食事による吸収への影響	備考
骨髄抑制, 食欲不振, 倦怠感, 下痢, 口内炎, 手足症候群, 色素沈着,	1日2回 4週内服 2週休薬	食後	空腹時内服で吸収低下	他のフッ化ピリミジン系抗悪性腫瘍薬とは7日間以上間隔を空ける
同上	1日2回 3週内服 1週休薬 または 4週内服 1週休薬	食後	空腹時内服で吸収上昇	同上
骨髄抑制, 悪心・嘔吐, 口内炎, 下痢, 間質性肺炎	1日2回 5日内服 2日休薬を 2週繰り 返したのち 2週休薬	食後	空腹時内服で吸収上昇	
皮疹, 瘙痒感, 爪囲炎, 下痢, 間質性肺炎	1日1回 毎日	時間を決めて内服		セイヨウオトギリソウ (セントジョーンズ・ワート) 含有食品, グレープフルーツジュース摂取を避ける
同上	1日1回 毎日	空腹時	高脂肪食で吸収上昇	同上
下痢, 皮疹, 爪囲炎, 間質性肺炎	1日1回 毎日	空腹時	食後内服で吸収低下	セイヨウオトギリソウ (セントジョーンズ・ワート) 含有食品摂取を避ける
悪心, 下痢, 視覚障害, 浮腫, 間質性肺炎	1日2回 毎日			
皮膚症状, 下痢, 疲労, 肝機能障害	1日1回 毎日	食事前後 1時間以内の内服を避ける	食後内服で吸収上昇	カペシタビンと併用
高血圧, 倦怠感, 皮疹, 瘙痒感, 手足症候群, 脱毛, 下痢, 悪心, 間質性肺炎	1日2回 毎日	食後	空腹時高脂肪食摂取後の内服で吸収低下	

表3 つづき

一般名	商品名	分類	適応疾患	
レゴラフェニブ	スチバーガ	マルチキナーゼ阻害薬	大腸がん 消化管間質腫瘍 肝細胞がん	
スニチニブ	スーテント	マルチキナーゼ阻害薬	消化管間質腫瘍 腎がん 膵神経内分泌腫瘍	
パゾパニブ	ヴォトリエント	マルチキナーゼ阻害薬	悪性軟部腫瘍 腎細胞癌	
エベロリムス	アフィニトール	mTOR阻害薬	腎がん 膵神経内分泌腫瘍 乳がん	
オラパリブ	リムパーザ	PARP阻害薬	卵巣がん 乳がん 前立腺がん 膵がん	
ニラパリブ	ゼジューラ	PARP阻害薬	卵巣がん	
パルボシクリブ	イブランス	CDK 4/6阻害薬	乳がん	
アベマシクリブ	ベージニオ	CDK 4/6阻害薬	乳がん	

副作用	1コース	服薬時間	食事による吸収への影響	備考
手足症候群, 倦怠感, 高血圧, 下痢, 口内炎, 創傷治癒遅延, 血栓塞栓症, 発生障害	1日1回 3週間内服 1週休薬	食後	同上	
骨髄抑制, 手足症候群, 倦怠感, 下痢, 悪心, 口内炎, 味覚障害, 高血圧, 皮疹, 皮膚の黄色化, 色素脱失	1日1回 4週間内服 2週休薬 膵神経内分泌腫瘍は 1日1回 毎日	時間を決めて内服		
下痢, 疲労, 悪心・嘔吐, 高血圧, 味覚障害, 食欲低下, 皮膚症状, 毛髪変色	1日1回 毎日	空腹時 食事の1時間以上前又は食後2時間以降に内服	食後内服で吸収上昇	セイヨウオトギリソウ(セントジョーンズ・ワート)含有食品, グレープフルーツジュース摂取を避ける
口内炎, 発疹, 倦怠感, 下痢, 食欲不振, 感染症, 高血糖, 間質性肺炎	1日1回 毎日	食後または空腹時いずれかの一定条件で内服	食後内服で吸収低下	
悪心・嘔吐, 骨髄抑制, 疲労感, 下痢, 間質性肺炎	1日2回 毎日			
骨髄抑制, 悪心・嘔吐, 疲労感, 便秘, 食欲不振, 間質性肺炎	1日1回 毎日	時間を決めて内服		冷蔵庫(2~8℃)で保管
骨髄抑制, 悪心・嘔吐, 下痢, 口内炎, 脱毛, 疲労感, 間質性肺炎	1日1回 3週間内服 1週休薬	食後		内分泌療法薬と併用する セイヨウオトギリソウ(セントジョーンズ・ワート)含有食品, グレープフルーツジュース摂取を避ける
下痢, 悪心・嘔吐, 腹痛, 食欲不振, 口内炎, 脱毛, 皮膚瘙痒症, 発疹, 皮膚乾燥, 味覚異常, 間質性肺炎	1日2回 毎日			内分泌療法薬と併用する グレープフルーツジュース摂取を避ける

経口抗がん薬内服介助時 ……………………

〈必要物品〉
- 薬剤, 手袋, フェイスシールド付きマスク (またはマスク, ゴーグル)
- ジッパー付きプラスチックバッグ

〈ケアの実際〉
- 錠剤・カプセルの内服介助の場合には一重手袋 直接薬剤に触れる場合には二重手袋を使用する.
- 散剤の場合には飛散時の曝露対策としてゴーグルやマスク等の防護具を使用する.
- 内服介助後は手袋等の防護具を外し, 石けんなどを用いて流水で手洗いする.

簡易懸濁法 …………………………………

〈目的〉
- 抗がん薬を経管注入する場合に錠剤やカプセルを簡易懸濁法で溶かしてから用いる. 基本的に薬剤科で行う.

〈必要物品〉
①簡易懸濁時
- 薬剤, 手袋 (一重), フェイスシールド付きマスク (またはマスク, ゴーグル)
- 約55℃の温湯20mL程度, 30mLなどの大きめの経管注入用の注射シリンジ
- ジッパー付きプラスチックバッグ, 吸水性シート

②経管注入時
- 手袋 (二重), フェイスシールド付きマスク (またはマスク, ゴーグル), ガウン
- 薬剤注入前後に注入する白湯, ガーゼ
- ジッパー付きプラスチックバッグ, 吸水性シート

〈手順〉
● 対象の抗がん薬が簡易懸濁可能か薬剤科に確認する（55℃で安定性に問題のある薬剤は簡易懸濁には適さない）.

①個人用防護具を着用する.

②吸水性シートの上で錠剤やカプセル剤を注射シリンジに入れ, 約55℃の温湯20mL程度を吸う.

③注射シリンジにキャップを装着し, 撹拌後10分程度放置する.

④薬剤注入前に再度撹拌し, 薬剤が溶けていることを確認する.

⑤薬剤注入前に経管チューブの開通性を確認するために白湯を注入し, 抵抗がないことを確認する.

⑥薬剤の飛散を防ぐため, 注射シリンジと経管チューブの接続部分をガーゼで覆い, 薬剤をゆっくりと注入する. 注入後は経管チューブの閉塞予防のために白湯を注入する.

⑦使用した物品は抗がん薬で汚染しているため, ジッパー付きプラスチックバッグ等に密閉し感染性廃棄物容器に廃棄する. やむを得ず再利用する場合には洗剤を用いて流水で洗浄する.

内服抗がん薬のケア

◆ 引用・参考文献
1) 日本薬学会：薬学用語解説
   https://www.pharm.or.jp/dictionary/wiki.cgi より2022年2月4日検索
2) 岡本みどり：チームで取り組む経口抗がん薬 看護師が行う服薬アドヒアランス. がん看護20 (4)：420-422, 2015
3) 日本がん看護学会ほか編：がん薬物療法における職業性曝露対策ガイドライン2019年版, 第2版. p.72-76, 金原出版, 2019
4) 河添仁ほか：服薬アドヒアランスを高める看護 がん患者の服薬アドヒアランス. がん看護24 (6)：543-546, 2019

5) 計良貴之：服薬アドヒアランスを高める看護　服薬アドヒアランス向上の取り組み．がん看護 24 (6)：569-574, 2019

6) 高口弘美：チームで取り組む経口抗がん薬　電話フォローアップ．がん看護 20 (4)：446-447, 2015

7) 昭和大学薬学部薬剤学教室～倉田なおみ web site ～当院の退院時処方箋
http://www10.showa-u.ac.jp/~biopharm/kurata/seet/index.html より 2021 年 5 月 3 日検索

Memo

....

....

....

....

....

....

....

....

....

....

....

....

....

....

....

がん薬物療法に伴う副作用マネジメント

過敏症とインフュージョンリアクション

目的

* アレルギー反応の出現形態や好発時期は薬剤によって異なるため、特徴を知り、注意する.
* 発症のリスクを考えて、発症時に適切に対応できるように準備する.

症状の定義

過敏症 ·····························

● 過敏症とは体内に侵入した異物に対して、生体防御反応が過剰にまたは不適当に反応することで生じる様々な症状の総称である [1].

● 免疫学的機序による過敏症をアレルギーといい、特に I 型アレルギーで重篤な症状として出るものをアナフィラキシーショックと呼ぶ.

インフュージョンリアクション ················

● インフュージョンリアクションとは、分子標的治療薬（主にモノクローナル抗体薬）投与中または投与後 24 時間以内に現れる症状の総称である.

メカニズムと出現形態

過敏症 ·····························

● 抗がん薬によるアレルギー反応の多くは、I 型（即時型）の反応と考えられている.

● I 型アレルギー反応は、薬剤や代謝物質が IgE を介して肥満細胞や好塩基球が反応し、ヒスタミンなどの化学物質が放出されることで生じる [2].

● アレルギー反応は、特に抗がん薬投与開始後 30 分以内に症状が出現することが多い. 薬剤によっ

て特徴があり，初回投与時に起こりやすい薬剤や投与回数を重ねると発生率が高くなる薬剤もある（**表1**）．

- 前駆症状としては，熱感，顔面紅潮，瘙痒感，じんま疹，くしゃみ，咳嗽，咽頭違和感，頻脈，胸部閉塞感，悪心，悪寒，ふらつき・立ちくらみ，冷汗，口唇や末梢のしびれ，脱力感，低血圧などがある．
- 中等度や重度では，喘鳴，嗄声，眼瞼・口唇浮腫，気管支痙攣，血圧低下などの循環不全を伴う．

インフュージョンリアクション

- インフュージョンリアクションの発生機序は明らかになっていないが，モノクローナル抗体が標的細胞に結合し，細胞が障害される過程で起こるサイトカインの産生や放出により，一過性の炎症やアレルギー反応を引き起こすことが原因の一つといわれている[3]．
- モノクローナル抗体薬は，ヒトあるいはマウスのタンパクが用いられているため，マウスのタンパクを使用したマウス抗体や，ヒト-マウスキメラ抗体では，マウスに対する異好性抗体が産生されるため，抗原抗体反応が起こり，アレルギー反応を発現させる[4]と考えられている．
- 投与開始直後から24時間以内に発現することが多いが，それ以降，また2回目投与以降に発現することもある．
- 主な症状としては，発熱，悪寒，悪心，血圧低下，頻脈，脱力感，頭痛，発疹，咽頭浮腫，呼吸困難などである．重症化するとアナフィラキシー様症状が発現し，アナフィラキシーショックをきたすこともある．

表1 ◆過敏症・インフュージョンリアクションに注意を要する主ながん薬物療法薬

薬剤（商品名）	好発時期
パクリタキセル （タキソール, パクリタキセル）	・初回, 2回目投与時 ・投与開始10分以内
ドセタキセル （タキソテール, ワンタキソテール, ドセタキセル）	・初回, 2回目投与時 ・投与開始数分以内
カバジタキセル （ジェブタナ）	・初回, 2回目投与時 ・投与開始数分以内
L-アスパラギナーゼ （ロイナーゼ）	・2回目以降 ・筋肉内注射：30分以内 　静脈内注射：数分以内
カルボプラチン （パラプラチン, カルボプラチン）	・複数回投与後（6～8回を超えると注意） ・投与開始後数分以内
シスプラチン （ランダ, シスプラチン）	
オキサリプラチン （エルプラット, オキサリプラチン）	・複数回投与後（6～8回を越えると注意） ・投与開始後30分以内に発現するリスクが高い
ドキソルビシン塩酸塩リポソーム （ドキシル）	・初回投与時 ・投与開始後30分以内
ブレオマイシン （ブレオ）	・初回, 2回目投与時
メトトレキサート （メソトレキサート）	・投与開始6～12時間
リツキシマブ （リツキサン, リツキシマブBS）	・初回投与時 ・投与開始後30分～2時間より24時間以内 ・投与速度を上げた直後から30分以内
トラスツズマブ （ハーセプチン, トラスツズマブBS）	・初回投与時 ・投与中～投与開始後24時間以内
セツキシマブ （アービタックス）	・初回投与中および投与後1時間以内 （2回目以降に発現することもある）
ベバシズマブ （アバスチン）	・初回投与～4週間以内の投与に多い
テムシロリムス （トーリセル）	・投与後24時間以内
ゲムツズマブオゾガマイシン （マイロターグ）	・初回投与時 ・投与中および投与後4時間
モガムリズマブ （ポテリジオ）	・初回投与時 ・投与開始後8時間以内

表1つづき

テムシロリムス (トーリセル)	・投与後24時間以内
ゲムツズマブオゾガマイシン (マイロターグ)	・初回投与時 ・投与中および投与後4時間
モガムリズマブ (ポテリジオ)	・初回投与時 ・投与開始後8時間以内
アレムツズマブ (マブキャンパス)	・投与開始から1週間以内
エロツズマブ (エムプリシティ)	・初回,2回目投与時
ダラツムマブ (ダラザレックス)	・初回投与時 ・投与開始から80〜90分後
ブリナツモマブ (ビーリンサイト)	・初回投与時
オビヌツズマブ (ガザイバ)	・初回投与時 ・投与中〜投与開始後24時間以内
ニボルマブ(オプジーボ)など 免疫チェックポイント阻害薬	・初回が多いが,2回目以降も発現する ことがある

(文献3),6),8)を参考に作成)

アセスメントのポイント

● 患者のアレルギー歴の確認：一般的なアレルギー歴（薬剤，食品，喘息など），同系統の薬剤でのアレルギー歴の有無．また，抗がん薬によっては無水エタノールが含まれているものや，溶媒としてポリオキシエチレンヒマシ油など有機溶剤を使用していることもあり，これらの過敏症の既往にも注意する.

● 薬剤の特徴や治療歴の把握：薬剤によっては初回投与時に発現しやすいものもあれば，複数回投与時に発現しやすいものもある．投与する抗がん薬の発現リスクや好発時期を把握しておくことが重要である（**表1**）.

● インフュージョンリアクションでは，末梢リンパ球が25,000/μL以上の白血病やリンパ腫の患者は発生率が高いといわれている[3].

薬物療法などの主な治療

- アレルギー反応発現時は，ただちに原因薬剤の投与を中止し，バイタル測定や症状の観察を行う．必要時には心電図モニターの装着や酸素投与を開始する．
- ルート内に残っている原因薬剤が体内に入らないよう，輸液ルートはすべて交換し，新しいルートから対症療法の薬剤を投与する．また，針内や中心静脈カテーテル内の薬剤も可能な限り吸引するか，新しく血管確保する．医師の指示に沿って，抗ヒスタミン薬やステロイド薬などによる対症療法を行う．
- アナフィラキシーが疑われる場合には，発見者は患者のそばを離れず，応援を呼び，医師の指示により対症療法を行う．アナフィラキシーショックの場合は，救急蘇生が必要となる．
- 重症な症状が発現した場合，原因薬剤の再投与はしない．軽症から中等度の場合，医師が投与可能と判断した場合は緩徐に投与を再開し，注意して観察する．

標準的な看護ケア，予防的なケアのポイント

投与前

- 患者のアレルギー歴や治療歴，使用する薬剤の特徴（**表1**）の把握．
- 投与前のバイタルサインの測定・記録．
- 緊急時に備え，心電図モニターや酸素吸入，救急カートを準備しておく．
- 患者教育：アレルギー反応の症状や発現しやすい時期についてあらかじめ患者に説明し，症状出現時はすぐに医療者に知らせるよう指導する．

投与中

- 予防薬（前投薬）の投与：過敏症やインフュー

223

ジョンリアクションの予防目的で，前投薬がある
薬剤は確実に前投薬を投与する．例えば，パクリ
タキセルではステロイド，ヒスタミン H_1，H_2 受
容体拮抗薬の前投与が必須とされており，前投薬
はパクリタキセル投与 30 分前までに投与を終了
しなければならない．

- 投与速度の厳守：リツキシマブなど投与速度が厳
  密に決められている抗がん薬では，投与速度を厳
  守する．速度を速めた際に症状が出現することが
  あるため，投与速度変更時は注意して観察する．
- 観察・早期発見：過敏症やインフュージョンリア
  クションが起こりやすい薬剤の投与時は，投与開
  始後 5 〜 10 分は患者に付き添い観察する．リス
  クの高い場合は心電図モニターを装着する．患者
  が「何かおかしい」「いつもと違う感じ」と訴える
  こともあり，自覚症状にも注意する．

投与後

- バイタルサインの測定，症状の有無の記録．
- 患者教育：外来で治療を受けている患者の場合
  は，帰宅後に症状が出現する可能性もあり，対処
  方法や窓口について説明する．
- 心理的支援：症状が出現した際には，患者は治療
  継続への不安や，治療内容の変更による治療効果
  や予後に対する不安を感じることが多く，十分な
  説明と心理的支援が重要である．

Memo

◆引用・参考文献

1) 中村倫史：過敏症／アナフィラキシー．国立がん研究センターに学ぶがん薬物療法看護スキルアップ（国立がん研究センター看護部編），p71-76,71，南江堂，2018

2) 同上，p72

3) 小澤桂子：過敏症．がん化学療法ケアガイド，第3版（濱口恵子，本山清美 編），p146-154,147，中山書店，2020

4) 菅野かおり：初回化学療法で重篤な過敏症を起こした患者の看護．理解が実践につながるステップアップがん化学療法看護，第2版（小澤桂子，菅野かおり，足利幸乃 監），p193，学研メディカル秀潤社，2016

5) 市川智里：インフュージョン・リアクション．国立がん研究センターに学ぶがん薬物療法看護スキルアップ（国立がん研究センター看護部編），p77-80，南江堂，2018

6) 渡邉枝穂美：がん薬物療法時の急変対応 過敏症．がん看護 22(3)：306-310，2017

7) 柴田恭子：がん薬物療法時の急変対応 インフュージョンリアクション．がん看護 22(3)：311-314，2017

8) 長谷部忍：薬剤過敏．ハイリスクがん患者の化学療法ナビゲーター 改訂第2版（高野利実，尾崎由記範 編），p122-132，メジカルビュー社，2017

過敏症とインフュージョンリアクション

Memo

....

....

....

....

....

....

....

....

....

血管外漏出・血管痛

目的

* 抗がん薬投与時には，患者の自覚症状がなくても，定期的に穿刺部周囲や点滴の状況を観察し，血管外漏出に注意する．
* 血管外漏出発生時には抗がん薬の種類に応じた対処を行う．
* 血管痛を生じた場合は，血管外漏出でないことを確認し，温罨法などの対策を行う．

症状の定義

● 抗がん薬の血管外漏出とは，抗がん薬が血管外へ浸潤あるいは漏れ出ること[1]である．

● これによって周囲の軟部組織に傷害を起こし，発赤，腫脹，疼痛，灼熱感，びらん，水疱形成，潰瘍化，壊死などの何らかの自覚的および他覚的な症状を引き起こす．

メカニズムと出現形態

● 細胞毒性をもつ抗がん薬が血管外へ漏出し，周囲の軟部組織に傷害を起こすことで症状が生じる．投与直後に症状が出現するものから，数日または2，3か月経過してから症状が出現するものもある．

● 末梢静脈からの起壊死性抗がん薬の血管外漏出の頻度は，0.01～6％とされている[2]．血管外漏出は末梢静脈，中心静脈，動脈のいずれにおいても発生しうる．

● 血管外漏出時の初期症状としては，刺入部周囲の腫脹や発赤，血液の逆流の消失，点滴の滴下速度

の低下や停止などがある.また,患者の自覚症状としては,刺入部周囲の違和感,圧迫感,灼熱感,疼痛,しびれなどがある.

- ●組織障害が進行すると,皮膚のびらん,水疱形成,潰瘍化,壊死などを起こす.
- ●重症の場合は,腱,神経,血管など深部組織にまで不可逆な傷害を引き起こすこともあり,長期間におよぶ疼痛,拘縮による運動障害や神経障害など,患者のQOLに大きな影響をおよぼす.
- ●皮膚や皮下組織に対する血管傷害性と反応の強さは,薬剤の種類,溶液のpH,浸透圧,薬剤濃度,漏出量,漏出してからの曝露時間などが関係するとされている[3](**表1**).

アセスメントのポイント

投与前
- ●血管外漏出のリスク要因には,薬剤に関する要因,患者に関する要因,医療者に関する要因,機器に関連した要因がある(**表2**).投与前にこれらのリスク要因をアセスメントし,血管外漏出の予防につなげることが重要である.

投与中
- ●血液の逆流,自然滴下,穿刺部周囲の発赤や腫脹,患者の自覚症状(疼痛,灼熱感,圧迫感,しびれなど)の有無を定期的に確認する.
- ●リコール現象:薬剤投与時に,過去に血管外漏出が起こった部位や放射線照射によって皮膚障害をきたした部位に,症状が出現することがあり注意が必要である.
- ●類似した症状として,静脈炎やフレア反応があり,血管外漏出との鑑別が必要である(「看護ケアのポイントの血管痛および類似症状」参照).

表 1 ◆抗がん薬の血管外漏出時の組織傷害性に基づく分類

組織傷害性の分類	特徴	主な薬剤
起壊死性抗がん薬 vesicant drug	血管外へ漏れ出た場合に，水疱や潰瘍・組織壊死をもたらす可能性がある薬剤である．また，組織傷害や組織壊死のような血管外漏出の重度な副作用が生じる可能性がある．	**アントラサイクリン系**：ドキソルビシン，エピルビシン，イダルビシン，ダウノルビシン，アムルビシン，ピラルビシン，ミトキサントロン，リポソーマルドキソルビシン **抗腫瘍性抗生物質**：マイトマイシン C，アクチノマイシン D **ビンカアルカロイド系**：ビンクリスチン，ビノレルビン，ビンブラスチン，ビンデシン **タキサン系**：パクリタキセル，ドセタキセル，カバジタキセル
炎症性抗がん薬 irritant drug	注射部位や周囲，血管に沿って疼痛や炎症を生じる可能性がある薬剤．多量に薬剤が血管外に漏出した場合には潰瘍をもたらす可能性もある．	**白金製剤**：シスプラチン，オキサリプラチン，ネダプラチン，カルボプラチン **アルキル化薬**：シクロホスファミド，イホスファミド，ダカルバジン，ベンダムスチン **代謝拮抗薬**：フルオロウラシル，ゲムシタビン，ペメトレキセド その他：イリノテカン，エトポシド
非壊死性（起炎症性）抗がん薬 nonvesicant drug	薬剤が漏れ出たときに，組織が傷害を受けたり破壊されたりすることはない（可能性が非常に低い）といわれる薬剤である．	セツキシマブ，トラスツズマブ等の分子標的薬 L-アスパラギナーゼ，メトトレキサート，シタラビン

(文献 5) を参考に作成，特徴は文献 1) を引用)

投与後
● 投与後は穿刺部周囲の皮膚症状や自覚症状の有無を確認する．投与直後に異常がなくても，投与後数日または 2，3 か月経過してから症状が出現することもあるため，異常時は知らせるよう患者に説明する．

表2 ◆血管外漏出のリスク要因

薬剤の特性	●抗がん薬の組織傷害性 ●抗がん薬の投与速度が速い ●抗がん薬の長時間の持続投与 ●多剤併用療法
患者に関する要因	●高齢 ●低栄養状態，脱水，肥満，四肢の浮腫 ●糖尿病や皮膚結合組織疾患などの合併 ●投与に適さない血管 ・細くて脆弱な血管 ・抗がん薬を繰り返し投与している血管 ・1回穿刺した血管（同一血管に対する穿刺のやり直し） ・輸液などで使用中の血管 ・循環障害のある血管 ・放射線治療を受けた部位の血管 ・腫瘍浸潤部位の血管 ・創傷瘢痕がある部位の血管 ・24時間以内に注射・採血した部位より末梢の血管 ・肘関節など関節運動の影響を受けやすい部位の血管 ・血管炎や血管外漏出を起こしたことのある血管 ●コミュニケーションの障害，認知力の低下 ●点滴ルートへの無頓着
医療者に関する要因	●血管確保に関する未熟な技術 ●血管外漏出に関する知識不足 （血管選択の不備やルート固定の不備）
機器に関する要因	●輸液ポンプの使用 ●中心静脈ポート，カテーテルなどの破損

（文献5）を参考に作成）

血管外漏出・血管痛

薬物療法などの主な治療

● 血管外漏出時の対処方法を**図1**に示す．血管外漏出が疑われる場合は，重症化を防ぐためにも迅速かつ適切に対処することが重要である．対処方法は，漏出した抗がん薬の種類や漏出量によって異なる．

● 起壊死性抗がん薬漏出時の対応
　・ステロイド外用薬の塗布：ステロイドの局所皮下注射を行う場合がある．

● アントラサイクリン系抗がん薬漏出時の対応：デクスラゾキサン（サビーン）の投与を検討する．

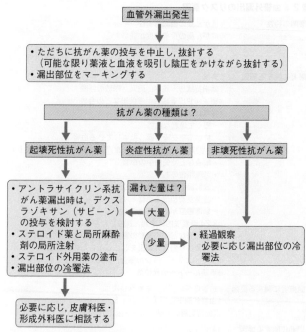

図1 ◆ 血管外漏出時の対応方法

看護ケアのポイント

予防ケア・・・・・・・・・・・・・・・・・・・・・・・・・・・

● 適切な穿刺部位の選択：できるだけ太くて弾力の
  ある血管を選択し，手背・関節部，前肘窩，以前
  に漏出や静脈炎が生じた血管，乳がんの術後や浮
  腫のある上肢，麻痺側などは避ける.

● 穿刺部の確実な固定：穿刺部を観察しやすいよう
  透明なドレッシング剤を使用し，留置針をしっか
  り固定する.

● 投与中の定期的な観察：投与中は定期的に穿刺部
  や血液の逆流，自然滴下を確認し，血管外漏出の
  早期発見を行う.

- 投与終了時の予防：抗がん薬投与終了時は針や
ルート内に残った抗がん薬による血管外漏出を予
防するため，生理食塩液などでルート内をフラッ
シュする．抜針後は止血の確認をする．
- 患者教育：血管外漏出の早期発見のため，投与前
に患者に説明し協力を得る．
  - ・使用薬剤や血管の状態による血管外漏出のリ
スク
  - ・注意すべき症状と異常時の報告
  - ・投与中の穿刺部位の安静や，体動時の留意点
- 抗がん薬の投与を繰り返し行っている患者や血管
の脆弱化などにより血管確保が困難な患者の場
合，血管外漏出のリスク軽減や繰り返し穿刺され
ることによる患者の苦痛軽減のため，皮下埋め込
み型ポート（CVポート）や末梢挿入型中心静脈
カテーテル（PICC）の留置などを検討する．

血管外漏出時の看護ケア

- 血管外漏出部位の継続的な観察：漏出時の状況
（部位や範囲，症状，薬剤名，対応等）を記録し，
可能であれば写真を撮影し経過を観察する．
- 心理的支援：血管外漏出は疼痛や後遺症，外観の
変化などを伴うだけでなく，治療の延期や中断せ
ざるを得ないこともある．今後の治療への不安や
恐怖心につながらないよう，患者の思いに寄り添
い，誠実に対応することが大切である．

血管痛および類似症状

- 血管外漏出の類似症状として静脈炎やフレア反応
があり，血管外漏出と鑑別する必要がある（表3）.
- 抗がん薬による血管痛は，pHや薬剤の刺激性，
浸透圧，投与速度などにより生じるといわれてい
る．これらが静脈壁や静脈弁などの血管内皮細胞
に刺激を与え，血管痛や静脈炎を引き起こす．

表3 ◆血管外漏出と静脈炎，フレア反応の症状と徴候

症状と徴候	血管外漏出		静脈炎	フレア反応
	即時性の症状	遅延性の症状		
疼痛	焼けるような感じや，刺すような疼痛が，投与部位に起こる．漏出しても痛みを感じない場合もある	通常，時間が経ってから痛みが増強する	末梢静脈に沿って硬結や疼痛が起こる	なし：静脈の上の皮膚が痛いことがある
発赤	通常，投与部位の周囲に発赤が起こるが，深い部位の組織に漏出した場合，常に症状を呈するわけではなく，観察が難しい	時間が経つにつれ増強する	静脈に沿って赤くなったり黒ずんだり，色素沈着が起こる	静脈に沿って即時性に紅斑や赤い線状の蕁麻疹を生じ，通常，数分以内に消失する．膨隆疹が静脈に沿って起こることがある
腫脹	漏出が表在性の組織であるほど，より容易に観察される	時間が経つにつれて腫脹が増強する	起こらない	起こらない
血液の逆流	静脈内のデバイスからの血液の逆流がない	—	血液の逆流を認める．血液の逆流がなければ，浸潤や刺激を疑う	血液の逆流を認める
潰瘍	皮膚の整合性の変化はない	血管外漏出の治療が行われていない場合は，1〜2週間以内に水疱形成と皮膚脱落が始まり，外科的デブリードメントと，皮膚移植や皮弁設置を必要とするかもしれない組織の壊死が続く	起こらない	起こらない

（Polovich M, Whitford JM, Olsen M, editors. Chemotherapy and Biotherapy Guidelines and Recommendations for Practice 4th edition. Oncology Nursing Society; 2014. p.155-163 より一部改変）

- 血管痛を引き起こす代表的な抗がん薬：ゲムシタビン，ダカルバジン，オキサリプラチン，エピルビシン，ビノレルビン，ドキソルビシンなど
- 血管痛の予防としてできるだけ太く弾力のある血管を選択することや，温罨法で血管を拡張させることで症状が軽減することもある．

◆引用・参考文献
1) 外来がん化学療法看護ガイドライン　2014年版①抗がん剤の血管外漏出およびデバイス合併症の予防・早期発見・対処（日本がん看護学会編）．p27，金原出版，2014
2) 小澤桂子：抗がん薬の血管外漏出．がん化学療法ケアガイド，第3版（濱口恵子ほか編），p155-166，156，中山書店，2020
3) 同上，p156
4) 同上，p159
5) 竹本朋代：がん薬物療法時の急変対応 血管外漏出．がん看護 22（3）：315-318，2017

血管外漏出・血管痛

Memo

....

....

....

....

....

....

....

....

....

....

がん薬物療法に伴う副作用マネジメント

白血球・好中球減少と感染

目的

* がん薬物療法により細胞性免疫が低下し，内因性の感染症が顕在化することがある.
* 多くの抗がん薬で好中球が減少する. 感染徴候を把握し，重症化しないように注意する.

症状の定義

● がん薬物療法によって白血球が 3,000/μL 以下になることを白血球減少，好中球が 1,500/μL 以下になることを好中球減少という.

● 好中球は体内に侵入した細菌や真菌を貪食して排除する役割を担っているため，好中球減少が起こると感染しやすい状態となる.

メカニズムと出現形態

● 白血球・好中球減少は，一部の抗がん薬や分子標的薬を除き，ほとんどの抗がん薬で出現する副作用である.

● がん薬物療法により骨髄組織や造血細胞が直接ダメージを受けることで，白血球・好中球数が減少する.

● 血液中を循環している好中球は寿命が 6 ～ 9 時間と短いため，がん薬物療法の影響を受けやすい. また，好中球は白血球の約 5 割を占めているため，好中球減少が起こると白血球数も減少することが多い（**表 1**）.

● 骨髄芽球細胞が好中球に分化するまでに 7 ～ 14 日間かかるため，一般的に治療後 7 ～ 14 日で好中球数が最低値（nadir）になり，21 日ごろに回復する.

表 1 ◆白血球の割合と寿命

種類	基準値	寿命
顆粒球		
・好中球 ┌ 分葉核	38 ～ 58%	6 ～ 9 時間
└ 杆状核	2 ～ 13%	
・好酸球	0 ～ 7%	3 ～ 8
・好塩基球	0 ～ 1%	7 ～ 12
リンパ球	26 ～ 47%	数日～数年
単球	2 ～ 8%	3 日

アセスメントのポイント

● 白血球・好中球減少は自覚症状がほとんどなく，血液検査でわかることが多いため，治療後の白血球・好中球数の推移を把握する（**表 2**）.

● 薬剤の種類や組み合わせによって白血球・好中球減少の出現率がちがうため，患者に使用している薬剤の特徴を把握しておく.

● 放射線療法の併用によって白血球・好中球減少が起こる可能性があるため，放射線治療回数などを把握する.

● 感染が起こりやすい部位に感染徴候がないか観察する（**表 3**）.

● 患者自身が感染予防行動を実践することがもっとも重要であるため，セルフケア能力を十分にアセスメントし支援する必要がある.

薬物療法などの主な治療 [1]

● 高度な好中球減少が長期間続くと予想される場合は，抗菌薬・抗真菌薬の予防投与を行う場合がある.

● 発熱性好中球減少症（FN）のリスクが高い治療を行っている場合は，顆粒球コロニー刺激因子（G-CSF）製剤を予防的に使用する場合がある.

● 白血球・好中球減少が軽度な場合の予防的な薬物療法は推奨されていない.

表 2 ◆ 白血球数・好中球数の評価

有害事象	Grade				
	1	2	3	4	5
白血球減少 (White blood cell decreased)	< LLN-3,000 /mm³ ; < LLN-3.0×10e9/L	< 3,000-2,000 /mm³ ; < 3.0-2.0×10e9/L	< 2,000-1,000 /mm³ ; < 2.0-1.0×10e9/L	< 1,000 /mm³ ; < 1.0×10e9/L	－
好中球数減少 (Neutrophil count decreased)	< LLN-1,500 /mm³ ; < LLN-1.5×10e9/L	< 1,500-1,000 /mm³ ; < 1.5-1.0×10e9/L	< 1,000-500 /mm³ ; < 1.0-0.5×10e9/L	< 500 /mm³ ; < 0.5×10e9/L	－

* LLN（略数）基準値下限

(文献 2) より引用、改変)

表 3 ◆ 観察項目

部位	感染徴候
頸部	頭痛、頸部前屈困難、皮膚の瘙痒感、疼痛
口腔	口腔粘膜の発赤・腫脹・疼痛・潰瘍、歯肉痛、舌苔、義歯による疼痛
上気道	疼痛・腫脹、白苔、鼻汁、鼻閉感、副鼻腔領域の疼痛
耳	疼痛、耳漏
呼吸器	呼吸困難、喘鳴、咳嗽、喀痰
消化器	腹痛、悪心・嘔吐、下痢、腹部膨満感
尿路	頻尿、残尿感、尿混濁、排尿時痛
肛門周囲	肛門周囲の発赤・腫脹・疼痛・潰瘍
カテーテル挿入部	発赤、腫脹、疼痛
全身	リンパ節の腫脹・熱感・疼痛、悪寒戦慄、発熱、皮疹、関節痛、血圧低下

標準的ケア

- 薬物療法が開始となる場合は，確実な与薬を行う.
- 感染症状を自覚した場合は，すみやかに医療者へ伝えるように説明する. 特に，在宅で過ごす患者は，次回の外来受診時に伝えればよいと考える場合があるため，症状出現時に連絡することと，その際の連絡方法について説明しておく.
- 感染が起こりやすい部位の観察を行う.
- 清潔ケアができているか観察し，不足している場合は支援を行う.
- 症状の発症や持続に伴い治療を延期する場合があるため，患者の苦痛や不安を把握し支援する.

予防的ケア

- 白血球・好中球減少が起こる理由と，出現しやすい時期について治療開始前に患者に説明する.
- 感染は一度起こってしまうと重篤化し生命にかかわることがあるため，感染症の予防が最も重要であることを説明する.

白血球・好中球減少と感染

表4 ◆患者指導

項目	内容
清潔ケア	・手指衛生（食事・内服前，排泄後，外出後） ・含嗽（食事・内服前後，外出後，起床時） ・口腔ケア（ブラッシング指導，歯科受診） ・身体の清潔保持（入浴，シャワー浴，洗髪）
食事について	・なるべく新鮮なものを摂取する ・生野菜はよく洗う ・作り置きしたものを摂取しない （調理後2時間以内の摂取が目安） ・レトルト食品や冷凍食品を上手に使う ・食器や調理器具を清潔に保つ
生活について	・時間を決めて体温測定を行う ・症状が出現しやすい時期はマスクを着用する ・症状が出現しやすい時期の外出は控える（人ごみをさける） ・規則正しい生活を心がける ・ストレスをためないようにする

● 患者に適切な感染予防行動を説明する（**表4**）.

● 感染予防行動の実践が困難な患者の場合は，協力できる家族や支援者の有無を確認し，ケアの方法を説明する.

◆引用・参考文献
1) 日本臨床腫瘍学会編：発熱性好中球減少症（FN）ガイドライン第2版. 南江堂, 2018
2) 有害事象共通用語規準 v5.0 日本語訳 JCOG 版（略称：CTCAE v5.0 - JCOG）
   JCOG ホームページ　http://www.jcog.jp/
3) 坂井建雄：白血球. 系統看護学講座 専門基礎分野 解剖生理学 人体の構造と機能 [1], 第10版, p152-155, 医学書院, 2020
4) 菅野かおり：副作用の症状マネジメントー骨髄抑制, 患者をナビゲートする！スキルアップがん化学療法看護（荒尾晴惠/田墨惠子編）, p54-59, 医学書院, 2010

Memo

....

....

....

....

....

....

....

....

....

....

がん薬物療法に伴う副作用マネジメント

発熱性好中球減少症

目的

* 症状出現時の対応をすみやかに行い，重症化を予防する．
* 好中球減少時期の感染予防行動が重要になることを患者に指導する．

症状の定義

● 発熱性好中球減少症（FN）とは，がん薬物療法による高度の好中球減少によって感染性の発熱が生じた状態である．

● ガイドラインでは，好中球数が 500/μL 未満，または，1,000/μL 未満で 48 時間以内に 500/μL 未満に減少すると予想される状態で，かつ腋窩温 37.5℃以上（口腔内温 38.0℃以上）と定義されている[1]．

メカニズムと出現形態

● がん薬物療法によって骨髄の造血機能がダメージを受けることで好中球が減り，病原菌が容易に循環血液中に侵入し感染性の発熱が生じる．

● 抗がん薬の種類や治療方法などによって違いはあるが，一般的には治療後 7 ～ 14 日で好中球数が最低値（nadir）になり，21 日ごろに回復する．

● 好中球が減少しているときに外部から細菌が侵入すると感染症を発症するリスクが高くなる．

アセスメントのポイント

● FN が起こる要因として，治療や患者の状態に関連するものがある（**表 1**）．

表 1 ◆ FN が起こる要因

治療に伴うリスク
・治癒や完全寛解を目指している治療
・好中球減少が起こりやすい抗がん薬の使用
・複数の抗がん薬を組み合わせた治療（多剤併用療法）
・投与時間が好中球減少に影響を与える抗がん薬の使用（ゲムシタビン，5-FU など）

患者の状態に伴うリスク
・年齢や病期
・全身状態の低下
・胸水・腹水などの体液貯留
・臓器障害（肝・腎機能の低下など）
・治療前の骨髄機能（白血球，好中球，ヘモグロビン，血小板など）
・がんの骨髄への浸潤
・繰り返す治療（がん薬物療法，放射線療法）による骨髄機能の低下
・FN の既往
・感染症の潜在（う歯，副鼻腔炎，痔核など）
・中心静脈カテーテルなどの存在
・患者のセルフケア能力

- リスク因子が多い症例ほど，FN が発症するリスクが高くなるため，治療前のアセスメントが重要である．
- 患者自身が感染予防行動を実践することがもっとも重要であるため，セルフケア能力を十分にアセスメントし支援する必要がある．
- 治療後の白血球・好中球数の推移を把握する（p ●参照）.
- 感染部位や原因となっている微生物を推定する．
  - FN は発熱症状のみの場合も少なくないため，感染部位がどこなのか問診や診察を詳しく行う．
  - 口腔内，鼻腔，副鼻腔，肛門周囲，カテーテル挿入部位などを観察する．また，局所の疼痛や腫脹がないか，咳嗽，下痢，膀胱炎症状などがないか確認する．
  - 血液検査（全血球計算，血清生化学検査），血液培養検査（異なる部位から 2 か所採取）を実施する．

・感染が疑われる症状がある場合は，その部位の培養検査（尿や便，喀痰など）や画像検査を実施する．

薬物療法などの主な治療

● FN と 診 断 さ れ た ら，重 症 化 す る リ ス ク を MASCC（Multinational Association for Supportive Care in Cancer）スコア（**表2**）で評価し，抗菌薬による治療を速やかに開始する（**図1**）.

● 顆粒球コロニー刺激因子（G-CSF）製剤を使用する場合がある[2].

・FN の発症率が 20% 以上の治療を実施する場合は，1 サイクル目から予防的に G-CSF 製剤などを抗がん薬投与後 24 〜 72 時間以内に皮下注射することがある．

・FN による重篤な経過が予測される患者にも，1 サイクル目から G-CSF 製剤を使用することがある．

・1 サイクル目に FN を発症した場合，2 サイクル目から G-CSF 製剤を使用する場合がある．

発熱性好中球減少症

表2 ◆ MASCC スコア

項目	スコア
臨床症状（下記の 1 項目を選択） ＊無症状 ＊軽度の症状 ＊中等度の症状	 5 5 3
血圧低下なし	5
慢性閉塞性肺疾患なし	4
固形腫瘍である，または造血器腫瘍で真菌感染症がない	4
脱水症状なし	3
発熱時に外来管理	3
60 歳未満（16 歳未満には適用しない）	2

スコアの合計は最大 26 点．21 点以上を低リスク群，20 点以下を高リスク群とする．

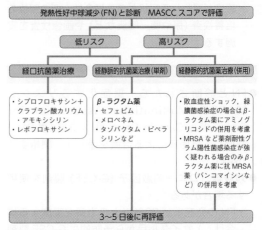

図1 ◆ FN 患者に対する抗菌薬初期治療 （文献1）をもとに作成）

看護ケアのポイント

標準的ケア ⋯⋯⋯⋯⋯⋯⋯⋯⋯⋯⋯

● 症状をモニタリングし確実な与薬を行う.

● 症状に応じて, 適切な保温もしくは冷罨法を実施する.

● 発熱により体力が消耗するため, 安静を保ち発汗や不感蒸泄で失われた水分や電解質を補う（経口補水液, 補液など）.

● 発汗や体力の消耗により皮膚や粘膜が感染しやすい状態となるため, 患者の負担を考慮しながら清潔ケアを行う.

● 体力の消耗や ADL の低下に伴い転倒のリスクがあるため, 環境調整を行う.

● 発熱時は食欲低下を伴うことが多いため, 患者が摂取しやすく消化のよい食事を考慮する.

● 症状の発症や持続に伴い治療を延期する場合があるため, 患者の苦痛や不安を把握し支援する.

予防的ケア ……………………………………

● 治療を開始する前に，FN が発症しやすい時期や症状，体温測定の重要性を説明する．

● 感染予防行動について指導する．

・全身の清潔を保つ．

・粘膜や皮膚を傷つけないよう便秘の予防やスキンケアを行う．

・外出する場合は，人ごみを避け，マスクを着用する．

・食事は新鮮なものを摂取する．

・調理器具や食器を清潔に保つ．

・白血病など高度の好中球減少が長期間にわたる場合は，加熱調理した食事を摂取する．

・極端に好中球が減少している時期は，ペットとの接触や生花・ドライフラワーを避ける．

・感染予防行動の実践が困難な患者の場合は，家族や支援者の協力を得る．

・感染予防行動が実践できないと判断した場合は，FN のリスクが低い患者であっても入院での治療を考慮する．

● 自宅で発熱した場合の対処方法や緊急時の連絡先，受診方法について説明する．

Memo

....

....

....

....

....

....

....

◆引用・参考文献
1) 日本臨床腫瘍学会編：発熱性好中球減少症（FN）ガイドライン，第2版，南江堂，2018
2) 中根実：第5章 発熱性好中球減少症．がんエマージェンシー 化学療法の有害反応と緊急症への対応，p99-133，医学書院，2015
3) JCOG：有害事象共通用語規準（CTCAE）v5.0 日本語訳 JCOG版
http://www.jcog.jp/doctor/tool/ctcaev5.html より2021年4月24日検索
4) 笹本奈美：発熱性好中球減少症．がん看護 22（3）：335-337，2017
5) Klastersky J, et al：The multinational association for supportive care in cancer risk index：a multinational scoring system for identifying low-risk febrile neutropenic cancer patients．J Clin Oncol 18：3038-3051，2000

Memo

....
....
....
....
....
....
....
....
....
....
....
....

赤血球減少と貧血

目的

＊抗がん薬により起こる貧血のメカニズムやリスクを理解し, 適切な観察や看護ケアを提供する.

症状の定義

● 貧血とは, 赤血球やヘモグロビン濃度 (Hb) が低下した状態である. WHO では成人男性の場合 Hb13.0g/dL 未満, 成人女性の場合 Hb12.0g/dL 未満が貧血と定義されている[1].

メカニズムと出現形態

メカニズム

● 殺細胞性抗腫瘍薬の骨髄抑制による赤血球の産生低下やがん細胞の骨髄浸潤, 出血傾向などにより起こる.

● プラチナ系薬剤による腎機能障害により, 赤血球の造血因子であるエリスロポエチンの産生が減少し, 赤血球の産生が低下する.

出現形態

● 赤血球の寿命は約 90 ～ 120 日であり, 殺細胞性抗腫瘍薬による貧血は数週～数か月かけて緩やかに進行する.

アセスメントのポイント

● 抗がん薬によるリスクをアセスメントする.
・プラチナ系薬やタキサン系薬, イリノテカンなどの薬剤.
・シクロホスファミド・メトトレキサート・フル

表1 ◆貧血の評価と症状

有害事象	Grade1	Grade2	Grade3	Grade4	Grade5
貧血	ヘモグロビン < LLN -10.0g/dL	ヘモグロビン < 10.0-8.0g/dL	ヘモグロビン < 8.0g/dL	生命を脅かす；緊急処置を要する	死亡
症状	倦怠感，集中力低下，頭痛，便秘など自覚症状が乏しいことも多い	皮膚・粘膜・眼結膜の蒼白，疲労感，軽度の呼吸困難，動悸，頭痛，めまい，耳鳴など	チアノーゼ，頭痛，めまい，耳鳴，活動・安静時の呼吸困難，頻脈，収縮期の心雑音，食欲不振，睡眠障害など		

(文献7)を参考に作成)

　　　オロウラシルを含む多剤併用療法.
　　・メトトレキサート・イホスファミドなどの高用
　　　量投与，投与期間など.
　　・血管新生阻害薬（ベバシズマブやラムシルマブ
　　　など）による出血傾向.
　● 患者個々のリスクをアセスメントする.
　　・造血器腫瘍，がんの骨髄浸潤など.
　　・現在のがん薬物療法回数，放射線治療の併用，
　　　過去のがん薬物療法や広範囲の骨への放射線照
　　　射の治療歴など.
　　・腎機能障害，出血傾向（血小板減少や凝固異常
　　　など），感染症など.
　　・栄養状態（鉄・ビタミンB₁₂・葉酸などの欠
　　　乏），高齢など.
　● 貧血の重症度と自覚症状の程度を評価する（**表
　　1**）.
　● 貧血による日常生活への影響などをアセスメント
　　する.

主な治療 1)

　● 治療は，赤血球輸血が唯一の対処方法である.
　● 輸血の目安は，ヘモグロビン濃度が7.0g/dL以
　　下とされており，一般に輸血量は1〜2単位/

日とされている.

● 貧血の進行度や日常生活への影響，輸血に伴うリスクなどを考慮して行われる.

● 出血傾向がある場合は，必要時に血小板輸血や出血への対症療法が行われる.

標準的な看護ケア

● 殺細胞性抗腫瘍薬により起こる貧血のリスクや出現時期，症状について説明する.

● 症状を医療従事者へ報告し，日常生活での対処方法について相談することを説明する.

● 症状に合わせた日常生活での注意点や対処方法について説明する（外来化学療法の場合，家族にも説明し協力を得る必要がある）.
  ・適宜休息をとり，過度な運動や疲労を避ける.
  ・易疲労感や立ちくらみがある場合は，長時間の立位など転倒のリスクを避ける.
  ・臥位から坐位になる場合や立位になる動作はゆっくりと行う.
  ・症状が強い場合は安静にする.
  ・末梢循環が低下するため，衣類や寝具などの調整を行い保温する.

● 貧血による栄養状態の低下を予防する.
  ・鉄分やビタミン C，ビタミン B_{12}，葉酸などを多く含む食事について情報提供しサポートする.

Memo

◆引用・参考文献
1) 中村勝之ほか：骨髄抑制 - 貧血．がん薬物療法の支持療法マニュアル〜症状の見分け方から治療まで〜（鈴木賢一ほか編），p118-122，南江堂，2013
2) Burke PW：良性血液学−産生低下による貧血・溶血性貧血．がん診療ポケットレファランス（畠清彦監訳），p272-277，メディカル・サイエンス・インターナショナル，2016
3) 国立がん研究センター内科レジデント編：骨髄抑制−貧血に対するアプローチ．がん診療レジデントマニュアル，第8版，p434-435，医学書院，2019
4) 菅野かおり：がん化学療法を受ける患者の副作用マネジメント−骨髄抑制．患者をナビゲートする！スキルアップがん化学療法看護　事例から学ぶセルフケア支援の実際荒尾晴恵ほか編），p54-59，日本看護協会出版会，2010
5) 森甚一ほか：Part II できる！　副作用対策−骨髄抑制．新がん化学療法ベスト・プラクティス，第2版（佐々木常雄ほか編），p108-114，照林社，2012
6) 厚生労働省：輸血療法の実施に関する指針（改訂版）．2019年3月：https://www.mhlw.go.jp/content/11127000/000493546.pdf より 2022年1月15日検索
7) 有害事象共通用語規準 v5.0 日本語訳 JCOG版（略称：CTCAE v5.0 - JCOG）
JCOGホームページ　http://www.jcog.jp/

Memo

....

....

....

....

....

....

血小板減少と出血

目的

＊抗がん薬により起こる血小板減少のメカニズムやリスクを理解し，適切な観察や看護ケアを提供する．

症状の定義

- 血小板の減少により出血しやすい状態である．
- 血小板数の正常値は 15 万 /mm^3 ～ 37 万 /mm^3 であり，5 万 /mm^3 以下の場合，出血リスクは高まる．

メカニズムと出現形態

メカニズム

- 殺細胞性抗腫瘍薬による骨髄抑制により，血小板の産生が低下する．
- 出血などによる血小板の消費や播種性血管内凝固症候群（DIC），血栓性微小血管症（TMA）などによる血小板の破壊亢進などによっても起こる．

出現形態

- 血小板の寿命は 7 ～ 10 日間であり，殺細胞性抗腫瘍薬投与後 7 日目頃より血小板減少が出現し，14 ～ 21 日目頃に最低値となる．

アセスメントのポイント

- 殺細胞性抗腫瘍薬によるリスクをアセスメントする．
  - カルボプラチン，ネダプラチン，タキサン系薬，フルダラビン，マイトマイシン C など．
  - カルボプラチン，ネダプラチン，タキサン系薬

表1 ◆血小板減少の評価と出血のリスク

有害事象	Grade1	Grade2	Grade3	Grade4		Grade5
血小板数減少	< LLN ～75,000 /mm³	< 75,000 ～50,000 /mm³	< 50,000 ～25,000 /mm³	< 25,000 /mm³		−
血小板減少と出血リスク	< 100,000 ～50,000 /mm³		< 50,000 ～30,000 /mm³	< 30,000 /mm³	< 10,000 /mm³	
	出血傾向の出現 止血までに時間がかかるなど		皮下・粘膜出血の出現 点状出血, 球状出血, 歯肉出血, 鼻出血など	臓器内出血のリスク 消化管出血, 血尿, 喀血, 眼底出血, 性器出血など	致命的な出血のリスク 脳内出血など	

(文献6) を参考に作成)

　　　　を含む多剤併用療法.
　　・殺細胞性抗腫瘍薬の高用量投与, 投与期間など.
● 患者個々のリスクをアセスメントする.
　　・造血腫瘍, がんの骨髄浸潤など.
　　・放射線治療の併用, 過去のがん薬物療法や広範囲の骨への放射線照射の治療歴など.
　　・血管新生阻害薬 (ベバシズマブやラムシルマブなど) の併用, 抗凝固薬内服など.
　　・感染症や DIC・TMA などの合併.
　　・低栄養, 高齢など.
● 血小板減少の重症度を評価し, 出血傾向の程度などからアセスメントする (表1).
● 出血時は, 出血の程度やバイタルサイン, 貧血症状, 意識レベルなどに注意して観察し, 他の部位からの出血の有無などを確認する.

薬物療法などの主な治療 1)

● 治療は，出血予防のための予防的血小板輸血が唯一の対処方法である．

・予防的血小板輸血は，感染症やアレルギー，同種免疫反応などのリスクや医療経済面などから，脳内出血などの致命的出血予防が必要な場合に行う．

・固形がんの場合，本邦では2万/μL以下かつ出血傾向を認める場合に，1〜2万/μLに維持するように血小板輸血が行われる．

・造血腫瘍の場合，急性白血病や悪性リンパ腫の寛解導入療法時は1〜2万/μL以上に維持，再生不良性貧血や骨髄異形成症候群は5千/μL前後の場合に血小板輸血が行われる．

・消化管出血など臓器内出血が認められる場合は，血小板輸血が行われる．

● 皮下出血や粘膜出血を認める場合は，外傷や刺激を避け，圧迫止血などで対応する．

標準的な看護ケア

● 殺細胞性抗腫瘍薬により起こる血小板減少による出血傾向のリスクや出現時期，症状について説明する．

● 血小板減少時期の日常生活での注意点や対処方法について説明する（外来患者の場合，出血時の救急外来受診のタイミングなどについても説明する）．

・打撲や外傷などに注意し，頭部を強く打撲した場合は外来へ連絡する．

・貧血や発熱など，他の症状によりふらつきなどがある場合は転倒に注意する．

・鼻出血予防のため鼻は強くかまない．圧迫しても止血しない場合は外来へ連絡する．

・歯肉出血などを予防するために，歯ブラシは柔

・らかいものを使用する.
  ・怒責を避けるため軟便剤や下剤などで排便調整を行う.
  ・衣類はゆったりしたものを着用し，圧迫を避ける.
- 皮下注射や筋肉注射をできるだけ避ける.
- 採血時は圧迫止血を確実に行う.

◆引用・参考文献
1) 中村勝之ほか：骨髄抑制－血小板減少. がん薬物療法の支持療法マニュアル～症状の見分け方から治療まで～（鈴木賢一ほか編），p123-129，南江堂，2013
2) 骨髄抑制－血小板減少に対するアプローチ. がん診療レジデントマニュアル，第8版（国立がん研究センター内科レジデント編），p432-433，医学書院，2019
3) 菅野かおり：がん化学療法を受ける患者の副作用マネジメント－骨髄抑制. 患者をナビゲートする！スキルアップがん化学療法看護 事例から学ぶセルフケア支援の実際 荒尾晴惠ほか編），p56-59，日本看護協会出版会，2010
4) 森甚一ほか：Part II できる！ 副作用対策－骨髄抑制. 新がん化学療法ベスト・プラクティス，第2版（佐々木常雄ほか編），p108-114，照林社，2012
5) 厚生労働省：輸血療法の実施に関する指針（改訂版）. 2019年3月：https://www.mhlw.go.jp/content/11127000/000493546.pdf より2022年1月15日検索
6) 有害事象共通用語規準 v5.0 日本語訳 JCOG版（略称：CTCAE v5.0 - JCOG）
   JCOG ホームページ http://www.jcog.jp/

Memo

....

....

....

....

....

がん薬物療法に伴う副作用マネジメント

悪心・嘔吐

目 的

* 治療前よりリスク因子をアセスメントし，適切な制吐療法を行い，がん薬物療法による悪心・嘔吐の出現を予防する．
* がん薬物療法による悪心・嘔吐で生じる身体的・心理的影響をアセスメントし，症状緩和を図る．

症状の定義

● 悪心とは，咽頭の後壁，胃・十二指腸の付近に感じる不快感をいう．

● 嘔吐とは，胃・食道・腹筋・横隔膜の共同運動によって胃の内容物を吐き出すことをいう．体内に有害な物質を取り入れないための生体防御反応でもある．

メカニズムと出現形態

● 悪心のメカニズムはよくわかっていないが，大脳皮質の関与が考えられている．

● がん薬物療法に伴う嘔吐のメカニズムは，様々な神経伝達物質（セロトニン，アセチルコリン，サブスタンス P，ドパミンなど）が延髄外側網様体背側に存在する嘔吐中枢を刺激することによって起こる．

● 嘔吐中枢の主な刺激経路は 4 種類ある．
　①抗がん薬により，第 4 脳室最後野に存在する化学受容体引金帯（CTZ）が直接刺激されて嘔吐中枢に伝わる．
　②抗がん薬投与後，小腸に存在する腸クロム親和性細胞からセロトニンが分泌され，小腸壁迷走神経求心路終末のセロトニン（$5HT_3$）受容体に

表 1 ◆出現時期による分類

急性悪心・嘔吐	投与後 24 時間以内に出現するもの
遅発性悪心・嘔吐	投与後 24 時間後から約 1 週間程度持続するもの シスプラチンを含むレジメンで多く出現する
突出性悪心・嘔吐	制吐薬の予防的投与にもかかわらず発現するもの
予測性悪心・嘔吐	多くは抗がん薬投与前から発生する 過去の治療時の不快な経験や記憶が影響し，治療に対する 恐怖や不安など精神的要因により生じる

　　　　結合し，延髄の孤束核や CTZ を経て嘔吐中枢
　　　　を刺激する.
　　　③抗がん薬投与後，サブスタンス P が分泌され
　　　　延髄の孤束核や CTZ のニューロキニン 1
　　　　(NK₁) 受容体に結合し，嘔吐中枢を刺激する.
　　　④精神的要因などにより，大脳皮質から嘔吐中枢
　　　　が刺激される.

● がん薬物療法による悪心・嘔吐は発現時期により
　分類される (**表 1**).

アセスメントのポイント

治療開始前 ……………………………………

● リスク因子には，使用される抗がん薬の催吐性リ
　スクと，患者側の要因によるものがある. 抗がん
　薬の催吐性リスクは高度〜最小度の 4 つに分類
　される (**表 2**). 患者側のリスク因子には，若年
　(50 歳未満)，強い不安，つわりや乗り物酔いな
　どでの悪心・嘔吐の経験，PS (パフォーマンス・
　ステータス) などがある.

● がん薬物療法以外の要因で悪心・嘔吐が出現する
　可能性もあり，鑑別が必要である.
　　・鑑別が必要な症状：腸管の部分狭窄や完全閉塞
　　　や前庭機能障害，脳腫瘍 (脳圧亢進状態)，電
　　　解質異常 (高カルシウム血症，低ナトリウム血
　　　症，高血糖)，オピオイドを含む併用薬剤，腸
　　　管運動麻痺など

表2 ◆催吐性リスク分類

催吐性リスク分類		薬剤・レジメン
高度（催吐性）リスク high emetic risk （催吐頻度 > 90%）	注射薬	・AC療法：ドキソルビシン＋シクロホスファミド　・EC療法：エピルビシン＋シクロホスファミド ・イホスファミド（≧ 2g/m²/回）　・エピルビシン（≧ 90mg/m²）　・シクロホスファミド（≧ 1,500mg/m²） ・シスプラチン　・ストレプトゾシン　・ダカルバジン　・ドキソルビシン（≧ 60mg/m²）
	経口薬	・プロカルバジン
中等度（催吐性）リスク moderate emetic risk （催吐頻度 30 ～ 90%）	注射薬	カルボプラチン（HECに準じた扱い） 非カルボプラチン ・アクチノマイシンD　・アザシチジン　・アムルビシン　・イダルビシン　・イノツズマブ オゾガマイシン ・イホスファミド（< 2g/m²/回）　・イリノテカン　・インターフェロン-α（≧ 10 million IU/m²） ・インターロイキン-2（> 12 ～ 15 million IU/m²）　・エノシタビン　・エピルビシン（< 90mg/m²） ・オキサリプラチン　・クロファラビン　・三酸化ヒ素　・シクロホスファミド（< 1,500mg/m²） ・シタラビン（> 200mg/m²）　・ダウノルビシン　・テモゾロミド　・ドキソルビシン（< 60mg/m²） ・トラベクテジン　・ネダプラチン　・ピラルビシン　・ブスルファン　・ベンダムスチン　・ミリプラチン ・メトトレキサート（≧ 250mg/m²）　・メルファラン
	経口薬	・イマチニブ　・エストラムスチン　・クリゾチニブ　・シクロホスファミド　・セリチニブ　・テモゾロミド ・トリフルリジン・チピラシル（TAS-102）　・パノビノスタット　・ブスルファン（≧ 4mg/日） ・ボスチニブ　・ミトタン　・レンバチニブ
軽度（催吐性）リスク low emetic risk （催吐頻度 10 ～ 30%）	注射薬	・アテゾリズマブ　・インターフェロン-α（5 ～ 10 million IU/m²）　・インターロイキン-2（≦ 12 million IU/m²） ・エトポシド　・エリブリン　・エロツズマブ　・カバジタキセル　・カルフィルゾミブ　・ゲムシタビン ・シタラビン（100 ～ 200mg/m²）　・ダラツムマブ　・トラスツズマブ エムタンシン ・ドキソルビシン リポソーム　・ドセタキセル　・ニムスチン　・ネシツムマブ　・パクリタキセル ・パクリタキセル アルブミン懸濁型　・フルオロウラシル　・ブレンツキシマブ　・ベリノスタット ・ペントスタチン　・マイトマイシンC　・ミトキサントロン　・メトトレキサート（50 ～ 250mg/m² 未満） ・ラニムスチン　・ロミデプシン

次ページにつづく

悪心・嘔吐

255

表2 ◆ 催吐性リスク分類

催吐性リスク分類		薬剤・レジメン
軽度（催吐性）リスク low emetic risk（催吐頻度 10～30%）	経口薬	・アファチニブ ・アキシチニブ ・アレクチニブ ・イキサゾミブ ・イブルチニブ ・エトポシド ・エベロリムス ・オラパリブ ・カペシタビン ・サリドマイド ・スニチニブ ・ダブラフェニブ ・テガフール・ウラシル（UFT） ・テガフール・ギメラシル・オテラシル（S-1） ・ニロチニブ ・パノビノスタット ・バルボジクリブ ・パンデタニブ ・ブスルファン（＜4mg/日） ・フルダラビン ・ボナチニブ ・ポリノスタット ・ラパチニブ ・レゴラフェニブ ・レナリドミド
最小度（催吐性）リスク minimal emetic risk（催吐頻度＜10%）	注射薬	・レアスパラギナーゼ ・アベルマブ ・アフリベルセプトベータ ・アレムツズマブ ・イピリムマブ ・インターフェロン-α（≤5 million IU/m²） ・オファツムマブ ・クラドリビン ・ガムツズマブオゾガマイシン ・ニボルマブ ・シタラビン（＜100mg/m²） ・セツキシマブ ・テムシロリムス ・トラスツズマブ ・ビンブラスチン ・ネララビン ・パニツムマブ ・ビノレルビン ・ビンクリスチン ・ビンデシン ・ペグインターフェロン ・ブラトレキサート ・フルダラビン ・ブレオマイシン ・ベバシズマブ ・ペグインターフェロン ・ペプロマイシン ・ベルツズマブ ・ベンブロリズマブ ・ポルテゾミブ ・メトトレキサート（≤50mg/m²） ・ラムシルマブ ・リツキシマブ
	経口薬	・エルロチニブ ・オシメルチニブ ・ゲフィチニブ ・ソラフェニブ ・ダサチニブ ・トラメチニブ ・トレチノイン ・ヒドロキシカルバミド（ヒドロキシ尿素） ・フォロデシン ・メルカプトプリン ・メルファラン ・ルキソリチニブ ・ベキサロテン ・ポマリドミド ・メトトレキサート

（文献1）を改変。注射薬、経口薬それぞれの催吐性リスク分類表をあわせて作成。本邦未承認薬を省く〉

● がん薬物療法に対する受け止め方やイメージについて確認する.

治療開始後 ·····························

● 悪心・嘔吐の有無と程度, 出現時期, 持続時間, 症状を緩和させる要因や増強させる要因の把握, 制吐剤の使用状況と効果を確認する.

● 食事や水分の摂取状況を確認し, 症状が続く場合には脱水症状や電解質異常の有無, 体重減少などの全身状態を把握する.

● 悪心・嘔吐に伴う精神面への影響の有無を確認する.

● セルフケアの実施状況とその効果を確認する.

薬剤療法などの主な治療

● 抗がん薬の催吐性リスク分類に応じた制吐剤を使用する (**表 3**).

● 突出性の悪心・嘔吐に対しては, 予防的に使用した制吐剤とは作用機序の異なる制吐剤を複数かつ定時的に使用する.

● 多受容体作用抗精神病薬であるオランザピンが, 高度および中等度リスク抗がん薬による遅発期での悪心・嘔吐のコントロールに有用であると報告があり, 制吐剤の予防投与を行っているにもかかわらず症状を呈する場合にも有効であるとされている. ただし禁忌として糖尿病があり使用時は注意が必要である[1].

● 脱水予防, 電解質改善目的で輸液が行われることもある.

標準的な看護ケア, 予防的ケアのポイント

● がん薬物療法に伴う悪心・嘔吐は発現予防が目標である. 投与予定の抗がん薬の催吐性リスクに応じて, 適切な制吐剤を使用する. ただし制吐剤の副作用があることにも注意が必要である.

悪心・嘔吐

表3 ◆催吐療法のダイアグラム

催吐性リスク	薬品名		急性 day1	遅発性 day2	day3	day4	day5
高度（催吐性）リスク	NK₁ 受容体拮抗薬 アプレピタント (mg) もしくは ホスアプレピタント (mg)		125	80	80		
			150				
	5-HT₃ 受容体拮抗薬		○				
	デキサメタゾン (mg)		9.9	8	8	8	(8)
中等度（催吐性）リスク	カルボプラチン、オキサリプラチン、イホスファミド、イリノテカン、メトトレキサート使用時	アプレピタント (mg) もしくは ホスアプレピタント (mg)	125	80	80		
			150				
		5-HT₃ 受容体拮抗薬	○				
		デキサメタゾン (mg)	4.95 (3.3)	(4)	(4)	(4)	
	上記以外のレジメン時	5-HT₃ 受容体拮抗薬					
		デキサメタゾン (mg)	9.9 (6.6)	8	8	(8)	
軽度（催吐性）リスク	デキサメタゾン (mg)		6.6 (3.3)				
最小度（催吐性）リスク	通常予防的な催吐療法は推奨されない						

▨ は注射薬 　　　　　　　　　　　　　　　　　　　　（文献 1）を参考に作成）

- 患者によってはがん薬物療法を受けているから仕方がないと我慢する場合もあり，我慢しないでよいことを伝え，患者日記等による継続したモニタリングを支援する．
- 定期的な制吐剤の内服の必要性や，突発的な悪心・嘔吐への対応に関する指導を行う．
- 症状出現時の食事については，少量ずつ回数を増やす，患者が食べやすいものを摂取する，においや湯気で症状が誘発されることがあるため，においの強いものは避け，冷たいものやのど越しのよいものを選択するなどの説明を行う．

- 食事の準備を担っている患者の場合には，におい で悪心や嘔吐が誘発されることもあるため，他の 家族に食事準備の代行を依頼したり，加工食品の 活用などを患者・家族とともに検討する．
- 食事指導や栄養指導など，管理栄養士や栄養サ ポートチーム（NST）の介入も適宜行う．
- 治療当日はゆったりとした服装にする，症状出現 時にはにおいや換気を行うなど，治療環境・生活 環境の整備と配慮を行う．
- 治療歴がある患者の場合には，以前の治療時に 行った対策で症状を緩和させたもの，誘発させた ものを患者とともに振り返り，効果のあった対策 は取り入れ，効果のなかったものについては別の ケアを一緒に考えセルフケア支援を行う．
- 嘔吐時は，吐物を速やかに片付け，口腔内の不快 感を軽減させるため含嗽準備などの援助を行う．
- 吐物による窒息や誤嚥に注意が必要である．

悪心・嘔吐

◆引用・参考文献
1) 日本癌治療学会：「制吐薬適正使用ガイドライン」2015 年10月【第2版】一部改訂版 ver.2.2（2018年10月） http://jsco-cpg.jp/guideline/29.html より2021年5 月5日検索：
2) 金政佑典ほか：part5 副作用対策のベストプラクティス 一悪心・嘔吐．がん薬物療法看護ベスト・プラクティス， 第3版（下山達，三浦里織編），p294-300，照林社， 2020
3) 吉田絢美：第2章-消化器-5 悪心・嘔吐．YORi-SOU がんナーシング2021年春季増刊（通巻67号）重症度別 の症状・かかわりがイラストでみえる がん薬物療法の副 作用50 患者アセスメント&ケアノート（菅野かおり監）， p36-39，メディカ出版，2021
4) 菅野かおり：悪心・嘔吐．がん患者の症状まるわかり BOOK（田村和夫，荒尾晴惠，菅野かおり編），p214- 219，照林社，2018

食欲不振・味覚障害

目的

* 食欲不振・味覚障害を誘発する身体的，心理的要因を
  アセスメントする.
* 食欲不振の原因となりうる他の副作用症状を軽減する.

症状の定義

- 食欲不振とは，食物を摂取したいという欲求が低下ないし消失した状態である.
- 味覚障害とは，味覚の感度が低下または消失したことにより，食べ物や飲み物の味や食感が本来とは異なったり，味に対する感度が低下したり，味を感じなくなったりする状態である.

メカニズムと出現形態

- 食欲不振が起こるメカニズムは多岐にわたり，単一の症状として出現する場合もあるが，他の症状の二次的な症状として起こる場合がある.
- 抗がん薬の直接作用による食欲不振は，抗がん薬が延髄の化学受容体 (CTZ) に作用し，中枢性の嘔吐作用を引き起こすことから食欲不振が起こる.
- 二次的に起こる食欲不振は，がん薬物療法に伴う副作用 (悪心・嘔吐，味覚障害，便秘，下痢，口内炎，倦怠感，抑うつ等)，原疾患 (がん) による器質的な問題 (消化管狭窄，圧迫，がん性腹膜炎等) などから起こる.
- 味覚障害は，がん薬物療法により味蕾細胞および味覚神経伝達障害，唾液分泌量低下，亜鉛の欠乏，口腔内のトラブルなどにより起こる．フルオロウ

ラシルは亜鉛キレート作用をもち，亜鉛の吸収を
阻害する．
● 味覚障害の要因には，がん薬物療法以外にも，腫
瘍の浸潤や放射線療法の併用，肝機能や腎機能の
低下，心因性のものなどもある．
● 味覚障害の症状について**表1**に示す．

表1 ◆味覚障害の症状の分類

症状の分類	症状
味覚減退	味が薄くなった，味を感じにくい
味覚消失・無味症	全く味がしない
解離性味覚障害	甘みだけがわからない
異味症・錯味症	しょう油が苦く感じる
悪味症	何を食べても嫌な味になる
味覚過敏	味が濃く感じる
自発性異常味覚	口の中に何もないのに苦みや渋みを感じる
片側性味覚障害	一側のみの味覚障害

アセスメントのポイント

● 食欲不振出現時には，食事の状況，治療スケ
ジュールや食欲不振以外のがん薬物療法の副作用
との関連，身体的側面（消化吸収機能，口腔の状
態，嚥下状態など），精神的・社会的側面（不安
やストレス，環境要因など），栄養評価に関する
身体計測や検査データなどを継続的にアセスメン
トする．
● 食欲不振のリスク因子をアセスメントする．
　・食欲不振の原因となりうる副作用症状の出現頻
　　度が高い薬剤の使用，化学放射線療法，術後補
　　助化学療法など．
　・特に消化器がんでは消化機能が低下している状
　　態でがん薬物療法を行うため，消化器症状の副
　　作用が強く出現する可能性があり注意が必要で
　　ある．

表 2 ◆ 添付文書に味覚障害及び味覚異常の副作用が記載されている薬剤（抜粋）

頻度	薬剤
20% 以上	アレクチニブ (23.4%)，エヌトレクチニブ (42.3%)，クリゾチニブ (20.4%)，スニチニブ (37.5%)，チオテパ (42.1%)，ペミガチニブ (45.8%)
10% 以上	アキシチニブ (11.6%)，エベロリムス，オラパリブ
5〜30% 未満	エリブリン，ドキソルビシン，パゾパニブ
5〜20% 未満	アベマシクリブ，パクリタキセル（アルブミン懸濁型），ブスルファン
5〜10% 未満	キザルチニブ，ニラパリブ，ブレンツキシマブベドチン，レンバチニブ
1〜10% 未満	アザシチジン，アファチニブ，オシメルチニブ，ゲムシタビン，ダコミチニブ，パンデテニブ，ペムブロリズマブ，ラパチニブ，レゴラフェニブ
10% 未満	ダサチニブ，パルボシクリブ，ベンタムスチン，ポナチニブ，ポマリドミド，ロルラチニブ，トラスツズマブデルクステカン
5% 以上	オキサリプラチン，サリドマイド，テガフール・ギメラシル・オテラシルカリウム，パノビノスタット，ビニメチニブ，ベムラフェニブ，ベルツズマブ，ラロトレクチニブ，レナリドミド
5% 未満	イピリムマブ，ゲムツズマブオゾガマイシン，テガフール・ウラシル，ドセタキセル，ネシツムマブ，ビノレルビン，ペメトレキセド，ボルテゾミブ，アテゾリズマブ，アベルマブ，イマチニブ，エルロチニブ，ニボルマブ，ネダプラチン，ベバシズマブ，フルオロウラシル
1% 未満	エトポシド，カルボプラチン，ビンデシン，フルタミド
頻度不明	アムルビシン，イリノテカン，シクロホスファミド，シスプラチン，フルダラビン，メトトレキサート

（2021 年 4 月時点での最新の各薬剤添付文書を参考に筆者作成）

- 味覚障害の症状は様々であり，患者が自覚している症状をくわしく確認することが重要である．
- 味覚障害を起こす頻度が高い抗がん薬を含むレジメンでは特に注意が必要である（**表 2**）．また抗がん薬以外の薬剤でも味覚障害をきたす薬剤はあり，がん薬物療法以外の要因がないか確認することも重要である．
- 食欲不振や味覚障害はがん薬物療法以外の原因でも起こるため，治療開始前に症状の有無を確認す

る．治療前にすでに症状がある場合にはその原因
についてアセスメントする．

● 治療前の口腔内の状態，口腔衛生の習慣，食事量，
食生活や嗜好，食べやすいものを確認しておき，
症状出現時に患者の好む食品や食物の形態，食事
時間など，食事への支援を検討する．

● 治療終了後にも食欲不振や味覚障害が続く場合に
は，患者の不安が増強することもあるため精神面
のアセスメントも必要となる．

薬剤療法などの主な治療

● 食欲増進作用を期待してコルチコステロイドを用
いる場合があるが，易感染や高血糖などの副作用
があり，がん薬物療法中の長期間の使用は避けた
ほうがよい[2, 3]．

● 消化管運動改善薬であるドンペリドンや消化機能
異常治療薬メトクロプラミドなどを食欲不振時に
使用する場合もある[4]．

● 味覚障害に対する治療法は確立されていない．亜
鉛欠乏症の場合にはポラプレジンクや硫酸亜鉛の
精製試薬を投与する．ただし効果が出るまでに数
週間〜数か月かかる[6]．

● がん薬物療法中には定期的に栄養状態の評価を行
い，1週間程度十分な経口摂取ができない（でき
ないと予想される）場合には，積極的な栄養療法
を行うことが推奨されている．しかし，長期間に
わたる高カロリー輸液は消化機能の低下の原因と
なるため，がん薬物療法が原因と考えられる場合
には必要最小限の期間とする．

標準的な看護ケア，予防的ケアのポイント

● 食欲不振の予防として，食欲不振の原因となりう
る副作用症状に対して適切な治療を実施する．

● 食欲が低下している時には，食べたい時に食べら

- れるものを無理せず摂取することが大切である. 消化の良いものや少量でもエネルギーや栄養価の高いものを摂るように支援する.
- 早期満腹感を感じる場合には, 1日3回の食事にこだわらず, 1日4〜6回に分けて摂取する, 食事中の水分摂取を控えるなど食事摂取方法を工夫する.
- 金属味がある場合には塩味やしょうゆ味を控える, 味覚減退・消失時には減退しにくい甘味や酸味を使用する, 味覚を過敏に感じる時には過敏に感じるものを控えるなど, 味覚障害の症状に合わせた対処方法を提案し, 患者にあった方法を患者とともに考える.
- 管理栄養士や栄養サポートチーム (NST) の介入も適宜行う.
- 食事への支援では家族への支援も重要であり, 買い物や調理などの食事に関する情報収集を行い, 家族とともに支援を考える.
- 食欲不振や味覚障害は持続すると不安やストレス増強の要因となる. 医療者が食事量を尋ねる回数や家族から食べるように励まされる回数が増えることも, 患者のストレス増強につながる可能性があり注意が必要である.

Memo

....
....
....
....
....
....

◆引用・参考文献

1) 山本有佳子：特集 がん薬物療法による有害事象への対応 ～こんな時どうしたらよいの？～－食欲不振．がん看護 25 (2)：156-158，2020

2) 良田紀子：食欲低下．がん患者の症状まるわかり BOOK（田村和夫ほか編），p206-211，照林社，2018

3) 公益財団法人 日本ホスピス・緩和ケア研究振興財団：がん緩和ケアに関するマニュアル 第5章 痛み以外の身体的諸症状のマネジメント
https://www.hospat.org/practice_manual-5-1.html
より 2021 年 4 月 30 日検索

4) 本田里香ほか：第3章 栄養・代謝 1.食欲不振．根拠がわかる症状別看護過程改訂第3版こころとからだの69症状・事例展開と関連図（関口恵子ほか編），南江堂，p185-194，2016

5) 小瀬木裕美：第2章 - 消化器 - 9 食欲低下．YORi-SOU がんナーシング 2021 年春季増刊（通巻 67 号）重症度別の症状・かかわりがイラストでみえる がん薬物療法の副作用 50 患者アセスメント＆ケアノート（菅野かおり監），p52-55，メディカ出版，2021

6) 四方田真紀子ほか：副作用対策のベストプラクティス―味覚障害．がん薬物療法看護ベスト・プラクティス，第3版（下山達ほか編），p363-366，照林社，2020

7) 小瀬木裕美：第2章 - 消化器 - 10 味覚異常．YORi-SOU がんナーシング 2021 年春季増刊（通巻 67 号）重症度別の症状・かかわりがイラストでみえる がん薬物療法の副作用 50 患者アセスメント＆ケアノート（菅野かおり監），p56-59，メディカ出版，2021

8) 田墨恵子：5章 がん化学療法の副作用とケア ―6 味覚障害．ベスト・プラクティスコレクション がん化学療法ケアガイド，第3版（浜口恵子ほか編），p197-204，中山書店，2020

食欲不振・味覚障害

Memo

....

....

....

....

がん薬物療法に伴う副作用マネジメント

下痢

目的

* 下痢の早期発見・対処ができるよう下痢を起こしやすい薬剤の確認や発生時期を予測する.
* 下痢の重篤化が避けられるよう薬剤・患者の両側面からリスクアセスメントを行う.

症状の定義

● 下痢とは，異常に水分の多い便や固形ではない便が頻度を増して排出される[1]状態である.

メカニズムと出現形態

● 薬剤性下痢は投与後24時間以内に出現する「早発性下痢」と，投与後24時間以降に出現する「遅発性下痢」[2]に分類される.
● 早発性下痢は，抗がん薬投与により副交感神経が刺激され腸管蠕動運動が亢進することで出現する. 多くは一過性で治まる.
● 遅発性下痢は，抗がん薬や抗がん薬の活性代謝物による腸管粘膜傷害により出現する. 軟便程度の軽度な下痢は止痢薬の投与により多くは1週間以内に回復する[3]が，重篤化し脱水による循環障害や電解質異常をひき起こす場合もある.
● イリノテカンは代表的な副作用に下痢があり，早発性と遅発性の両方の下痢が出現する可能性がある.
● 骨髄抑制（好中球減少）の遷延時は，腸管感染から下痢が出現する場合がある.

アセスメントのポイント

● 患者の基本情報
　・がんの部位
　・治療歴
　・既往歴
　・薬剤使用状況
● 従来の患者の排便パターン（ベースライン）
　・排便回数やタイミング，便の性状・量
● 下痢症状と他の消化器症状
　・下痢の評価（表1）
　・下痢の出現時期，回数やタイミング，便の性状
　　や量
　・腹痛，蠕動亢進，悪心嘔吐，肛門周囲疼痛
● 脱水症状
　・食事・水分摂取状況
　・体重推移
　・皮膚・粘膜の乾燥，乏尿・濃縮尿
　・血液データ（電解質・腎機能）
　・倦怠感・performance status（PS）
　・頻脈・血圧低下
● 感染性下痢との鑑別
　・発熱
　・血液データ（炎症反応，白血球数），便培養

表1 ◆ CTCAEv5.0 下痢の評価

有害事象	下痢
Grade1	ベースラインと比べて<4回/日の排便回数増加；ベースラインと比べて人工肛門からの排泄量が軽度に増加
Grade2	ベースラインと比べて4-6回/日の排便回数増加；ベースラインと比べて人工肛門からの排泄量の中等度増加；身の回り以外の日常生活動作の制限
Grade3	ベースラインと比べて7回以上/日の排便回数増加；入院を要する；ベースラインと比べて人工肛門からの排泄量の高度増加；身の回りの日常生活動作の制限
Grade4	生命を脅かす；緊急処置を要する
Grade5	死亡

（文献8）より引用，改変）

薬物療法などの主な治療

- 原因となる薬剤の中止（**表2**）.
- 適切な補液と薬剤（**表3**）の使用.

標準的な看護ケア，予防ケアのポイント

- 薬剤に応じた予防法
  - イリノテカンは代謝産物の腸管内停滞が遅発性下痢を増悪させるため，イリノテカン投与後は便秘しないよう排便コントロールを行う.

表2◆下痢を起こしやすい主な薬剤

分類	一般名
細胞傷害性抗がん薬	イリノテカン，フルオロウラシル，カペシタビン，テガフールギメラシルオテラシル，シタラビン，エトポシド，メトトレキサート，ペメトレキセド，パクリタキセル，ドセタキセル，カバジタキセルなど
分子標的治療薬	ゲフィチニブ，エルロチニブ，アファチニブ，オシメルチニブ，ラパチニブ，イマチニブ，スニチニブ，ソラフェニブ，クリゾチニブ，セリチニブ，レンバチニブ，レゴラフェニブ，ボルテゾミブ，セツキシマブ，パニツムマブなど

(文献2, 5) を参考に筆者作成)

表3◆下痢に用いられる主な薬剤

	分類	一般名	作用
早発性下痢	抗コリン薬	ブチルスコポラミン臭化物 アトロピン硫酸塩	副交感神経節遮断による腸管蠕動運動亢進抑制
遅発性下痢	腸蠕動抑制薬	ロペラミド ジヒドロコデインリン酸塩	腸管蠕動運動抑制 腸管内の水分・電解質の分泌抑制と吸収促進作用
	収斂薬	タンニン酸アルブミン 次硝酸ビスマス	腸粘膜の被膜形成，腸壁の刺激緩和による二次的な腸管蠕動の抑制
	吸着薬	天然ケイ酸アルミニウム	腸内の細菌性毒素，過剰な水分など吸着・除去
	整腸薬	乳酸菌製剤 酪酸菌製剤	腸内細菌を整える作用
イリノテカンによる遅発性下痢	漢方薬	半夏瀉心湯	イリノテカンの活性代謝物生成に関与する物質の阻害作用

(文献4, 6, 7) を参考に筆者作成)

- 早期発見への支援
  - 患者のベースラインを把握し，どのように排便状況が変化すれば医療者に連絡したほうがよいか具体的な連絡のタイミングを伝えておく．
- 下痢出現時のケア
  - 食物繊維・脂質を多く含む食品や刺激物を避ける．消化吸収がよく，電解質など栄養が豊富な温かい食物を少量ずつ摂取する．
  - 経口補水液やスポーツドリンクなどをこまめに摂取する．
  - 休息や食物の消化吸収が障害されているため，エネルギーを温存できるように環境調整を行う．
  - 排便後は温水で洗浄し，やさしく抑えるように拭くなど肛門周囲の保清方法について情報提供を行う．

下痢

◆引用・参考文献
1) Micheal Camilleri, et al：下痢・便秘．ハリソン内科学，第5版（福井次矢ほか日本語版監），p270-278，メディカル・サイエンス・インターナショナル，2017
2) 末吉真由美：下痢．国立がんセンターに学ぶがん薬物療法看護スキルアップ（国立がん研究センター看護部編），p162-167，南江堂，2018
3) 第一三共：トポテシン®医薬品インタビューフォーム．2019年6月改訂（第15版）
4) 森清志：イリノテカンの副作用対策．がん漢方（北島政樹監），p96-98，南山堂，2012
5) 日本がん看護学会翻訳ワーキンググループ：下痢．がん看護PEPリソース，p121-136，医学書院，2013
6) 一般社団法人日本がん看護学会教育・研究活動委員会コアカリキュラムワーキンググループ：下痢．がん看護コアカリキュラム日本版，p150-151，2018
7) 和泉元喜ほか：下痢患者の重症度判定，急性期の治療，止瀉薬などの使い方のコツと治療法．診断と治療 101 (2)：262-266，2013
8) 有害事象共通用語規準 v5.0 日本語訳 JCOG 版（略称：CTCAE v5.0 - JCOG）
JCOG ホームページ　http://www.jcog.jp/

便秘

目的

* 便秘は他の消化器症状や，抗がん薬の排泄遅延により有害反応を増強する誘因となりえる．治療前からレジメンの特徴を理解し，便秘のリスクに対処する．

症状の定義

● 排便に困難を感じ，その頻度が低く，排便しきっていないと感じられる状態をいう[1]．

メカニズムと出現形態

● 便秘は，消化管の狭窄や閉塞による通過障害によって起こる「器質性便秘」と，それ以外の「機能性便秘」に分けられる．がん薬物療法によって起こる便秘は「機能性便秘」である．

● 微小管阻害薬であるビンカアルカロイド系やタキサン系の抗がん薬は便秘を起こしやすい．微小管は神経細胞の軸索輸送などの役割を担っており，抗がん薬により微小管が阻害されると自律神経にも影響が及び腸管蠕動運動が抑制され便秘が出現する[2]．

● 制吐薬として用いられる 5HT$_3$ 拮抗薬（グラニセトロン，パロノセトロンなど）・NK$_1$ 受容体拮抗薬（アプレピタント），がん性疼痛に用いられるオピオイドは腸管蠕動運動抑制により便秘が出現しやすい．

● 薬剤以外にも治療中の患者は活動性低下，経口摂取量低下など，便秘に影響する複数の要因が存在する場合がある．

表1 ◈ CTCAEv5.0 便秘の評価

有害事象	便秘
Grade1	不定期または間欠的な症状；便軟化薬 / 緩下薬 / 食事の工夫 / 浣腸を不定期に使用
Grade2	緩下薬または浣腸の定期的使用を要する持続的症状；身の回り以外の日常生活動作の制限
Grade3	摘便を要する頑固な便秘；身の回りの日常生活動作の制限
Grade4	生命を脅かす；緊急処置を要する
Grade5	死亡

(文献7)より引用, 改変)

アセスメントのポイント

● 患者の基本情報
  ・がんの部位 (腹膜播種, 消化管狭窄・閉塞)
  ・抗がん薬の種類, 投与量, 投与回数
  ・他の治療歴 (腹部手術, 腹部・骨盤放射線治療)
  ・抗がん薬以外の便秘になりやすい薬剤の使用状況
  ・精神状態 (過度の緊張・抑うつ)
● 生活習慣
  ・排便回数やタイミング, 便の性状・量
  ・食事・水分摂取状況
  ・生活リズムと運動量
● 便秘の状況
  ・便秘の評価 (表1)
  ・便秘の出現時期と持続期間, 排便間隔
  ・便秘に対する患者自身の受けとめと対処
  ・随伴症状 (食欲不振, 悪心嘔吐, 腹部膨満感, 腹痛, 残便感, 腸蠕動音低下, 肛門亀裂など)

薬物療法などの主な治療

● 緩下剤 (表2) での調節

便秘

表2 ◆ 主な緩下剤

分類	薬剤名	作用機序	効果発現時間の目安	副作用	備考
浸透圧性下剤	酸化マグネシウム（マグミット）	腸管内水分移行便軟化作用	8～12時間	下痢	腎障害がある場合、高マグネシウム血症のリスクがある
	ラクツロース（モニラック、ラグノスNF経口ゼリー）	腸管内水分移行蠕動亢進	1～2日	腹部不快感腹痛、鼓腸	高アンモニア血症の治療・予防にも用いられる
刺激性下剤	センノシド（プルゼニド）	腸管筋神経刺激	8～12時間	腹部不快感、下痢、腹痛	長期連用による耐性、習慣性が生じることもある
	ピコスルファートナトリウム（ラキソベロン）	腸管筋神経刺激水分吸収阻止	6～12時間	腹部不快感、腹痛	液剤のため薬量を調整しやすい耐性・習慣性を生じることが少ない
	ビサコジル坐薬（テレミンソフト）	腸管筋神経刺激	15～60分	腹部不快感、下痢、腹痛	坐薬は直腸を局所的に刺激し排便反射を誘発する。主に排便困難型便秘症に用いられる
	炭酸水素ナトリウム（新レシカルボン）	発泡性腸管筋神経刺激	10～30分		
上皮機能変容薬	ルビプロストン（アミティーザ）	腸液分泌促進	24時間以内	悪心	悪心の発症は投与後数日間がピークでその後、慣れてくる
	リナクロチド（リンゼス）		24時間以内	下痢	腹痛を伴う便秘患者に有効食事前に内服する
末梢型オピオイド受容体拮抗薬	ナルデメジン（スインプロイク）	大腸でのオピオイド受容体の阻害	5時間	投与初期の下痢	オピオイド誘発性便秘に限定して使用する
胆汁酸トランスポーター阻害薬	エロビキシバット（グーフィス）	胆汁酸による蠕動促進、水分分泌促進	5時間	腹痛	副作用の腹痛は蠕動痛で、多くは軽度で排便によって軽快する。食事前に内服する

（文献4～6）を参考に筆者作成）

標準的な看護ケア，予防ケアのポイント

● 食事・水分摂取状況や活動量，排便習慣を整えられるよう情報提供を行う.

・朝の起床時と食後に結腸運動が亢進するため，食事は可能な限り1日3食摂取を促す.

・水分摂取量の確保と食物繊維が豊富な食品の摂取を勧める.

・腸管蠕動運動が促進するように，適度な運動習慣や大腸の走行に沿ったマッサージ，腰部への温罨法を促す.

・洋式トイレの場合，腹圧が効果的にかかるように便座に坐り膝を抱える姿勢について情報提供を行う.

・便意にかかわらず，朝食後に落ち着いた気分でいきむことなく便座に座る習慣を持つことを勧める.

便
秘

◆引用・参考文献

1) Camilleri M, et al：下痢・便秘. ハリソン内科学，第5版（福井次矢ほか日本語版監），p270-278，メディカル・サイエンス・インターナショナル，2017

2) 一般社団法人日本がん看護学会教育・研究活動委員会コアカリキュラムワーキンググループ：便秘. がん看護コアカリキュラム日本版，p148-150，2018

3) 末吉真由美：便秘. 国立がんセンターに学ぶがん薬物療法看護スキルアップ（国立がん研究センター看護部編），p158-161，南江堂，2018

4) 木村雅子ほか：臓器別副作用と対策－消化器系 便秘・イレウス. 日本臨床 73（増刊号2）：365-368，2015

5) 坂田資尚ほか：便秘症の治療 - 浸透圧・刺激性下痢. 臨床と研究 96（11）：27-31，2019

6) 中島淳：新規便秘薬の特徴とその使い方. THE GI FOREFRONT 16（11）：27-30，2020

7) 有害事象共通用語規準 v5.0 日本語訳 JCOG版（略称：CTCAE v5.0 - JCOG）
JCOGホームページ　http://www.jcog.jp/

口腔粘膜炎

目的

* 予防や適切な指導, ケアを行い口腔粘膜炎の重症化や合併症を防ぐ.

症状の定義

● がん治療によって起こる口腔内の炎症や潰瘍などの粘膜の病変.

メカニズムと出現形態

● 抗がん薬治療開始後, 数日〜10日目頃に発症し, 通常は, 2〜3週間程度で粘膜が上皮化し治癒する.

● 薬剤により粘膜細胞内でイオン化したフリーラジカル(活性酵素)が発生し, 粘膜を破壊するなどの影響を与え, びらんや潰瘍を引き起こす(一次性粘膜炎).

● 骨髄抑制により白血球が減少し, 易感染状態になり, 口腔内の常在菌の局所感染が発生する(二次性粘膜炎).

● 口腔内に発赤, 紅斑, アフタ, びらん, 潰瘍, 偽膜, 出血などの症状が起こる. 口腔内の知覚過敏や接触痛が生じ, 増強すると咀嚼障害, 嚥下障害, 開口障害を起こし, 会話がしにくい, 食事摂取ができないなど日常生活に支障をきたし, QOLの低下や全身状態に影響を及ぼす.

● 口腔粘膜炎は, 口唇の裏側, 頬粘膜, 舌縁部, 軟口蓋など可動性がある機械的刺激を受けやすい部位に発生することが多く, 抗がん薬投与のたびに繰り返す(図1, 表1).

● 分子標的薬の場合は，舌腹，歯肉，硬口蓋などに
　発生することがある．投与開始1〜2週間後に
　アフタ様の潰瘍が形成されることが多く，回数を
　重ねると症状が軽減することが多い．

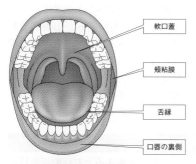

図1 ◆ 口腔粘膜炎の好発部位

軟口蓋
頬粘膜
舌縁
口唇の裏側

口腔粘膜炎

表1 ◆ 口腔粘膜炎を発症しやすい薬剤

殺細胞性抗腫瘍薬	代謝拮抗薬	5-FU（フルオロウラシル），テガフール・ギメラシル・オテラシル，カペシタビン，テガフール・ウテラシル，メトトレキサート，シタラビン，フルダラビン
	抗腫瘍性抗生物質	ドキソルビシン，エピルビシン，ブレオマイシン，ダウノルビシン，アクチノマイシンD，イダルビシン，ペプロマイシン
	アルキル化薬	シクロホスファミド，ブスルファン，イホスファミド
	植物アルカロイド	パクリタキセル，ドセタキセル，ビンクリスチン，エトポシド
	白金製剤	シスプラチン，カルボプラチン
分子標的薬	EGFR阻害薬	セツキシマブ，エルロチニブ，パニツムマブ
	EGFR/HER2阻害薬	ラパチニブ
	血管新生阻害薬	ソラフェニブ，スニチニブ，レゴラフェニブ，アキシチニブ
	mTOR阻害薬	エベロリムス，テムシロリムス

赤字は各添付文書で発生頻度が10%以上または頻度不明，重篤な副作用としている薬剤

- 使用する薬剤により発生頻度は異なる．また，高用量投与や放射線併用療法は，重篤化しやすい．
- ステロイド投与，糖尿病，栄養状態，喫煙の有無，口腔内の状態の影響を受けるため，抗がん薬以外に口腔内と全身状態のアセスメントをする．
- 口腔内に変化がみられる前に痛みが出現するため，自覚症状も慎重に聴取する．オピオイドの使用で痛みの訴えがない場合もあるので，実際に視診することも重要である．
- ステロイドを使用している場合や終末期ではカンジダを発症していることがある．

- 口腔粘膜炎はいったん発生すると対症療法を行い治るのを待つしかないため，発生を予防することが重要である．
- 口腔粘膜炎が発生した場合は，口腔内環境と全身状態を整え重症化を防ぎ，粘膜の治癒促進を目指す．

予防的ケアのポイント

- 口腔内の清潔と保湿が基本であるが，リスクアセスメントを行い，リスクに合わせてセルフケア指導や実際のケアの内容を変える．
- 食事摂取の有無に関わらず毎食後と就寝前の1日4回のブラッシングを指導する．
- 治療開始前に歯科受診，歯科チェックをしておく．歯の鋭縁や不適切な義歯の接触，動揺歯，歯垢や歯石，歯周ポケットが原因になるため，歯科による専門的な処置を行っておく．リスクの高いレジメンや放射線併用療法の場合は必ず行う．
- 口腔粘膜炎の発生を予防する方法として，口腔内を冷却することで，口腔内の血管を収縮させ，口腔粘膜の血流を低下，口腔粘膜への抗がん薬の移

行を減少させるクライオセラピーがある.

- 5FU の急速静注の場合は, 投与開始 5 分前から投与中 30 分間にクライオセラピーを行うことが推奨されている. 急速静注では, 抗がん薬の血中濃度が急激に上昇し, 口腔粘膜細胞への移行が増強するため, クライオセラピーにより口腔粘膜炎を予防できると考えられている. 持続静注の場合は効果が期待できない.
- 高用量のメルファラン療法時もクライオセラピーが推奨されている.
- メトトレキサート投与時は, メトトレキサートの血中濃度を測定し, 6 時間ごとにロイコボリンを投与するロイコボリンレスキューを行う.

標準的な看護ケアのポイント ....

- **清潔**, **保湿**に加え, 痛みが強い場合は**疼痛コントロール**と**栄養管理**を行う.
- 口腔粘膜炎の痛みのために口腔の清掃ができなくなると, さらに口腔内環境が悪化してしまうため, 痛みが少なくなるように工夫しながら口腔内の清掃を行う.

〈歯ブラシによるブラッシング〉

- 歯ブラシで物理的に歯垢や汚れを落とすように指導する. 歯ブラシは, ヘッドが小さく, 毛がやわらかめのものに変更する.
- 歯磨剤は, 発泡剤 (ラウリル硫酸ナトリウム) やアルコールを含まない低刺激のものを使用するように指導する.
- 磨きにくい部分はワンタフトブラシを使用し, やさしくていねいに磨くように指導する.
- 痛みが強い場合は, 歯ブラシの清掃は中止し, 生理食塩水での含嗽を指導する. 汚れは綿棒で拭き取る.

口腔粘膜炎

〈含嗽〉

- 1日4回程度は含嗽をするように指導する.
- 含嗽剤は生理食塩水やアズノールなどを使用する.
- アルコールを多く含む含嗽剤は乾燥を助長させ口腔粘膜炎を悪化させる可能性があるため推奨されていない.
- ポビドンヨードなどは消毒効果を期待する場合に使用するようにし，長期間の使用は避ける.

〈保湿〉

- 口腔内が乾燥すると自浄作用が低下するため，こまめな水分補給，含嗽，シュガーレスの飴やガムを使用し，口腔内を湿潤するように指導する.
- 低刺激の保湿剤や洗口液などを使用する.
- 喫煙している場合は，禁煙を指導する
- 口腔内の保湿目的でマスクの着用を勧める.

〈疼痛コントロール〉

- びらんや潰瘍がある場合は，食事のとき以外は義歯を外し，口腔粘膜への刺激を避ける.
- 痛みが強い場合は，アセトアミノフェンまたはNSAIDs，モルヒネ細粒を内服する.
- 内服ができない場合は，オキシコドン，モルヒネの持続静脈点滴または持続皮下注射，フェンタニル貼付を行い，積極的に疼痛を緩和する.

〈栄養管理〉

- 経口摂取することで口腔の自浄作用がはたらく. また，栄養状態を維持することで粘膜細胞が回復するため，可能なかぎり経口摂取をする.
- 熱いものや，辛いもの，酸味が強いなどの刺激物を避け，柔らかくするなどの工夫をする.
  - ・チューブタイプやゼリー状の栄養補助食品を利用するとよい.

薬物療法などの主な治療（表2）

表2 ◆口腔粘膜炎に使用する薬剤

	一般名（商品名）	効果，特徴
含嗽剤	アズレン含嗽液（アズノール）	創傷治癒促進，抗炎症作用．適量の水に溶解し，1日数回含嗽する
	アズノール・キシロカイン含嗽水	含嗽剤に局所麻酔薬（リドカイン）を混和
	食塩水	水500mLに食塩4.5gを溶かしペットボトルに入れて1日で使い切る．刺激が少ない
軟膏	デキサメタゾン口腔用軟膏	綿棒を使用し直接塗布．30分は食事をしない．アフタ様口内炎に使用する
貼付剤	トリアムシノロンアセトニド製剤（アフタッチ口腔用貼付剤）	抗炎症作用，抗アレルギー作用．被覆保護し，接触痛を緩和する．アフタ性口内炎に対し，患部粘膜に付着させる
保護剤	局所管理ハイドロゲル創傷被覆・保護剤（エピシル）	口腔粘膜に散布するとゲル状になり，物理的バリアを形成し，口腔内疼痛を管理緩和する

カンジダの場合は，ステロイド含有軟膏で悪化するため使用しない．

◆引用・参考文献

1) 上野尚雄ほか編：がん患者の口腔マネジメントテキスト
－看護師がお口のことで困ったらー．文光堂，2016

Memo

....

....

....

....

....

....

....

....

....

....

末梢神経障害

目的

* 化学療法誘発性末梢神経障害（CIPN）による苦痛や日常生活への影響が大きくなると QOL は大きく低下する．そのため，薬剤の特性に合わせた CIPN への対処を効果的にとることで，できる限り QOL を維持しながら化学療法を継続する．
* CIPN は有効な治療法が確立しておらず不可逆性となる場合もあるため，患者の個別性を考慮し，休薬やレジメン変更の適切なタイミングを見極める．

症状の定義

● 脳や脊髄の中枢系に対し，それらと身体の各部を結ぶ神経を末梢神経といい，運動神経，感覚神経，自律神経の 3 つに分類される．CIPN は，化学療法によりそれらに生じる機能障害である．

メカニズムと出現形態

メカニズム ……………………………………

● CIPN の機序はすべてが解明されているわけではないが，軸索，神経細胞体，髄鞘が障害されることによるといわれている（**図 1**）．
● 軸索障害では，軸索の長い神経から障害されやすいため，四肢末端の手袋や靴下を履いている部位に症状が現れる glove and stocking 型の感覚障害を呈することが多い．微小管阻害薬であるタキサン系やビンカアルカロイド系抗がん薬などが挙げられる．
● 白金製剤では，脊髄後根神経節（DRG）の神経細胞体の細胞死によって障害が発生し，軸索や髄鞘も二次的に障害される．DRG（**図 2**）は脊髄の外

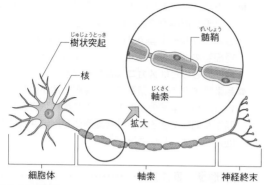

図 1 ◆ 神経細胞

（SURVIVORSHIP.JP - がんと向きあって - 抗がん剤治療と末梢神経障害を参考に作成
https://survivorship.jp/peripheral_neuropathy/summary/02/index.html より 2022 年
1 月 15 日検索）

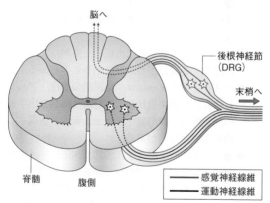

図 2 ◆ 脊髄後根神経節（DRG）

（SURVIVORSHIP.JP - がんと向きあって - 抗がん剤治療と末梢神経障害を参考に作成
https://survivorship.jp/peripheral_neuropathy/summary/02/index.html より 2022 年
1 月 15 日検索）

にあるため，血液 – 神経関門（BNB）が存在せず，
薬剤による障害を受けやすい．神経細胞体障害で
は軸索の短い神経も障害されるため，感覚障害は
四肢末端とともに体幹や顔面にも発生する．

- オキサリプラチンによる急性 CIPN は，オキサリプラチンが体内で活性体へ変換される際に脱離するオキサレート基が Na^+ チャネルに作用し，神経細胞の興奮性を増加させることにより起こり，慢性のものとはメカニズムが異なる．
- 軸索障害をきたす薬剤では神経細胞体が保たれているため，早期の薬剤中止により神経障害からの回復が期待できるが，神経細胞体が障害されると回復がむずかしいことがある．

出現形態（表 1）

- 末梢神経障害を起こしやすい薬剤には，タキサン系，ビンカアルカロイド系，プラチナ化合物，プロテアソーム阻害薬，血管新生阻害薬などがあり，シスプラチン，オキサリプラチン，ビンクリスチンなどでは末梢神経障害が投与量規制因子となっている．
- 多くの場合，蓄積性に出現し，薬剤によって症状が出現する閾値がわかっているものもある．
- リスクファクターには，糖尿病の既往，アルコール依存症，低栄養状態，神経毒性のある化学療法の前治療歴，高用量化学療法，毒性が重複する多剤併用療法などがある．
- 急性の CIPN を起こす代表的薬剤には，オキサリプラチンとパクリタキセルがある．オキサリプラチンは，投与直後から 1，2 日以内に発症し，寒冷刺激により誘発・悪化する．パクリタキセルは，投与 2，3 日で筋肉や関節と思われる部位に疼痛を認め，タキサン急性疼痛症候群（TAPS）と呼ばれ，そのメカニズムは神経障害性疼痛といわれている．

アセスメントのポイント

- レジメンや治療状況，リスクファクターの有無を

表 1 ◆薬剤による末梢神経障害の特徴

シスプラチン	アキレス腱反射の低下を伴う下肢優位の振動覚の低下が出現する. 聴神経障害により高音域の感音性難聴も起こる. 1回投与量が50〜75mg/m², 総投与量500〜600mg/m²を超えると, 全例になんらかの神経症候を認める. 投与中止後も長期間症状が継続することが多い. 感音性難聴は多くの場合, 不可逆的である.
オキサリプラチン	投与直後から起こる急性の症状と, 累積投与量の増加に伴って発症する慢性の症状がある. 急性期は寒冷刺激により増悪する四肢末端や口唇周囲の知覚異常を特徴とし, 一過性の嚥下困難や喉頭の絞扼感が出現することもある. 急性の症状は数日以内にほとんど消失するが, 慢性の症状は数か月から数年継続することもある.
パクリタキセル	四肢の知覚異常を主体とし, 1回投与量と総投与量に相関する. weeklyレジメンの方がtri-weeklyレジメンよりも重篤化しやすい. しかし, weeklyレジメンの方が奏効率やtime to progressionにおいて成績は良好である. 神経障害性疼痛を伴うこともあり, 進行すると四肢遠位部優位の灼熱感, 全感覚に及ぶ感覚障害, 感覚性運動障害, 徐脈性不整脈などの自律神経症状も起こす.
ドセタキセル	蓄積性の感覚障害・運動障害が出現するが, パクリタキセルより頻度は少ないと報告されている.
ビンクリスチン	混合性の感覚・運動・自律神経障害をきたし, 両側性に現れる. 手指知覚異常, 腱反射の減弱で発症し, 便秘, 排尿困難, 嗄声, 複視, 顔面神経麻痺なども起こす. 下肢より上肢に早く症状が出現し, 程度も強い. 累積投与量5〜6mgから神経障害を自覚し, 15〜20mgで異常感覚が起こる. 肝機能が低下していると神経障害が重篤化する可能性がある. 治療開始から数週間以内に起こり, 投与中止後も長期間継続することが多い.
ビンブラスチン ビノレルビン	ビンクリスチンと同様の症状が出現する.
ボルテゾミブ	約6サイクルまでは用量依存性, 累積投与量依存性の傾向を示す. 感覚障害と運動障害が混在し, 尿閉・起立性低血圧・麻痺性イレウス・神経因性膀胱などの自律神経障害を起こす.

（文献 1, 2）をもとに作成）

把握し, 患者に起こり得る障害の程度や経過, 日常生活への影響を予測する.

● 多くの場合, 症状は蓄積性に出現し, 患者はこれまでできていたことができなくなることを体験する. そのため, 客観的な評価だけでなく, 主観的な体験をよく聞き, 心理・社会的影響もアセスメ

ントすることが重要である.

● 治療の中止などを懸念して患者が症状を我慢していることもあるため,患者の発言のみに頼らず,家族からの情報や患者の動作を観察することによって多面的に評価する.

薬物療法などの主な治療

● 確立した有効な治療法はまだなく,薬剤の中止がもっとも有効な手段である.しかし,一般に,減量や中止は抗腫瘍効果を減弱するため,メリット・デメリットを考慮し,治療の意思決定を支援することが重要となる.

● 大腸がんにおいては,重篤な神経障害が出現すると予測される時期にオキサリプラチンのみを一時的に休薬し,病勢増悪時に再開することで,効果を落とさずに神経障害を軽減する stop and go strategy という戦略がとられることもある.

● CIPN に伴う神経因性疼痛に対するガバペンチン(ガバペン),プレガバリン(リリカ),ミロガバリン(タリージェ)などが臨床で使用されている.

標準的な看護ケア,予防的ケアのポイント

● 二次障害の予防
  ・転倒予防のために,床や足元の片付け,滑り止め付きのシャワーマットやトイレマットの使用,杖や歩行器の使用,適切な靴の選択などを指導する.
  ・手足の感覚の欠如から起こる虚血性傷害や熱傷のリスクがあるため,家の湯沸かし器の設定温度を下げる,シャワーや浴槽の湯を熱くしすぎないようにする,温度計を使用する,湯たんぽなどによる低温やけどに注意する,締め付けすぎない手袋や靴下を着用するなどの方策を指導する.

● 症状緩和・悪化予防
　・温罨法やマッサージ，足指や手指の開閉運動などで末梢循環を改善する．しかし，これらはいずれも十分なエビデンスは得られていないため，不快感や苦痛の無い範囲で行う．
　・個々の体力に応じた運動療法を取り入れる．

● 心理・社会的ケア
　・CIPN に対する確立した治療法はないため，患者の不安や辛さに寄り添い，心理・社会的支援を行う．
　・患者の個別性を考慮し，適切な時期に薬剤の減量・中止ができるよう，医師や薬剤師とも情報を共有し，患者の意思決定を支える．

● オキサリプラチンによる急性症状に対しては，症状は投与ごとに現れるが一時的であることを説明する．また，投与後 1 週間程度は神経細胞の興奮を助長しないように，冷たいものの飲食や冷水の使用を避け，手袋や帽子を活用する等，寒冷刺激に曝露しないよう指導する．

● エビデンスは十分でないが，タキサン系製剤による CIPN の予防効果を期待し，投与時に手足の圧迫や冷却を行うこともある．

◆引用・参考文献
1)　日本がんサポーティブケア学会編集：JASCC がん支持医療ガイドシリーズがん薬物療法に伴う末梢神経障害マネジメントの手引き 2017 年版，第 1 版第 1 刷（日本がんサポーティブケア学会編），p31-45，金原出版，2017
2)　荒川和彦ほか：抗がん剤による末梢神経障害の特徴とその作用機序．日本緩和医療薬学雑誌 4：1-13，2011
3)　田墨惠子：第 3 章がん化学療法を受ける患者の副作用マネジメント─6 末梢神経障害．スキルアップがん化学療法看護（荒尾晴惠ほか編），p87-93，日本看護協会出版会，2010

末梢神経障害

がん薬物療法に伴う副作用マネジメント

皮膚・爪障害

目的

* 障害が進行すると QOL を著しく低下させるため早期に対処し，二次感染や損傷の拡大などの重症化の予防に努める．
* 治療開始前からリスクファクターをアセスメントし，注意すべき皮膚や爪の変化について説明を行い，主体的に取り組めるセルフケアの指導を行う．
* 皮膚障害が及ぼす心理社会的影響にも配慮し，必要に応じてアピアランスケアを行う．

症状の定義

● がん薬物療法によって，皮膚のバリア機能（水分保持機能・保湿機能・静菌機能）が果たせなくなったことにより出現する，皮膚やその付属器官の破綻，炎症，色や形状の異常などの障害を指す．

メカニズムと出現形態

● 殺細胞性抗腫瘍薬は，細胞分裂の盛んな細胞に作用しやすいため，皮膚においてもっとも新陳代謝の盛んな表皮の基底層が傷害される．それにより皮膚のターンオーバーが低下し，角質層が薄くなり，皮脂腺，汗腺の分泌が抑制される．
● 分子標的薬は，上皮成長因子受容体（EGFR）のようにターゲットとなる特定の分子をもつ表皮や汗腺などの細胞を傷害する．
● 免疫チェックポイント阻害薬は，がん細胞による免疫抑制システムを解除し，免疫反応が過剰になり，自己の細胞を攻撃する．
● 皮膚・爪障害は一般に，薬剤の種類に応じて特徴的な症状が現れることが多い（表1）．

表1 ◆皮膚・爪障害を起こす主な薬剤

皮膚・爪障害の種類	分類	一般名
手掌足底発赤知覚不全症候群	代謝拮抗薬	フルオロウラシル，カペシタビン，テガフール・ギメラシル・オテラシルカリウム，メトトレキサート，シタラビン
	トポイソメラーゼ阻害薬	ドキソルビシン，エトポシド
	微小管阻害薬	ドセタキセル
	マルチキナーゼ阻害薬	スニチニブ，ソラフェニブ，イマチニブ，アキシチニブ，パゾパニブ，レゴラフェニブ
ざ瘡様皮疹 皮膚乾燥 爪囲炎	EGFR阻害薬	パニツムマブ，セツキシマブ，ラパチニブ，アファチニブ，テムシロリムス
爪障害	微小管阻害薬	ドセタキセル，パクリタキセル
	トポイソメラーゼ阻害薬	ドキソルビシン
	抗腫瘍性抗生物質	ブレオマイシン
	アルキル化薬	シクロホスファミド
	代謝拮抗薬	フルオロウラシル
色素沈着	トポイソメラーゼ阻害薬	ドキソルビシン
	代謝拮抗薬	フルオロウラシル
	白金製剤	シスプラチン
	アルキル化薬	ブスルファン

(文献2)をもとに作成)

皮膚・爪障害

- 爪障害では，変色，脆弱化，爪甲剥離，爪甲下膿瘍，線状隆起，爪囲炎等の障害を生じる．そのメカニズムは脈管形成の抑制や爪床に直接的なダメージを与えることによると考えられており，多くは蓄積性である．
- 免疫チェックポイント阻害薬による皮膚障害は，比較的よく観察される免疫関連有害事象の一つである．発疹，紅斑，白斑など軽症なものが多いが，スティーブン・ジョンソン症候群（SJS）や中毒性表皮壊死症（TEN）など重篤なものもみられる．

〈ざ瘡様皮疹〉

● 治療開始から約 1 か月以内に発症し，毛穴に一致したニキビ様の皮疹が現れる．顔面，頭部，体幹，四肢に生じ，痒みや痛みを伴うこともある．

〈皮膚乾燥〉

● 角質内水分が減少し皮膚乾燥が生じる．多くは治療開始 1 ～ 2 か月後から始まり，長期間続く．うろこ状の落屑がみられ，手掌や足底では亀裂を伴い強い疼痛を生じることもある．

〈手掌足底発赤知覚不全症候群〉

● 手掌，足底の発赤，皮膚知覚過敏から始まる．
● 抗がん薬によるものは比較的びまん性に掌蹠に紅斑を認め，症状が高度になると有痛性となり，水疱が生じることもある．後半は落屑が目立つようになり，色素沈着もみられる．
● マルチキナーゼ阻害薬によるものは，物理的刺激や圧力のかかる部位に限局性に紅斑，水疱が生じることが多い．
● 投与後 1 ～ 2 週間が発現のピークとされる．慢性期になると過角化が著明となる．
● メカニズムは，薬剤による表皮角化細胞の変性，エクリン汗腺の傷害およびエクリン汗腺からの薬剤分泌等の可能性が考えられている．

〈爪障害〉

● EGFR 阻害薬でよくみられる爪囲炎では，炎症所見に加え肉芽を形成する．
● タキサン系抗がん薬では，爪の変形，色素沈着，剥離などの障害が生じ，多くは蓄積性である．

アセスメントのポイント

● 皮膚障害は，重症化すると著しく QOL を低下させ

るため，早期に対処を開始し，二次感染や損傷の拡大といった重症化を防ぐことがポイントとなる.

● リスクファクターの有無（放射線療法との併用，皮膚障害の既往歴，抗がん薬の種類，投与量，骨髄抑制や粘膜障害の有無，基礎疾患，年齢，治療前の皮膚状態，身体可動性，スキンケアに関する知識と実践力，栄養状態，排泄方法，カテーテル類の挿入や固定テープの使用など）を把握し，患者のリスクを治療開始前からアセスメントしておく.

● 免疫チェックポイント阻害薬では，重症皮膚障害の症状として，発熱を伴う全身性紅斑や水疱の出現，眼球結膜の充血などの粘膜症状がないか観察することが重要である.

薬物療法などの主な治療

● エビデンスの高い治療方法は確立しておらず，薬剤の休薬・中止がもっとも有効な方法である.

● 手足症候群への対応

〈予防〉

・尿素含有軟膏，ヘパリン類似物質の外用が重篤化を予防するといわれる．ただし，尿素含有のものは刺激が強いため亀裂など傷のある部位や刺激を感じる時は使用を避ける.

・水疱予防のため尿素配合軟膏を塗布し，ハイドロコロイドの被覆材を使用する.

・マルチキナーゼ阻害薬を使用する際は，角質肥厚に対し専門家による鶏眼・胼胝処理を行う．これらの処理は強い刺激となりがん薬物療法と併用できないため，投与開始前に行う.

〈治療〉

・治療開始後の角質肥厚に対しては，角質溶解作用のある 20% 尿素配合外用薬や 10% サリチル酸含有外用薬を使用する.

● EGFR 阻害薬によるざ瘡様皮疹

〈予防〉
・重症化を予防するため，保湿剤の塗布やテトラサイクリン系薬剤を内服する.

〈治療〉
・副腎皮質ステロイド外用薬が臨床で使用されている. ステロイド外用薬は，症状の程度や部位によって適切なランク（Weak ～ Strongest）のものを使用する. 一般に顔や皮膚の薄い部位は体幹より弱いランクのものを使用する.
・二次感染や瘙痒に対し，それぞれ抗菌薬や抗アレルギー薬を使用することもある.
・爪囲炎に対してはステロイド外用薬の推奨度が高い. 他にアダパレンゲル（ディフィリンゲル）の外用，観血的肉芽除去や，爪甲下膿瘍に対するドレナージといった治療法がある.

標準的な看護ケア，予防的ケアのポイント

● 早期に対応することが重要なため，患者に注意すべき皮膚の変化を具体的に説明し，異常があった場合はすぐに医療者へ知らせるように指導する.
● 治療開始前からの基本的スキンケアに基づいた日常生活の指導を行う. ただし，患者が主体的・継続的にセルフケアに取り組めるような方法を考えることが大切である.
● スキンケアの基本
　①保清：過度な刺激を避け，皮脂膜を守りつつ汚れを除去する
　　・洗浄料はよく泡立て，ぬるま湯で優しく洗浄する.
　　・角質肥厚部は皮膚を傷つけるおそれがあるため軽石は使用しない.
　②保湿：天然保湿因子を逃さない
　　・保湿剤は 2 ～ 3 回 / 日塗布する.
　　・スキンケア用品は特別なものを揃える必要は

なく，以前から使用していた製品で皮膚のトラブルがなければそのまま使用してよい.
- ・就寝時は木綿の靴下や手袋を着用してもよい.
③保護：角質層を刺激から守る
- ・日焼け止めや日傘，手袋などで肌の露出を控える.
- ・長時間の立位など圧力や摩擦を極力避け，適度にゆとりのある衣類や靴，アクセサリーを使用する.

● 投与時の手指の冷却が爪毒性の予防に有効との報告もある.

● 皮膚障害が及ぼす心理社会的影響にも注目し，必要に応じてアピアランス支援を行う.

● 爪のケア
- ・爪囲炎では，爪が肉芽や皮膚に接触しないようテーピングを行い保護する.
- ・脆弱化した爪にマニキュアやネイルハードナー，ネイルストレンスナーを活用する. マニキュアの色は，爪の明度低下に合わせて，中・低明度の色を選択し，数回重ねて塗布するとよい.
- ・除光液の使用頻度を週に1回程度とし，クリームやオイルなどの油分を補給する.
- ・アクリルネイルやジェルネイルは，除去時の爪への刺激が強く，カビ等の感染を起こす報告もあるため勧められていない.

◆引用・参考文献
1) 山﨑直也ほか：JASCC がん支持医療ガイドシリーズがん薬物療法に伴う皮膚障害アトラス＆マネジメント（日本がんサポーティブケア学会皮膚障害部会編）. p11-114, 金原出版, 2018
2) 成松恵：第3章がん化学療法を受ける患者の副作用症状マネジメント－8皮膚障害. スキルアップがん化学療法看護（荒尾晴恵ほか編）. p102-109, 日本看護協会出版社, 2010
3) 野澤桂子ほか：がん患者に対するアピアランスケアの手引き2016年版（がん患者の外見支援に関するガイドラインの構築に向けた研究班編）. 2016 https://minds.jcqhc.or.jp/n/med/4/med0245/G0000895/0006 より2021年5月10日検索

がん薬物療法に伴う副作用マネジメント

▌脱毛

目的

* 投与する薬剤の種類や投与量を把握し，脱毛リスクを
  アセスメントする．
* 治療選択や治療継続に影響を及ぼすことがあるため，
  脱毛に対する心理状態を評価し，必要に応じてアピア
  ランスケアを実施する．
* 脱毛時の洗髪や整容に関する説明を行い，セルフケア
  ができるように支援する．

症状の定義

● なんらかの影響により毛髪や体毛が抜け落ちるこ
  とであり，がん薬物療法による脱毛は薬物有害反
  応によるものである[1]．

メカニズムと出現形態

メカニズム ･･･････････････････････････････

● 毛髪を作り出す毛母細胞では，細胞の分裂が活発
  に行われている．発毛の周期は成長期⇒退行期⇒
  休止期のサイクルであるが，頭髪の90％以上が
  成長期にある．
● 細胞障害性の抗がん薬を投与することにより，毛
  包内の毛母細胞が傷害され細胞分裂が抑制され
  る．そのため，成長期にある毛球が変性壊死を起
  こして脱毛を起こすと考えられている．

出現形態 ･･･････････････････････････････

● がん薬物療法薬による脱毛は，薬剤が投与された
  後1〜3週間の間に起きる[2]．
● 脱毛は，頭髪だけではなく眉毛，睫毛，体毛にも
  生じる．

- がん薬物療法による脱毛は，一過性とされ可逆的であるため，抗がん薬の投与終了後から 3 〜 6 か月に毛髪の再発毛がみられる．再発毛の毛質は，脱毛前と異なり縮毛や色調が異なるが，一過性とされている [2]．

- 骨髄移植の前処置により永久的な脱毛となったり，乳がん治療の FEC（5-フルオロウラシル，エピルビシン，シクロホスファミド）後の DTX（ドセタキセル）の場合は，治療終了後も長期にわたり毛髪の減少が持続することも報告されている [3]．そのため，投与する薬剤や投与量によりリスクをアセスメントし支援を行う必要がある．

アセスメントのポイント

がん薬物療法薬ごとの脱毛のリスク ....

- がん薬物療法による脱毛は 65 〜 80％の患者に生じる [2] とされているが，投与する抗がん薬の種類や投与量によって，脱毛の発症リスクが異なる．そのため，患者が投与する薬剤，レジメンによる脱毛の発症リスクをアセスメントし，説明時期や内容を検討する必要がある．

表1 ◆脱毛を生じる薬剤

脱毛を生じやすい薬剤（発現率）	ときに脱毛を生じる薬剤	脱毛を生じにくい薬剤
ドキソルビシン（61.6％）	ブレオマイシン	カルボプラチン
エピルビシン（24.2％）	5-フルオロウラシル	シスプラチン
パクリタキセル（92.3％）	ゲムシタビン	メトトレキサート
ドセタキセル（93.9％）	ゲフィチニブ	カペシタビン
シクロホスファミド（57％）	ビンクリスチン	
エトポシド（40 〜 80％）		
イリノテカン（5 〜 50％）		

（文献 5），6）より引用一部改変）

Memo

脱毛に伴う影響 ……………………………

● がん薬物療法による脱毛は局所ではなく，頭髪，眉毛，睫毛，体毛が抜ける．そのため，その人の印象や表情も変化するなど外見の変化をきたす．

● 外見の変化は心理的，情緒的な苦痛が生じ，治療選択時や治療継続意欲への影響を及ぼしたり，社会生活の制限を余儀なくされるなど，患者を取り巻くさまざまな環境に影響を及ぼす．そのため，下記の視点でアセスメントを行う．

・脱毛に関する説明後，患者ががん治療や脱毛の発生についてどのように認知しているか．

・患者の生活の場（仕事や学校，家族や近隣の方との付き合い）や社会的背景や役割について，社会生活や日常生活へのどのような影響があるか．

・実際に脱毛が発生した場合には，脱毛の進行度を評価（**表2**参照）するとともに，脱毛発生時期や脱毛以外の皮膚所見などを評価する．

・脱毛に対するケアへの準備状況や心理状態を評価し，脱毛ケアに対するサポートの必要性やケア内容をアセスメントする．

・脱毛開始，持続，再発毛時期により，患者の気がかりは異なる．そのため，時期に応じて現在の気がかりとなっていることを評価する．

表2 ◆ CTCAEv5.0 による脱毛の評価

有害事象	脱毛症
Grade1	遠くからではわからないが近くで見るとわかる50%未満の脱毛：脱毛を隠すためにかつらやヘアピースは必要ないが，通常と異なる髪型が必要
Grade2	他人にも容易にわかる50%以上の脱毛：患者が完全に隠したいと望めば，かつらやヘアピースが必要；社会心理学的な影響を伴う
Grade3	―
Grade4	―
Grade5	―

(文献7) より引用，改変)

薬物療法などの主な治療

● 脱毛時の薬物療法では高いエビデンスを得られた
  ものはないものの，ミノキシジルの使用により，
  発毛の促進が得られる可能性があるとされてい
  る[3]．

標準的な看護ケア・予防的ケアのポイント

脱毛の予防 ………………………………………

● 固形がんでがん薬物療法投与中の頭部冷却法の
  実施．
  ・がん薬物療法による脱毛を抑制する目的で，
    2019年3月にPAXMAN頭部冷却装置が国
    内で初めて医療機器として承認された．この機
    器で患者の頭皮を冷却することにより脱毛の発
    生を抑制する効果が認められている[4]．
  ・しかし，頭部の冷却による脱毛の抑制率は
    30％弱であり，必ずしも脱毛が起こらないわ
    けではない．また，血液学的悪性腫瘍疾患（白
    血病，非ホジキンリンパ腫など）や頭部に腫瘍
    を有する患者は，頭部や頭皮への血流減少によ
    る抗がん薬到達量が減少することによるリスク
    があるため使用禁忌となっている．

患者の脱毛に対する思いや準備状況の確認 …

● がん治療に対する思いや治療による脱毛への想い．
● 脱毛による職場や家族，パートナーへの気がかり．
● 脱毛ケアに対する情報収集方法（インターネット
  や友人など）．
● 脱毛の予防に対する希望（頭部冷却装置使用の希
  望）と有害事象の理解．
● 外見変化に対するケアへの思い．

脱毛前の説明事項 ·····················
〈脱毛に関する基礎知識〉

- 外来化学療法の場合は，初回治療後自宅で脱毛を経験する．そのため，事前に十分な説明を行い，準備ができるよう説明を行う．
- 脱毛の発現時期は初回治療開始1週後から始まる．
- 治療を繰り返すたびに成長期毛の脱毛は起こる．
- 治療終了からおよそ1～2か月以降に再発毛が開始される．
- 脱毛時の頭皮の症状（ヒリヒリ，ジリジリするような感覚）．

〈脱毛時の整容に関する事項〉

- 脱毛に備え，抜け落ちた毛髪の清掃や処理方法を説明する（脱毛キャップの使用，ブラッシング後に洗髪するなど）．
- 脱毛に対する恐れから洗髪を控えることがある．頭皮は皮脂が多く頭皮の保清が保てない，髪が絡まることにより毛嚢炎などの炎症や頭皮への負荷がかかるため，定期的に保清する．
- 毛髪は頭部を保護する機能があるため，脱毛により頭部が傷害などに脆弱になる．頭皮の保護のため，自宅でもケア帽子などを装着することを説明する．
- 長いヘアスタイルの場合は，脱毛時の髪の絡まりや脱毛量が多く見えることを説明する．そのうえで，必要であれば短めのヘアスタイルやウィッグを考慮したヘアスタイルに変更しておくことを提案する．
- 脱毛時のアピアランスケアに関する情報（アピアランスケアの項目参照）．

患者に合ったケア方法の提供 ……………………

● 患者が脱毛に対し取り組んでいることや折り合いをつけていることなどを聞き，実践できていることなどをフィードバックし，変化した自分を肯定的に受け止めることができるよう支援する.

● 患者が外見の変化に対してどのようなサポートを求めているかを見極め，アピアランスケアを実施する.

● 否定的な感情や精神症状（不安，不眠など）がみられた場合は，自然な反応であるのか，専門家のサポートが必要な状況かを判断する.

● 洗髪や整容への恐怖心や不安が強い場合もあるため，必要時は介助または他者にサポートを依頼することを提案する.

◆ 引用・参考文献
1) 一般社団法人日本がん看護学会教育・研究活動委員会コアカリキュラムワーキンググループ編：がん看護コアカリキュラム日本版. 医学書院，2017
2) がん患者の外見支援に関するガイドラインの構築に向けた研究班編：がん患者に対するアピアランスケアの手引き. p23，28，29，金原出版，2016
3) 伊藤吾子ほか：乳癌補助化学療法後 2 年以降の毛髪に関する主観的不満度調査. 乳癌の臨床 30 (5)：483-491，2015
4) 厚生労働省医薬・生活衛生局医療機器審査管理課：審議結果報告書平成 31 年 3 月 7 日，2019
5) Trüeb RM: Chemotherapy-induced alopecia. Semin Cutan Med Surg 28 (1) :11-14, 2009
6) Caroline Y, Elise AO: Hair Disorders Associated with Anticancer Agents. Skin Care Guide for People Living With Cancer.
7) 有害事象共通用語規準 v5.0 日本語訳 JCOG 版（略称：CTCAE v5.0 - JCOG）
JCOG ホームページ　http://www.jcog.jp/

脱毛

倦怠感

目的

* 倦怠感は主観的な体験であるため, 患者の訴えを聴き, 疾患の状態や治療状況を把握したうえで症状を観察する.
* 運動量と頻度, 活動低下・体力低下の程度などを評価し, 正常な日常生活を営めるかどうかを確認する.
* エネルギーのマネジメント, セルフモニタリング, 有酸素運動, 良質な睡眠を得るための方法などのセルフケアを支援する.

症状の定義

● がんに伴う倦怠感は, 米国の NCCN により「最近の活動に合致しない, 日常生活機能の妨げとなるほどの, 癌または癌治療に関連した, つらく持続する主観的な感覚で, 身体的, 感情的かつ / または認知的倦怠感または消耗感」[1] と定義されている.

メカニズムと出現形態

● 病態生理にかかわる正確なメカニズムは, まだわかっていない.
● 提唱されるメカニズムには, 筋代謝物の異常蓄積, サイトカインの産生, 神経筋機能の変化, アデノシン三リン酸 (ATP) 合成の異常, セロトニンの調節異常, および求心性迷走神経の活性化がある.
● 抗がん薬の種類による発生頻度は明らかになっていない.

アセスメントのポイント

- 要因には，発熱，脱水（電解質異常），低栄養，低アルブミン血症，貧血，肝障害，睡眠障害，その他の症状，不安，恐怖，抑うつ，がん治療による副作用のほか，治療に対する精神的ストレスなどがある．
- 抗がん薬によって出現する悪心や食欲不振で栄養摂取不良や脱水が続く場合には，生体内の代謝障害が原因で生じる可能性がある．
- 患者の主観的な体験であるため，患者の訴えを聴き症状を観察する．
- 休息しても完全に回復しない持続的な状態で，患者は倦怠感を「だるい」，「何もする気がしない」，「からだが重い」などと表現する．
- 症状の評価はツールを用いる（**図1，表1**）．
- 疾患の状態（再発または進行を除外）と治療の情報を把握する．
- 併存疾患（感染，心・肝・内分泌障害など）などの状態を確認する．

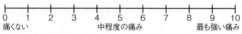

11段階に分けた線を示し，自分が感じている痛みに合った目盛りを示してもらう

図1 ◆数値的評価尺度（NRS）

表1 ◆重症度評価（NCI-CTCAE ver5.0）

有害事象	倦怠感
Grade1	だるさがある，または元気がない
Grade2	身の回り以外の日常生活動作を制限するだるさがある，または元気がない状態
Grade3	身の回りの日常生活動作を制限するだるさがある，または元気がない状態
Grade4	―
Grade5	―

（文献4）より引用，改変）

薬物療法などの主な治療

- 倦怠感を緩和する薬物療法はない. 有害事象に対する支持療法を実施することが予防・治療になる.
  - 運動療法として, 体調に応じて有酸素運動を行うようにすすめる. 有酸素運動は, 活動強化を図れば身体能力の喪失を低減して機能的能力を増大させることができ, 労力を減らして倦怠感を少なくすることができると考えられている[1].

標準的な看護ケア, 予防的ケアのポイント

セルフケア支援

①倦怠感パターンに関する情報提供
- 治療に関連した倦怠感は疾患進行の指標ではないことを伝える.

②エネルギーのマネジメント方法
- 適度な休息を取り入れてエネルギーを温存する. ひとりで頑張りすぎず, サポートを求めるように伝える. 優先順位をつける, 人に任せる, 不要不急の活動は後回しにする, 気分転換するなど.

③セルフモニタリング
- 治療日誌か日記に, 倦怠感レベルの自己モニタリング結果を記録しておくと役に立つ.

④有酸素運動
- ウォーキング, 自転車こぎ運動などを生活に取り入れる.

⑤良質な睡眠のための方法 (**表2**)

Memo

....

....

....

....

表 2 ◆良質な睡眠のための方法

睡眠制限	長時間や遅い時間の昼寝を避けること，床についている時間を制限する
睡眠衛生	午後にはカフェインを避け，睡眠に導入してくれる暗く静かで快適な環境を整える
睡眠制御	眠いときに寝ること，毎晩ほぼ同じ時間に床につくこと，毎日決まった起床時間を維持する
刺激制御治療	眠い場合だけ寝る，ベッド・寝室を使用する，決まった時間に寝起きする
認知的感情喚起制御戦略	少なくとも就寝前の1時間はくつろぐ，毎晩取り組める睡眠前の決まりを作る

(文献2)をもとに作成)

倦怠感

◆引用・参考文献

1) NCCN：癌に伴う倦怠感．National Comprehensive Cancer Network 日本語版，腫瘍学臨床実践ガイドライン．2008
   http://www.jccnb.net/guideline/images/gl16_fati.pdf より 2021 年 5 月 1 日検索
2) 日本がん看護学会翻訳ワーキンググループ編：倦怠感．がん看護 PEP リソース．p150-171，医学書院，2013
3) 一般社団法人日本がん看護学会教育・研究活動委員会編：がん看護コアカリキュラム日本版 - 手術療法・薬物療法・放射線療法・緩和ケア．p166-168，医学書院，2017
4) 有害事象共通用語規準 v5.0 日本語訳 JCOG 版（略称：CTCAE v5.0 - JCOG）
   JCOG ホームページ　http://www.jcog.jp/

Memo

....

....

....

....

....

....

がん薬物療法に伴う副作用マネジメント

性機能障害

目的

* 心身の状況をみながら，がん薬物療法によって出現する可能性がある性機能障害とそのケア方法について説明し，不安を軽減させる．
* 出現している性機能障害の症状について十分に聞き，適切なケア方法を提案することで，心身の苦痛を最小限にする．
* 希望する生殖医療への支援を行う．
* 発達段階に合わせた性の問題への対応を行う．

概要

● 性機能障害とは卵巣や精巣などの生殖器，あるいは性ホルモンを分泌調整している性腺が障害を受けたために起こる症状のことをいう．

● がん薬物療法を受けた後の 30 ～ 100% の患者が，なんらかの性機能障害を併発しているという報告がある[1]．多くの患者は，治療後しばらく経過してから性の問題を感じている（**表 1**）．

● 性機能障害はがんの発生部位（精巣，前立腺，卵巣，子宮，乳房，頭部など），性別，年齢，個人の性的嗜好，宗教，パートナーの有無などによって，症状の出現程度や内容が大きく異なる（**表 2**）．

● がん薬物療法で使用する抗がん薬の中には，一時的あるいは永久的な性機能障害を起こすものがある．抗がん薬の種類や使用する量，年齢などによって障害の程度や内容は異なる（**表 2**）．

● がん薬物療法による性機能障害の発生メカニズムは，生殖細胞の障害，ホルモン分泌の抑制，副作用症状による二次的影響，精神的ストレスなどがある（**表 3**）．

表 1 ◆性の問題についての相談内容 (一部)

- ・治療を受けているパートナーとのスキンシップは, いつから, どこまでしてよいのか. キスはよいのか.
- ・一緒にお風呂に入ったら, 感染を起こしてしまうのか.
- ・子供は産めるのか心配になる.
- ・恋人と別れたほうがよいのか, 次に好きな人に出会えるか心配.
- ・顔にいっぱい皮疹ができてしまった. これを見て相手はどう思うか怖い.
- ・治療が始まってから生理が来ない.
- ・セックスのときに痛みが強くてできない.
- ・体がだるくて, 何もする気が起こらない.
- ・まったく勃起しない.
- ・射精できない. 精液の色が違う.

表 2 ◆がん患者の性の問題に関係する要因

女性	男性
・年齢 30 歳以上	・とくに年齢 50 ～ 60 歳以降
・乳房, 子宮, 卵巣の手術	・精巣, 前立腺の手術
共通	
・がん薬物療法:アルカリ化薬 (シクロホスファミド, ブスルファンなど), シスプラチン, 代謝拮抗薬, 高用量>低用量	
・支持療法薬:鎮痛薬, 制吐薬など	
・放射線療法:骨盤, 脳への放射線照射	
・手術療法:生殖器, 腹部, 脳の手術	
・造血細胞移植	
・ボディイメージの変容:脱毛, 乳房の喪失, 人工肛門造設, 体重減少	
・がん治療の副作用:悪心・嘔吐, 倦怠感, 痛み, 出血, 感染など	
・がんの進行による症状:痛み, 呼吸困難, 倦怠感	
・心理的な問題:不安, 抑うつ, ストレス	
・がんによって二次的に生じる人間関係:コミュニケーションの問題, パートナーとの関係の変化, パートナーのがんあるいはがん治療の誤解や期待など	

● 性機能障害による生理学的変化は, 性的存在としての自己を否定的に考える可能性がある.

観察

● がん薬物療法の内容が決定したら, 性機能障害のリスクアセスメントをするために, 病状, 薬剤の投与量, 種類, 治療期間, 治療歴, 既往歴, 年齢, 患者の心理変化, 家族構成などを確認する.

性機能障害

303

表3 ◆がん薬物療法に伴う性機能障害発生のメカニズム

1. **抗がん薬による生殖細胞（卵子，精子）の直接障害**
   - 女性では，血流にのって卵巣に到着した抗がん薬がさまざまな卵胞に障害を与え，数を減らす．
   - 男性では，抗がん薬によって精原細胞に障害を与え，精子数を減らす．
2. **抗がん薬および生殖細胞の障害によるホルモン分泌（エストロゲン，テストステロン）の抑制**
   - 抗がん薬によってホルモン分泌細胞が障害される．
   - 生殖細胞が障害を受けることで，ホルモンが産生されなくなる．
3. **抗がん薬の副作用による二次的影響**
   - 神経毒性，粘膜障害などによる性生活の障害
   - 悪心，倦怠感などによる身体エネルギーの消耗
   - 皮膚障害，脱毛などによるボディイメージの変調
4. **精神的ストレスによる影響**

- 治療中の症状（出現している副作用症状，抑うつ，外見の変化，生理の有無，勃起障害，射精障害，性欲の減退など）をモニタリングする．
- 症状についての患者の訴えや生殖医療の希望などを聞く．
- 家族やパートナーとの関係性を観察する．

ケアのポイント

- がん治療を受けた後に，性的機能不全や性の問題が生じるリスクを同定する．
- 5A's（Ask, Advise, Assess, Assist, Arrange）などの介入モデルを使用して，がんの診断または治療による性機能の変化について患者との会話を開始する．まずは，トピックを取り上げて尋ねてみる（Ask），次に症状についての問題が認識できるように伝える（Advise），そして性機能について質問して評価する（Assess）．患者に情報とリソースを提供し，必要に応じて説明する（Assist），その後患者がどのように行動しているかを確認するためにフォローアップする（Arrange）．

- がん薬物療法を受けることが決まった時点で，対面あるいはパンフレットを用いて，情報提供を行う．
- 発達段階に応じた説明を行う．たとえば，AYA世代（adolescents and young adults；思春期・若年成人世代）のがん患者などには，恋愛や性行為，不妊，生理不順，勃起障害などを説明する必要がある．説明の方法としてソーシャルメディアなどを使う場合もある．
- 女性の不妊への対応として卵子凍結保存（受精卵，未受精卵）をすることが可能である．卵巣組織凍結保存については試験的段階である（**表4**）．
- 男性の不妊への対応として精子凍結保存をすることが可能である（**表5**）．
- がん薬物療法中に妊娠した場合，胎芽に影響が及ぶのは必須と考えられるため，治療中の妊娠は避けるべきであることを患者・パートナーに説明しておく必要がある．
- がん薬物療法を受ける患者に対する教育・指導には，性機能障害の症状や対処方法だけでなく，がん薬物療法による骨髄抑制時の感染予防対策や，治療中の性行為によるパートナーへの被曝予防についても教育を行う．

◆引用・参考文献
1) Nishimoto PW et al : 51 Sexuality and Sexual Dysfunction. Core Curriculum for Oncology Nursing, 6th ed (Brant JM et al ed). p447-453, Elsevier Inc, 2020
2) 副島俊典ほか：第2章 がん治療が生殖機能に及ぼす影響. ヘルスケアプロバイダーのためのがん・生殖医療（鈴木直ほか編）. p47-67, メディカ出版, 2019

性機能障害

表 4 ◆ がん薬物療法による女性の性機能障害と対応

機序	症状・徴候	対応
卵子の直接障害	**不妊，閉経，月経の一時停止**	受精卵凍結保存，卵子凍結保存＜35歳
エストロゲンの分泌抑制	**卵巣欠落症状**（のぼせ，抑うつなど）	ホルモン補充療法 ＊ホルモン依存性のがんに注意
副作用による二次的影響	神経毒性，粘膜障害，皮膚障害などによる**痛み，性行為の頻度の低下**	腟の保湿剤や潤滑剤（水溶性）の使用，性行為の方法を変更する
	悪心，嘔吐，下痢，肺障害，倦怠感，体重の変化などによる身体エネルギーの消耗；**性欲の低下，性行為の頻度の低下**	対症療法と患者指導
	血液，免疫抑制による感染予防；**性交渉の中断**	通常1回の治療後〜14日までは性行為を中断する
	皮膚障害，脱毛，浮腫などによるボディイメージの変調；**性欲の減退**	アピアランスケアなど

表 5 ◆ がん薬物療法による男性の性機能障害と対応

機序	症状・徴候	対応
精子の直接障害	**無精子症，精子数の減少，不妊**	精子凍結保存
テストステロンの分泌抑制	**抑うつ，無気力，倦怠感**	ホルモン補充療法 ＊ホルモン依存性のがんに注意
副作用による二次的影響	**性欲減退や勃起障害，射精障害，オルガズムの低下**	性的興奮が得られるシチュエーションつくり，マスターベーションを行ってみる
	悪心，嘔吐，下痢，肺障害，倦怠感，体重の変化などによる身体エネルギーの消耗；**性欲の低下，性行為の頻度の低下，性交痛**	対症療法と患者指導 ＊射精時痛がある場合は感染を疑う
	血液，免疫抑制による感染予防；**性交渉の中断**	通常1回の治療後〜14日までは性行為を中断する
	皮膚障害，脱毛，浮腫などによるボディイメージの変調；**性欲の減退**	アピアランスケアなど

がん薬物療法に伴う副作用マネジメント

心・循環器障害

目的

* 治療前に心疾患の既往歴や治療歴を確認し，発症リスクを把握する．
* 治療中はバイタルサインの測定や心・循環器症状の観察を行い異常の早期発見に努め，心機能のフォローアップを継続する．
* 治療後のセルフモニタリングの支援，心障害が発生したときの不安軽減のための支援を行う．

心・循環器障害

症状の定義

● 抗がん薬によって引き起こされる心不全，虚血性心疾患，高血圧，血栓塞栓症，不整脈（徐脈，QT 延長など）などの障害．

メカニズムと出現形態

● 発生機序によって心筋障害と心機能障害に分かれる（**表1**）．
　・心筋障害は，アントラサイクリン系抗がん薬が産生したフリーラジカルが心筋細胞内のミトコンドリアに作用し DNA を障害することにより生じる．用量依存性があり，長期にわたり障害が残る．
　・心機能障害は，心筋細胞に発現している ErbB2 シグナル阻害により生じる．用量依存性はなく，長期的な障害は少ない．
● 原因となる主な抗がん薬（**表2**）

表1 ◆ 抗がん薬による心機能障害の分類

	心筋障害	心機能障害
代表的な抗がん薬	アントラサイクリン系，シクロホスファミド	トラスツズマブ，イマチニブ，スニチニブ
臨床経過	恒久的で不可逆的な心筋障害，長期の心機能障害	2～4か月の経過で元の心機能付近まで改善する可能性が高い
用量依存性	あり	なし
再投与への影響	高率に心機能障害の再燃と進行があり，死亡リスクを伴う	比較的安全
障害の持続期間	長期にわたり心機能障害が残る	長期的な心機能障害は少ない

(文献3)p.361 より改変)

表2 ◆ 薬剤の最大耐容量と心筋障害の種類

分類	薬剤名	最大耐容量	心筋障害の種類
アントラサイクリン系	ドキソルビシン	450～500mg/m²	心筋症
	エピルビシン	900～1,000mg/m²	
	ダウノルビシン	250mg/m²	
	イダルビシン	120mg/m²	
アントラキノン系	ミトキサントロン	160mg/m²	
アルキル化薬	シクロホスファミド		心不全
	イホスファミド		
代謝拮抗薬	フルオロウラシル		虚血性心疾患
微小管阻害薬	パクリタキセル		不整脈
	ドセタキセル		
分子標的治療薬	トラスツズマブ		心筋症，収縮能低下
	リツキシマブ		
	ベバシズマブ		

(文献4)p.156 より改変)

アセスメントのポイント

- 無症候性に心機能低下を認めることが多い．
- 既往歴や治療歴を考慮して，発症するリスクを把握する（**表3**）．
- 心・循環器障害の症状が，他の要因によるものではないかの鑑別を行う．
  - 息苦しさ，胸部不快感，胸痛：肺炎，肺塞栓

表3 ◆抗がん薬投与によって心不全を発症するリスクの高い患者

1. 高用量のアントラサイクリン系抗がん薬（例 ドキソルビシン≧250mg/m²）を投与した患者
2. 心臓領域に高線量（≧30Gy）の胸部放射線治療が施行された患者
3. 低用量のアントラサイクリン系抗がん薬と心臓領域に低線量の胸部放射線治療を併用した患者
4. 低用量のアントラサイクリン系抗がん薬とトラスツズマブで逐次治療された患者
5. 低用量のアントラサイクリン系抗がん薬，あるいはトラスツズマブを投与した患者のうち，下記の条件を満たす患者
   ・60歳以上
   ・2つ以上の心血管リスク因子がある場合（高血圧，脂質異常症，糖尿病，喫煙，肥満）
   ・心血管疾患の既往がある場合（左室駆出率50～55％，心筋梗塞，中等度の心血管疾患の既往歴）

（文献3）p.363より改変）

・疲労感：抗がん薬によるもの，病勢進行
・浮腫：抗がん薬によるもの，腎機能障害
● 発現時期とその症状を把握する.
　・発現数時間以内：総投与量に関係なく，上室性頻拍性不整脈，心電図変化（ST-T波変化，QRS波の減高，T波の平坦化，上室性・心室性期外収縮）
　・発現数日～数週間：心筋炎，心膜炎
　・発現数週間～数か月以降：うっ血性心不全
　・発現1年以降～数年後：心機能障害，不整脈
● 左室駆出率（LVEF）（％）を評価する. LVEFは，左室収縮力を評価する指標で正常値は50～80％である. LVEFが50％未満にならないように定期的にモニタリングをし，50％を下回った場合には循環器専門医と連携する（**表4**）⁴⁾.
● 心不全の症状（息苦しさ，疲労感，浮腫，胸部不快感，胸痛など），水分出納バランス，各種検査結果（心電図，胸部X線，心臓超音波）をモニタリングする.
● 心不全の重症度を評価する（**表5，6**）.

心・循環器障害

表4 ◆ 心臓障害の重症度評価 (NCI-CTCAE ver5.0)

有害事象	左室収縮機能障害
Grade1	－
Grade2	－
Grade3	心拍出量の低下により症状があるが治療に反応する
Grade4	心拍出量の低下による心不全が治療に反応しないまたはコントロール不良；心室補助装置や静脈内昇圧剤のサポートまたは心臓移植を要する
Grade5	死亡

(文献1) より引用, 改変)

表5 ◆ ニューヨーク心臓協会 (NYHA) 心機能分類

I	心疾患はあるが身体活動に制限はない. 日常的な身体活動では著しい疲労, 動悸, 呼吸困難あるいは狭心痛を生じない.
II	軽度ないし中等度の身体活動の制限がある. 安静時には無症状. 日常的な身体活動で疲労, 動悸, 呼吸困難あるいは狭心痛を生じる.
III	高度な身体活動の制限がある. 安静時には無症状. 日常的な身体活動以下の労作で疲労, 動悸, 呼吸困難あるいは狭心痛を生じる.
IV	心疾患のためいかなる身体活動も制限される. 心不全症状や狭心痛が安静時にも存在する. わずかな労作でこれらの症状は増悪する.

(文献2) より引用)

表6 ◆ 心臓障害の重症度評価 (NCI-CTCAE ver5.0)

有害事象	心不全
Grade1	症状はないが, 検査値 (例：BNP[脳性ナトリウム利尿ペプチド]) や画像検査にて心臓の異常がある
Grade2	中等度の活動や労作で症状がある
Grade3	安静時またはわずかな活動や労作でも症状がある；入院を要する；症状の新規発症
Grade4	生命を脅かす；緊急処置を要する (例：持続的静注療法や機械的な循環動態の補助)
Grade5	死亡

(文献1) より引用, 改変)

Memo

....

....

....

....

薬物療法などの主な治療

- 症状が出現した場合には，原因となる抗がん薬の投与を中止する．
- 心毒性を早期に発見し，早期に心不全の治療を開始する．
- 心不全の治療には，主にβ受容体遮断薬とアンギオテンシン変換酵素阻害薬を用いる．
- 心障害発生時には，心不全の程度の変化を継続的にモニタリングする．
- 心毒性の原因となる抗がん薬の投与中止後も，心毒性が発現する可能性があるため，少なくとも1年間は心機能のフォローアップをすることが望ましい．

標準的な看護ケア，予防的ケアのポイント

- 治療前に心疾患の既往歴を確認する．
- 既往歴がある場合は，心疾患の症状や程度，現在の治療内容，服薬アドヒアランス（患者が積極的に治療方針の決定に参加し，その決定に従って治療を受けること）を確認する．
- 治療中は，バイタルサインの測定，心・循環器症状の観察を定期的に行い異常の早期発見に努める．
- 心不全の初期症状（息苦しさ，疲労感，浮腫，胸部不快，胸痛など）を認めた場合は受診するように伝える．
- 疲労感や息切れ，動悸や狭心痛などが出現した場合には，まずは安静にする．
- 原病やがん治療による倦怠感などほかの症状がある場合には，症状の出現に気づきにくいことを念頭におく．
- 治療後も症状のセルフモニタリングができるように教育支援する．
- 心障害発生時には，呼吸困難や動悸等の症状で不安が高まることがある．不安軽減への支援（症状

への迅速な対応，適切な情報提供，環境整備など）
を行う．

◆引用・参考文献
1) 有害事象共通用語規準 v5.0 日本語訳 JCOG 版（略称：
   CTCAE v5.0 - JCOG）
   JCOG ホームページ　http://www.jcog.jp/
2) 日本循環器学会編：急性・慢性心不全診療ガイドライン
   2017 年改訂版
   https://www.j-circ.or.jp/cms/wp-content/uploads/
   2017/06/JCS2017_tsutsui_h.pdf より 2021 年 5 月
   5 日検索
3) 野田哲史：心毒性．がん薬物療法のひきだしー腫瘍薬学
   の基本から応用まで（松尾宏一ほか編）．p361-366，医
   学書院，2020
4) 金原史朗：心筋障害．がん看護実践ガイド　オンコロ
   ジックエマージェンシー（森文子ほか編），p154-157，
   医学書院，2016

Memo

....

....

....

....

....

....

....

....

....

....

....

がん薬物療法に伴う副作用マネジメント

高血圧

目的

* 発症リスクを評価し，原因が薬剤性か本態性か，それ以外かについて鑑別を行う.
* 適切な自己血圧測定法の指導を行い，セルフモニタリングを支援する.

症状の定義

● 診察時，収縮期血圧 140/ 拡張期血圧 90mmHg 以上.
● ただし，診察室血圧に比べ自宅での血圧は低くなることが多いため，家庭用血圧の基準値は 135/85mmHg[2].

メカニズムと出現形態

● VEGF（血管内皮増殖因子）阻害薬による高血圧は，一酸化窒素の合成阻害により血管の収縮が起こり，末梢血管抵抗が上昇することで生じる.
● VEGF 阻害薬で治療が行われた場合，とくに投与開始直後から血圧上昇が高頻度にみられる.
● 原因となる主な抗がん薬 [3]
　・ベバシズマブ，ラムシルマブ，ソラフェニブ，スニチニブ，パゾパニブ，アキシチニブ，レゴラフェニブ，レンバチニブ

アセスメントのポイント

● 高血圧の原因が薬剤性か，本態性かそれ以外の要因によるものなのかを鑑別する.
● VEGF 関連高血圧の危険因子には，高血圧症の既往・65 歳以上・喫煙などが挙げられる.
● 病院と自宅での測定値に差が生じることがある.

表1 ◆重症度評価（NCI-CTCAE ver5.0）

有害事象	高血圧（成人）
Grade1	収縮期血圧 120 ～ 139mmHg または拡張期血圧 80 ～ 89mmHg
Grade2	ベースラインが正常範囲の場合は収縮期血圧 140 ～ 159mmHg または拡張期血圧 90 ～ 99mmHg；ベースラインで行っていた内科的治療の変更を要する；再発性または持続性（≧24 時間）；症状を伴う＞ 20mmHg（拡張期）の上昇または以前正常であった場合は＞ 140/90mmHg への上昇；単剤の薬物治療を要する
Grade3	収縮期血圧≧ 160mmHg または拡張期血圧≧ 100mmHg；内科的治療を要する；2 種類以上の薬物治療または以前よりも強い治療を要する
Grade4	生命を脅かす（例：悪性高血圧，一過性または恒久的な神経障害，高血圧クリーゼ）；緊急処置を要する
Grade5	死亡

(文献 1）より引用，改変)

● 評価はツールを用いる（**表1**）.
● レゴラフェニブ，ソラフェニブは，投与開始初期に高血圧クリーゼを引き起こすことがある.

〈高血圧クリーゼ〉
● 血圧の異常高値だけでなく臓器障害も急速に進行し，ただちに降圧治療を開始しなければ致死的経過をたどる病態.
● 主な臓器障害として脳症（意識障害，頭痛，嘔吐，痙攣）や解離性動脈瘤，心筋梗塞などがある.

薬物療法などの主な治療

● 日本高血圧学会のガイドラインに沿った治療法に準じて行う.
　・高血圧，高血圧関連症状，常用薬（降圧薬，心血管系薬剤）の確認
　・血圧のモニタリング（血圧測定・記録）
　・降圧薬による治療（アンギオテンシン受容体拮抗薬/アンギオテンシン変換酵素阻害薬を第一選択として考慮）

標準的な看護ケア，予防的ケアのポイント

● 高血圧の頻度が高い薬剤を使用する場合には，家庭血圧を測定する習慣を付けるようにする．測定値は血圧手帳などに記載をして日内変動を把握し，診察時に持参してもらう．

● 自己血圧測定の指導ポイント
　・上腕カフ式の血圧計を使用する
　・カフの位置を心臓の高さに維持して１〜２分安静後に測定する
　・測定は原則１日２回（起床後１時間以内，就寝前）し，その平均をとる
　・測定前に喫煙，飲酒，カフェインの摂取はしない
　・すべての測定値を記録する（血圧手帳，スマートフォンアプリなど）

● 高血圧クリーゼなど連絡が必要な状態（180/120 mmHg 以上への急激な血圧上昇，頭痛・嘔吐・意識障害などの症状があるとき）とその場合の緊急連絡先を伝える[4]．

◆引用・参考文献
1) 有害事象共通用語規準 v5.0 日本語訳 JCOG 版（略称：CTCAE v5.0 - JCOG)
   JCOG ホームページ　http://www.jcog.jp/
2) 日本高血圧学会高血圧治療ガイドライン作成委員会編：高血圧治療ガイドライン 2019
   https://www.jpnsh.jp/data/jsh2019/JSH2019_hp.pdf より 2021 年 5 月 1 日検索
3) 鍛冶園誠：高血圧．がん薬物療法のひきだし―腫瘍薬学の基本から応用まで（松尾宏一ほか編）．p410-416，医学書院，2020
4) 福崎真実：分子標的治療薬の副作用とケア 消化管出血・穿孔 / 高血圧 / 創傷治癒遅延．がん看護実践ガイド 分子標的治療薬とケア（遠藤久美ほか編）．p218-227，医学書院，2016

がん薬物療法に伴う副作用マネジメント

肝障害（肝毒性）

目的

* 既往歴，危険因子，使用している薬剤などを把握し，ツールを用いて肝機能の評価を行う．
* 自覚症状と血液データを確認し，異常の早期発見と早期対応を行えるようにする．

症状の定義

● 薬剤によって肝細胞障害もしくは肝内うっ滞が生じた病態.

メカニズムと出現形態

● 薬物性肝障害には，中毒性と特異体質性がある．
● 薬物性肝障害の多くは，代謝性特異体質によるものである．薬物代謝関連酵素や輸送タンパク質（トランスポーター）の特殊な個人差（遺伝的素因）に起因する．
● 分類（**表 1**）
　①肝細胞障害型：血清 AST，ALT が上昇する
　②胆汁うっ滞型：ALP，γ GTP など胆道系酵素の上昇や黄疸
　③混合型：①と②の混合

表 1 ◆薬物性肝障害の病型分類

肝細胞障害型	ALT > 2ULN+ALP ≦ ULN　または　ALT 比 /ALP 比≧ 5
胆汁うっ滞型	ALT ≦ ULN+ALP > 2ULN　または　ALT 比 /ALP 比≦ 5
混合型	ALT > 2ULN+ALP > ULN　かつ　2 < ALT 比 /ALP 比< 5

ULN：（施設）基準値上限，ALT 比 =ALT 値 /ULN，ALP 比 =ALP 値 /ULN

(文献 5)より引用)

表 2 ◆薬物性肝障害の症状

分類	主な症状
全身症状	発熱，倦怠感，黄疸
消化器症状	悪心，嘔吐，食欲不振，心窩部痛
皮膚症状	皮疹，瘙痒感
所見	肝腫大，脾腫，心窩部の圧痛，腹水

(文献 5) より引用)

- 明らかな肝障害や肝機能不全よりも症状を伴わない肝機能検査値の異常のほうが多くみられる.
- 原因となる主な抗がん薬 [5]
  - ・シタラビン，フルオロウラシル，メトトレキサート，シクロホスファミド，オキサリプラチン，エルロチニブ，イマチニブ，パゾパニブ，イピリムマブ
  - ・すべての抗がん薬で肝障害が発症する可能性がある.
- 自覚症状として頻度の高いのは全身倦怠感，食欲不振である（**表 2**）.

アセスメントのポイント

- 抗がん薬による薬物性肝障害は初期には症状が現れにくい.
- 薬物性肝障害の既往歴を聴取する（薬物性肝障害の既往歴のある患者が肝障害の原因となった薬物を再度投与した場合，より重篤な肝障害が発現する）.
- 薬物性肝障害を疑った場合には，肝疾患の他の原因，ウイルス性，胆汁性，アルコール性，自己免疫性，代謝性の原因を除外するため以下の問診をする.
  - ・海外渡航歴，生ものの摂取
  - ・性交渉（急性ウイルス性肝炎）
  - ・飲酒歴（アルコール性肝障害）
  - ・体重の急激な変化（脂肪肝，悪性腫瘍による閉

肝障害（肝毒性）

塞性黄疸）
　　・右季肋部痛（胆石症）
　　・茶褐色尿（閉塞性黄疸）
● 危険因子
　　・年齢 18 歳以上
　　・肥満
　　・妊娠
　　・現在の飲酒
　　・特定の遺伝子多型
● ツールを用いて評価する
　　① CTCAE（Common Terminology Criteria for Adverse Events）（**表 3，4**）
　　　・ALT，ALP，AST，T-Bil，GGT において治療開始前（ベースライン）の検査値が基準値範囲内か異常かで Grade の定義が異なっていることに注意する．
　　② Child-Pugh（チャイルド・ピュー）分類（**表 5**）
　　　・症状と血液検査値から評価する

薬物療法などの主な治療

● 原因薬物の同定を行い，その薬物の投与を中止する．
● 薬物性肝障害に対する薬物療法には，グリチルリチン・グリシン・システイン配合剤注射液やウルソデオキシコール酸を経口投与する場合がある．ただし，十分なエビデンスはない[5]．
● 免疫チェックポイント阻害薬による肝障害のマネジメントはガイドラインで推奨されている（**表 6**）[4]．
● リツキシマブなどの抗がん薬による B 型肝炎ウイルス（HBV）再活性化への対応．
　　・免疫抑制を引き起こす治療により，患者自身の肝臓に潜伏していた HBV が増殖・再活性化する．

表 3 ◆ベースラインが基準範囲内の場合

項目 /Grade	Grade1	Grade2	Grade3	Grade4
アスパラギン酸アミノトランスフェラーゼ増加	> ULN ～ 3.0 ×ULN	> 3.0 ～ 5.0 ×ULN	> 5.0 ～ 20.0 ×ULN	> 20.0 ×ULN
アラニンアミノトランスフェラーゼ増加	> ULN ～ 3.0 ×ULN	> 3.0 ～ 5.0 ×ULN	> 5.0 ～ 20.0 ×ULN	> 20.0 ×ULN
アルカリホスファターゼ増加	> ULN ～ 2.5 ×ULN	> 2.5 ～ 5.0 ×ULN	> 5.0 ～ 20.0 ×ULN	> 20.0 ×ULN
血中ビリルビン増加	> ULN ～ 1.5 ×ULN	> 1.5 ～ 3.0 ×ULN	> 3.0 ～ 10.0 ×ULN	> 10.0 ×ULN

ULN：（施設）基準範囲上限　　　　　　　　　　　　（文献2）より引用，改変）

表 4 ◆ベースラインが異常値の場合

項目 /Grade	Grade1	Grade2	Grade3	Grade4
アスパラギン酸アミノトランスフェラーゼ増加	> 1.5 ～ 3.0 ×ベースライン	> 3.0 ～ 5.0 ×ベースライン	> 5.0 ～ 20.0 ×ベースライン	> 20.0 ×ベースライン
アラニンアミノトランスフェラーゼ増加	> 1.5 ～ 3.0 ×ベースライン	> 3.0 ～ 5.0 ×ベースライン	> 5.0 ～ 20.0 ×ベースライン	> 20.0 ×ベースライン
アルカリホスファターゼ増加	> 2.0 ～ 2.5 ×ベースライン	> 2.5 ～ 5.0 ×ベースライン	> 5.0 ～ 20.0 ×ベースライン	> 20.0 ×ベースライン
血中ビリルビン増加	> 1.0 ～ 1.5 ×ベースライン	> 1.5 ～ 3.0 ×ベースライン	> 3.0 ～ 10.0 ×ベースライン	> 10.0 ×ベースライン

（文献2）より引用，改変）

表 5 ◆ Child-Pugh 分類

項目 ＼ ポイント	1 点	2 点	3 点
脳症	ない	軽度	ときどき昏睡
腹水	ない	少量	中等量
血清ビリルビン（mg/dL）	2.0 未満	2.0 ～ 3.0	3.0 超
血清アルブミン（g/dL）	3.5 超	2.8 ～ 3.5	2.8 未満
プロトロンビン活性値（%）	70 超	40 ～ 70	40 未満

各項目のポイントを加算してその合計点で分類する．

Child-Pugh 分類	A	5 ～ 6 点
	B	7 ～ 9 点
	C	10 ～ 15 点

肝障害（肝毒性）

（文献3）より引用）

表6◆免疫チェックポイント阻害薬による肝障害のマネジメント

CTCAE Grade	投与の可否	対処方法
Grade1 ・AST または ALT 正常上限〜3.0倍以下 ・総ビリルビンが正常上限〜1.5倍以下	●投与を継続する。	●肝機能のモニタリングを継続する。 ●肝機能が悪化した場合は、Grade2〜4の対処法で治療する。
Grade2 ・AST または ALT 正常上限 3.0倍〜5.0倍以下 ・総ビリルビンが正常上限 1.5倍〜3.0倍以下	●投与を休止する。	●肝機能のモニタリングを行う ベースラインの数値に改善した場合 ●肝機能のモニタリングを慎重に行いながら投与を再開する 症状が5〜7日を超えて持続した場合、また悪化した場合 ●0.5〜1.0mg/kg/日の経口メチルプレドニゾロンまたはその等価量のステロイドを投与。肝機能がGrade1 またはベースラインの状態に改善した場合は、少なくとも4週間以上かけてステロイドを漸減する ●日和見感染症に対しての抗菌薬の予防投与を考慮 メチルプレドニゾロン10mg/日以下まで減量できれば、投与再開を検討する。
Grade3*1 ・AST または ALT 正常上限 5.0倍〜20.0倍以下 ・総ビリルビンが正常上限 3.0倍〜10.0倍以下	●投与を中止する。 ●投与を再開しない。	●1.0〜2.0mg/kg/日の静注メチルプレドニゾロンまたはその等価量のステロイド薬を投与する。 症状がGrade2に改善した場合 ●少なくとも4週間以上かけてステロイドを漸減する。 症状が3〜5日を超えて改善しない、また再度悪化した場合*2 ●ミコフェノール酸モフェチル1gの1日2回投与を行う*2 ●3〜5日以内に反応が認められない場合は他の免疫抑制剤の使用を考慮する。 ●日和見感染症に対して抗菌薬の予防投与を行う。 ●消化器内科専門医と協議する。
Grade4 ・AST または ALT 正常上限 20.0倍以上 ・総ビリルビンが正常上限 10倍以上		

* 1 AST または ALT が正常上限の8倍以下、かつ総ビリルビンが正常上限の5倍以下である場合は、免疫療法を休止後、肝機能がベースラインの状態に改善した場合に投与再開を検討してもよい。
* 2 保険適用外

(文献4)より引用)

標準的な看護ケア，予防的ケアのポイント

● 患者が使用している薬剤，サプリメント，民間療法について把握する．

● 定期的に血液検査で肝機能を検査する必要性を伝える．

● 薬物性肝障害が疑われる症状（倦怠感，食欲不振，発熱，黄疸，皮疹，瘙痒感，吐き気，嘔吐）を認める場合には報告するように伝える．

● 日頃から使用している薬物の種類と作用・副作用を理解できるように，薬の説明書やお薬手帳を活用する．

◆引用・参考文献
1) 厚生労働省：重篤副作用疾患別対応マニュアル 薬物性肝障害（肝細胞型薬物性肝障害，胆汁うっ滞型薬物性肝障害，混合型薬物性肝障害，急性肝不全，薬物起因の他の肝疾患）．平成20年4月（令和元年9月改定）
https://www.mhlw.go.jp/topics/2006/11/dl/tp1122-1i01.pdf より 2021年5月4日検索
2) J有害事象共通用語規準 v5.0 日本語訳 JCOG版（略称：CTCAE v5.0 - JCOG）
JCOGホームページ http://www.jcog.jp/
3) 日本肝癌研究会編：臨床・病理原発性肝癌取扱い規約 第6版［補訂版］2019年3月．p15，金原出版，2019
4) 日本臨床腫瘍学会編：がん免疫療法ガイドライン第2版．p32-35，金原出版，2019
5) 三宅知宏：肝障害．がん薬物療法のひきだし－腫瘍薬学の基本から応用まで（松尾宏一ほか編）．p367-375，医学書院，2020

肝障害（肝毒性）

Memo

腎・膀胱障害

目的

* 治療開始前に腎機能や排尿障害の有無を評価し，結果に応じて投与量調整による症状予防を検討する．
* 尿量や性状，水分出納バランス，検査データ，自覚症状などを注意深く観察し早期発見に努め，セルフモニタリングの支援を行う．

症状の定義

● 急性腎障害は，抗がん薬の投与などにより，数時間から数日の間に腎機能が低下した病態である．
● 出血性膀胱炎は，ウイルスや細菌感染，抗がん薬，放射線治療が原因となり出現する，出血を伴う膀胱の炎症である．

メカニズムと出現形態

● 腎障害は，シスプラチンによる近位尿細管への直接的細胞障害，メトトレキサートの薬物析出による尿細管の閉塞が原因となる．
● 出血性膀胱炎は，シクロホスファミド，イホスファミドの薬剤代謝物であるアクロレインが尿路粘膜上皮を傷害し，炎症・出血を起こすことで発症する．

アセスメントのポイント

● 抗がん薬投与前に腎機能（血中尿素毒素，クレアチニン，糸球体濾過量，尿検査など）や排尿障害の有無の評価を行い（**表1**），抗がん薬の投与量調整による症状予防が検討される．

表1 ◆急性腎障害の診断基準

下記のいずれかを満たした場合，急性腎障害と診断される
①血清 Cre 値が 48 時間以内に 0.3mg/dL 以上の上昇を認めた場合
②血清 Cre 値が過去 7 日間以内に測定された数値の 1.5 倍以上に上昇した場合
③尿量が 6 時間にわたって，0.5mL/kg 時以下に減少した場合

- 腎機能は，抗がん薬以外に非ステロイド性抗炎症薬（NSAIDs）やビスホスホネート製剤などの併用薬，がんの進行に伴う症状により悪化する可能性もある．

- 腎障害初期では自覚症状は乏しく，進行すると乏尿や無尿，電解質バランスの異常により意識レベルの低下，悪心・嘔吐，下痢，頭痛，脱力感，痙攣，循環動態の変化を生じる．多くの抗がん薬とその代謝物の排泄経路に腎臓はあり，腎障害があると有害事象が増強する可能性がある．

- 膀胱炎の初期症状は，頻尿，排尿困難，排尿時痛，尿意切迫感がある．血尿が重症化すると，膀胱内に生じる凝血塊により膀胱タンポナーデや尿閉，腎後性腎不全に進展する危険性がある．

薬物療法などの主な治療

腎障害 ....

〈シスプラチン〉

- 腎障害を軽減するため，シスプラチンの投与前，投与時，投与後に 3L/ 日以上の補液を行うことが推奨される[10]．

- 排尿回数の減少，体重の増加が起こる場合には，強制利尿薬の追加が検討される．

- 腎障害，PS（Performance Status），年齢を考慮し，十分な経口水分補給と尿量確保が行える症例に対してはショートハイドレーション法も検討される．

- ショートハイドレーション法とは，少量かつ短時間の補充法．補液量，経口補液量，尿量，体重管理など，水分バランスについては文献 10 を参照．

〈メトトレキサート〉

- 酸性尿によりメトトレキサートの結晶が析出しやすくなる. そのため, 十分な水分摂取や補液と, 炭酸水素ナトリウムやアセタゾラミドの投与による尿のアルカリ化を行う.
- フロセミドなど尿を酸性化する利尿薬の使用は避ける.

出血性膀胱炎 ·····························

- 症状の原因となる代謝産物 (アクロレイン) が長時間膀胱粘膜に接することを避ける必要がある.
- 膀胱内に尿を滞留させないよう頻回に排尿を促すため, 抗がん薬の投与後 2 日間は, 2L/ 日の水分摂取を指導する.
- イホスファミド投与時には, メスナを併用することでアクロレインの不活化を行う.

標準的な看護ケア・予防的ケアのポイント

- 腎障害, 膀胱炎のいずれも, 尿量や性状, 水分出納のバランス, 検査データ, 自覚症状を注意深く観察し, 異常の早期発見に努める.
- 尿量, 水分摂取, 食事摂取量を患者自身が記録できるよう指導し, 排尿間隔や 1 回尿量, 尿の色調の変化, 体重の変化, 浮腫など, 気付いたことは医療スタッフへ報告するよう指導する.
- 抗がん薬の副作用 (悪心・嘔吐, 食欲不振, 下痢など) などをにより十分な水分摂取が困難になっていないか, 注意して観察を行う.

Memo

....

....

....

◆引用・参考文献

1) AKI（急性腎障害）診療ガイドライン作成委員会：AKI（急性腎障害）診療ガイドライン 2016. 日腎会誌 59（4）：444-446, 2020
https://cdn.jsn.or.jp/guideline/pdf/419-533.pdf より 2021 年 4 月 29 日検索

2) 小松康宏ほか：抗がん薬による腎障害. 日腎会誌 58（7）：1064-1068, 2016

3) 菅野かおりほか：腎障害. がん薬物療法による有害事象への対応. がん看護 25（2）：121-125, 2020

4) 田村和夫ほか：血尿・出血性膀胱炎. がん患者の症状まるわかり BOOK, 第 2 版（田村和夫編）. p322-325, 照林社, 2018

5) 利部正裕ほか：一から学びなおす婦人科がん化学療法有害事象の管理 8. 腎・膀胱障害. 産科と婦人科 87（2）：161-164, 2020

6) 安田宜成：腎障害患者に対する抗がん薬治療 抗がん薬投与前の腎機能評価法. 腎と透析 83（5）：688-694, 2017

7) 塚本達雄：腎障害患者に対する抗がん薬治療 抗がん薬による腎障害への予防法. 腎と透析 83（5）：709-714, 2017

8) 鳥居徹：泌尿器 出血性膀胱炎. 日本臨牀 77（4）：521-526, 2019

9) 一般社団法人日本腎臓学会ほか：がん薬物療法時の腎障害診療ガイドライン 2016. p22-24, ライフサイエンス出版, 2016

10) 日本肺癌学会ガイドライン検討委員会ほか：シスプラチン投与におけるショートハイドレーション法の手引き. 2015
https://www.haigan.gr.jp/uploads/files/photos/1022.pdf より 2021 年 4 月 29 日検索

腎・膀胱障害

Memo

....

....

....

....

がん薬物療法に伴う副作用マネジメント

薬剤性肺障害

目的

* すべての抗がん薬で発現する可能性があるため，薬剤ごとの発現頻度を把握する．
* 治療開始前に呼吸状態や症状の有無，リスク因子を把握し，治療開始後は定期的に検査を実施する．
* セルフモニタリングを支援し，発熱，乾性咳嗽，息切れ・呼吸困難などの初期症状の早期発見に努める．

症状の定義

● 薬剤性肺障害とは，薬剤を投与中に起きた呼吸器系の障害のなかで，薬剤と関連があるものをいう．薬剤性肺障害のなかでもっとも頻度が高いのが間質性肺炎である．

メカニズムと出現形態

● 薬剤性間質性肺炎の発生機序はほとんど解明されていないが，抗がん薬のような細胞障害性薬剤によって肺の細胞自体が直接障害を受けるものと，免疫学的な機序を介した過敏反応が考えられている．

● 一般的に薬剤の投与後2～3か月で発症するものが多い．EGFRチロシンキナーゼ阻害薬による間質性肺炎は投与開始後1か月（とくに2週間）以内に発現することが多い．

アセスメントのポイント

● 間質性肺炎は，発現頻度は異なるがすべての抗がん薬または支持療法薬で発現する可能性があり，薬剤ごとの発現頻度の把握が重要である（表1）．

● ブレオマイシンは総投与量が300mg/m^{2}を超えると発現頻度が上がるため，累積投与量に注意す

表1 ◆主な薬剤の肺障害（間質性肺炎，間質性肺疾患）の出現頻度

	薬剤	出現頻度
殺細胞性抗がん薬	パクリタキセル	0.5%
	ドセタキセル	0.4%
	ゲムシタビン	1.0%
	ペメトレキセド	3.6%
	イリノテカン	0.9%
	ブレオマイシン	10%
	シスプラチン	頻度不明
	オキサリプラチン	0.6%
分子標的薬	エベロリムス	11.6%
	テムシロリムス	6.2%
	ゲフィチニブ	1～10%
	エルロチニブ	肺がん 4.4% 膵がん 6.4%
	アファチニブ	1.3%
	オシメルチニブ	3.6%
	パニツムマブ	1.3%
	クリゾチニブ	2.1%
	アレクチニブ	5.3%
	アベマシクリブ	2.0%
	トラスツズマブエムタンシン	1.3%
	トラスツズマブデルクステカン	8.2%
免疫チェックポイント阻害薬	ニボルマブ	単剤投与時 3.0%， 併用投与時 6.9%
	ペムブロリズマブ	4.1%
	デュルバルマブ	9.9% （放射線肺臓炎を含む）
	イピリムマブ	単剤投与時 頻度不明 併用投与時 0.7%

（2021年4月時点での最新の各薬剤添付文書を参考に筆者作成）

る．

● 腎臓の排泄能が低下することにより，薬剤の血中濃度が高くなることでリスクが高くなるため，腎機能にも注意が必要である．

● 薬剤性肺障害にはリスク因子や増悪因子が知られ

ている．非特異的なリスク因子としては，年齢
60 歳以上，既存の肺病変（とくに間質性肺炎），
肺手術後，呼吸機能の低下，酸素投与，肺への放
射線照射，抗悪性腫瘍薬の多剤併用療法，腎障害
の存在など，患者側のリスク因子が挙げられる[1]．

● 間質性肺炎の初期症状は，【発熱】，【乾性咳嗽】，
【息切れ・呼吸困難】であり，治療開始前の患者
の呼吸状態や症状の有無，検査所見などを把握し
ておく．

● 症状の変化を見逃さないことが重要であり，治療
開始後は初期症状の出現の有無を観察する．

● 治療前より呼吸器症状があった患者では，その症
状の程度の変化や新たな症状の出現の有無などの
観察を継続する．自覚症状がない場合もあり，治
療開始後は血液検査，画像検査などにより定期的
な経過観察を行うことも必要である．

● 薬剤性肺障害は，がん薬物療法に使用する薬剤以
外の薬剤（市販薬やサプリメントなども含め）で
も起こる可能性がある．患者が常用している栄養
食品やサプリメントなどを含め事前に把握するこ
とが必要である．

● 安静時には呼吸困難や低酸素状態がなくても，労
作時に著明な低酸素血症をきたすことがあり，注
意が必要である．安静時および労作時それぞれの
呼吸状態や酸素飽和度，脈拍数，呼吸回数の変化
などの観察を行う．

● 呼吸困難をきたす要因は，細菌感染や貧血，肺塞
栓，原疾患の悪化，心不全など多岐にわたる．症
状の原因として，他の要因が関与していないか鑑
別を行うことも重要である．

薬剤療法などの主な治療

● 薬剤性肺障害の出現が疑われる場合は，原因と推
測される薬剤をただちに中止する．ただし，エベ

ロリムスやテムシロリムスなどの mTOR 阻害薬
では，自覚症状がない画像上の陰影を認める状態
の場合には治療を継続されることがある[2, 3]．

- 重症度に応じて副腎皮質ステロイドを投与する．
とくに重篤な呼吸不全例では大量ステロイド投与
（パルス療法など）が行われる．
- 低酸素血症をきたしている場合には酸素療法を行
う．
- 咳嗽が強い場合には，必要に応じて薬剤の投与に
よる症状緩和を行う．

標準的な看護ケア，予防的ケアのポイント

- 抗がん薬による間質性肺炎は，出現頻度は低いが
発症すると生命に危険を及ぼす可能性がある．そ
のため間質性肺炎の初期症状である【発熱】，【乾
性咳嗽】，【息切れ・呼吸困難】を見逃さないこと
が重要である．症状の早期発見のために，治療開
始時から患者や家族が継続したセルフモニタリン
グが行えるよう支援することが重要である．
- 治療日誌などを活用し，毎日の検温や症状の有
無・変化を観察するように指導する．
  - 症状出現時や症状の変化が現れたりした場合に
は，できるだけすみやかに（当日中に）医療機
関へ連絡もしくは受診するよう指導する．
- 間質性肺炎による息切れや呼吸困難は，初期の場
合には労作時のみに症状があり安静にすると治ま
るからと医療者へ報告しないこともある．階段や
坂道をのぼったり少しの動作でも息切れがした
り，今まで歩けていた距離が歩けない（休憩を要
するようになった）など，具体的に症状の聴き取
りを行う必要がある．
- ゲフィチニブやオシメルチニブなどの経口薬でも
薬剤性肺障害の出現頻度が高いため，外来通院中
の患者や家族などへの指導が重要である．

- 経口抗がん薬による治療中の患者においては，薬剤性肺障害が疑われる症状が出現した場合には，治療薬の内服はせずに医療機関へ連絡することを指導する．

- 薬剤性肺障害が発現すると，副作用の出現そのものに対する不安が生じる．治療が中止になったことや再投与は行わないことが多いことから，治療法の一つを失ったということで今後の治療や予後に対する不安を生じることもあり，心理面へのサポートも重要である．

◆引用・参考文献
1) 日本呼吸器学会薬剤性肺障害の診断・治療の手引き第2版作成委員会編：薬剤性肺障害の診断・治療の手引き第2版 2018．p3，メディカルレビュー社，2018
2) ノバルティス ファーマ：【アフィニトール錠2.5mg／アフィニトール錠5mg】適正使用ガイド（根治切除不能又は転移性の腎細胞癌／神経内分泌腫瘍／手術不能又は再発乳癌）2019年9月作成版
   https://www.drs-net.novartis.co.jp/siteassets/common/pdf/afi/tg/tg_afi_201909.pdf より2021年4月25日検索
3) ファイザー：トーリセル点滴静注液25mg適正使用ガイド2020年11月改訂版
   https://www.pfizermedicalinformation.jp/ja-jp/system/files/content_files/tor01info.pdf?pmidf より2021年4月25日検索
4) 大熊裕介ほか：副作用対策のベストプラクティス―肺障害．がん薬物療法看護ベスト・プラクティス，第3版（下山達ほか編）．p341-348，照林社，2020
5) 良田紀子：特集 がん薬物療法による有害事象への対応～こんな時どうしたらよいの？～―呼吸困難・息切れ（間質性肺炎）．がん看護 25（2）：196-199，2020
6) 本山清美：5章 がん化学療法の副作用とケア ―16．肺障害．ベスト・プラクティスコレクション がん化学療法ケアガイド，第3版（浜口恵子ほか編）．p300-309，中山書店，2020

B型肝炎ウイルス（HBV）再燃

目的

* 治療開始前に肝機能異常の有無にかかわらず HBV の スクリーニング検査を行う.
* 治療中断に伴うがんの進行に対する患者の不安を傾聴 し解決できるよう支援する.

症状の定義

● HBV キャリアおよび HBV 既往感染者において, 免疫抑制の強い抗がん薬や免疫抑制剤の投与に伴 い, 生体内に潜在している HBV が増殖し活性化 すること.

メカニズムと出現形態

● HBV 再燃は, キャリア（HBs 抗原陽性）からの 再燃と, 既往感染者（HBs 抗原陰性, かつ HBc 抗体または HBs 抗体陽性）からの再燃に分類さ れる（表1）.

● HBV キャリアにおいて, 免疫抑制・抗がん薬治 療中は HBV が増殖する. HBV が増殖した状態 で治療が終了となった場合, 免疫機能の回復によ り, 増殖した HBV に対して強い免疫応答が起こ り, 肝細胞が一気に破壊され, 劇症肝炎を含む重 篤な肝障害に進展する.

● 現在, 強力な免疫抑制作用をもつ抗がん薬の使用 により, 既往感染者（HBs 抗原陰性例）からの HBV 再燃による重症肝炎の発症も認められて いる.

● HBV 再燃による肝炎は重症化しやすいだけでな く, 肝炎の発症により原疾患の治療を困難にさ

表 1 ◆ HBV 再燃の分類

HBV キャリア	長期間，肝臓あるいは血液中にウイルスを保有する持続感染者．母子感染，または乳幼児期に HBV に感染した場合，HBV キャリアとなる可能性がある．
HBV 既往感染者	成人が初めて HBV に感染した場合，多くは自覚症状のないまま治癒し，既往感染となる．既往感染者の HBV 再燃は「de novo B 型肝炎」と呼ばれ，劇症化の頻度が高い．

せるため，発症そのものを阻止することが重要である．

アセスメントのポイント

● HBV 感染は性交渉や母子感染，輸血や予防接種などから起こるリスクがある．

● 問診のみでは HBV 感染の有無を把握することは困難であり，肝機能異常や肝炎罹患の既往について自身で把握・認識していないがん患者も多い．

● がん薬物療法が開始される際には，HBV の感染状況についてスクリーニング検査を行い，適切に対応する必要がある．

スクリーニング ……………………………

● HBV の活動性，および肝障害の重症度を評価するため，肝機能の検査を行い HBV 再燃のリスクを確認する．

● 免疫抑制・がん薬物療法を行う前には，肝機能異常の有無にかかわらず，HBV 感染をスクリーニングする．

● HBs 抗原，HBc 抗体および HBs 抗体を測定し，HBs 抗原が陽性のキャリアか，HBs 抗原が陰性で HBc 抗体，HBs 抗体のいずれか，あるいは両方が陽性の既往感染者かを判断する．

● HBV 感染が認められた場合には，1 ～ 3 か月間隔で HBV-DNA 定量検査が行われる．

● がん薬物療法の最終サイクルを終えた後も，3 か

月ごとを目安に 1 年間は HBV-DNA 定量検査を行いフォローすることが推奨されている.

HBV 再燃リスクの高い免疫抑制・がん薬物療法 [1]

● リツキシマブなど抗 CD20 モノクローナル抗体を含む強力な免疫抑制・がん薬物療法を行う際には,非活動性キャリアを含めた HBs 抗原陽性例, および既往感染者からの再燃に注意が必要である.

● HBV-DNA 量が 20IU/mL 未満であった既往感染者に対するステロイド単剤投与や固形がんに対する通常のがん薬物療法でも, HBV 再燃が生じることが報告されている.

〈リツキシマブ〉

● 血液悪性腫瘍に対するリツキシマブまたはフルダラビンを使用するがん薬物両方では, キャリアで 20 ～ 50％, 既往感染者で 12 ～ 23％と, HBV 再燃のリスクが高い.

〈造血幹細胞移植〉

● HBs 抗原陽性における造血幹細胞移植後の HBV 再燃は 50％以上である.

● 同種末梢血幹細胞移植では, 移植片対宿主病（GVHD）に対して長期間にわたりステロイドや免疫 抑制剤が使用されるため, HBV 再燃リスクが高くなる.

〈通常のがん薬物療法〉

● 非活動性キャリアからの HBV 再燃と比較し, 既往感染者からの HBV 再燃は 1 ～ 3％と低い.

● ステロイドやアントラサイクリン製剤（ドキソルビシン, エピルビシンなど）を含むがん薬物療法で比較的多くみられる.

〈免疫チェックポイント阻害薬〉

● 免疫関連副作用の出現が予測される場合に検討されるステロイド投与がHBV再燃のリスクとなる.

薬物療法などの主な治療 [1]

● HBs抗原陽性のキャリア場合は, 免疫抑制・がん薬物療法を開始する前に, できるだけ早期に核酸アナログの投与を開始する.

● ウイルス量の多いHBs抗原陽性例においては, 核酸アナログの予防投与中であっても劇症肝炎による死亡例が報告されている. 免疫抑制・がん薬物療法を開始する前にウイルス量を低下させておくことが望ましい.

● HBs抗原陰性でHBs抗体またはHBc抗体が陽性の既往感染者である場合は, HBV-DNA量が20IU/mLとなった時点で, 核酸アナログの内服を開始する (図1).

● HBs抗原陽性例について, また核酸アナログの投与開始・終了にあたって, 肝臓専門医にコンサルトすることが推奨される.

核酸アナログ

● 抗ウイルス作用により肝炎を沈静化することができるが, 投与中止にすると肝炎の再燃率は高く, 劇症化の危険性もある.

● 長期に使用しても薬剤耐性の起こりにくいエンテカビル (バラクルード) が核酸アナログの第1選択となる.

標準的な看護ケア・予防的ケアのポイント

● HBVキャリアでも無症候性であることが多く, 患者自身が既往感染者であることを認識していない場合がある. がん薬物療法導入前の検査として肝機能とウイルスマーカー検査が行われているか

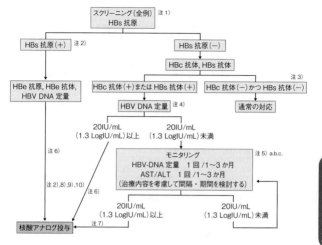

補足：血液悪性疾患に対する強力な化学療法中あるいは終了後に，HBs抗原陽性あるいは HBs抗原陰性例の一部において HBV 再活性化により B 型肝炎が発症し，その中には劇症化する症例があり，注意が必要である．また，血液悪性疾患または固形癌に対する通常の化学療法およびリウマチ性疾患・膠原病などの自己免疫疾患に対する免疫抑制療法においても HBV 再活性化のリスクを考慮して対応する必要がある．通常の化学療法および免疫抑制療法においては，HBV 再活性化，肝炎の発症，劇症化の頻度は明らかでなく，ガイドラインに関するエビデンスは十分ではない．また，核酸アナログ投与による劇症化予防効果を完全に保証するものではない．

注 1）免疫抑制・化学療法前に，HBV キャリアおよび既往感染者をスクリーニングする．HBs抗原，HBc 抗体および HBs 抗体を測定し，HBs 抗原が陽性のキャリアか，HBs 抗原が陰性で HBs 抗体，HBc 抗体のいずれか，あるいは両者が陽性の既往感染を判断する．HBs抗原・抗体および HBs 抗体の測定は，高感度の測定法を用いて検査することが望ましい．また，HBs 抗体単独陽性（HBs 抗原陰性かつ HBc 抗体陽性）例においても，HBV 再活性化は報告されており，ワクチン接種歴が明らかである場合を除き，ガイドラインに従った対応が望ましい．

注 2）HBs 抗原陽性例は肝臓専門医にコンサルトすること．また，すべての症例において核酸アナログの投与開始ならびに終了にあたって肝臓専門医にコンサルトするのが望ましい．

注 3）初回化学療法開始時に HBc 抗体，HBs 抗体未測定の再治療例および既に免疫抑制療法が開始されている例では，抗体価が低下している場合があり，HBV DNA 定量検査などによる精査が望ましい．

注 4）既往感染者の場合は，リアルタイム PCR 法により HBV DNA をスクリーニングする．

注 5）
a. リツキシマブ・オビヌツズマブ（±ステロイド），フルダラビンを用いる化学療法および造血幹細胞移植：既往感染者からの HBV 再活性化の高リスクであり，注意が必要である．治療中および治療終了後少なくとも 12 か月の間，HBV DNA を月 1 回モニタリングする．造血幹細胞移植例は，移植後長期間のモニタリングが必要である．

b. 通常の化学療法および免疫作用を有する分子標的治療薬を併用する場合：頻度は少ないながら，HBV 再活性化のリスクがある．HBV DNA 量のモニタリングは 1～3 か月ごとを目安とし，治療内容を考慮して間隔および期間を検討する．血液悪性疾患においては慎重な対応が望ましい．

c. 副腎皮質ステロイド薬，免疫抑制薬，免疫抑制作用あるいは免疫修飾作用を有する分子標的治療薬による免疫抑制療法：HBV 再活性化のリスクがある．免疫抑制療法では，治療開始後および治療内容の変更後（中止も含む）少なくとも 6 か月間は，月 1 回の HBV DNA 量のモニタリングが望ましい．なお，6 か月以降は 3 か月ごとの HBV DNA 量測定を推奨

するが，治療内容に応じて高感度 HBs 抗原測定（感度 0.005 IU/mL）で代用することを考慮する．

注6）免疫抑制・化学療法を開始する前，できるだけ早期に核酸アナログ投与を開始する．ことに，ウイルス量が多い HBs 抗原陽性例においては，核酸アナログ予防投与中であっても劇症肝炎による死亡例が報告されており，免疫抑制・化学療法を開始する前にウイルス量を低下させておくことが望ましい．

注7）免疫抑制・化学療法中あるいは治療終了後に，HBV DNA 量が 20 IU/mL（1.3 LogIU/mL）以上になった時点で直ちに核酸アナログ投与を開始する（20 IU/mL 未満陽性の場合は，別のポイントでの再検査を推奨する）．また，高感度 HBs 抗原モニタリングにおいて 1 IU/mL 未満陽性（低値陽性）の場合は，HBV DNA を追加測定して 20 IU/mL 以上であることを確認した上で核酸アナログ投与を開始する．免疫抑制・化学療法中の場合，免疫抑制薬や免疫抑制作用のある抗腫瘍薬は直ちに投与を中止するのではなく，対応を肝臓専門医と相談する．

注8）核酸アナログは薬剤耐性の少ない ETV，TDF，TAF の使用を推奨する．

注9）下記の①か②の条件を満たす場合には核酸アナログ投与の終了が可能であるが，その決定については肝臓専門医と相談した上で行う．
①スクリーニング時に HBs 抗原陽性だった症例では，B 型慢性肝炎における核酸アナログ投与終了基準を満たしていること．②スクリーニング時に HBc 抗体陽性または HBs 抗体陽性だった症例では，(1) 免疫抑制・化学療法終了後，少なくとも 12 か月間 I 投与を継続すること．(2) この継続期間中に ALT(GPT) が正常化していること（ただし HBV 以外に ALT 異常の原因がある場合は除く）．(3) この継続期間中に HBV DNA が持続陰性化していること．(4)HBs 抗原および HB コア関連抗原も持続陰性化していることが望ましい．

注10）核酸アナログ投与終了後少なくとも 12 か月間は，HBV DNA モニタリングを含めて厳重に経過観察する．経過観察方法は各核酸アナログの使用上の注意に基づく．経過観察中に HBV DNA 量が 20 IU/mL（1.3 LogIU/mL）以上になった時点で直ちに投与を再開する．

図 1 ◆ 免疫抑制・抗がん薬治療により発症する B 型肝炎対策ガイドライン

（文献 1）より引用）

確認し，未実施の場合は医師に依頼する．
● がん薬物療法に伴う HBV 再燃リスクや，B 型肝炎を発症すると HBV 再燃に対する治療ががん薬物療法よりも優先して行われることを，患者へ事前に伝えておく．
● HBV 再燃が診断されると，患者はがん治療の延期やがん進行の不安など，その現状を受け入れることが困難となる可能性がある．患者の抱える不安や疑問を傾聴・解決できるよう支援する．
● エンテカビル（バラクルード）0.5mg は，食事の影響を受け吸収率が低下するため，1 日 1 回空腹時（食前・食後 2 時間以上あける）に内服する必要がある．飲み忘れのないよう，アラームなどを活用するよう指導する．
● 肝機能保護のため，肝血流維持を目的とした休息時間の確保をはかる．運動は控え，清拭やシャワー浴など短時間で清潔ケアを行う．

- 黄疸の強い症例では，皮膚瘙痒感による入眠障害や皮膚損傷のリスクがある．皮膚機能保護のためのシャワー浴や清拭，外用剤（抗ヒスタミン薬）の塗布，保湿を行う．
- 黄疸が出現している際には脂肪の吸収障害が起こるため，脂質制限が必要となる．

◆引用・参考文献
1) 日本肝臓学会 肝炎診療ガイドライン作成委員会 編「B型肝炎治療ガイドライン第3.4版」2021年5月，p78-92，https://www.jsh.or.jp/medical/guidelines/jsh_guidlines/hepatitis_b.html（2022年1月18日参照）
2) 中根実：急性肝不全．がんエマージェンシー化学療法の有害反応と緊急症への対応．p162-166，医学書院，2015
3) 菅野かおりほか：B型肝炎ウイルス再燃．がん薬物療法による有害事象への対応．がん看護 25 (2)：159-162，2020
4) 滝川一：癌化学療法と感染症 ウイルス感染．癌と化学療法 47 (5)：744-749，2020
5) 楠本茂：化学療法後のB型肝炎ウイルス再活性化の管理．日本臨床 78 (3)：750-757，2020
6) 須田剛生ほか：慢性病態の急性増悪 慢性B型肝炎（非肝硬変例）の急性増悪，急性発症，reactivation．肝胆膵 76 (6)：1065-1069，2018

Memo

....

....

....

....

....

....

....

がん薬物療法に伴う副作用マネジメント

免疫関連有害事象

目的

* 免疫チェックポイント阻害薬による副作用を把握し，症状に応じて適切に対処する.
* 副作用発現のタイミングは予測できないため症状を注意深くモニタリングし，重篤化を予防する.

症状の定義

- 免疫チェックポイント阻害薬 (ICI) を投与することで，免疫機能が過剰に活性化され，自己免疫反応を引き起こすことを免疫関連有害事象 (irAE) という.
- ICI 投与による自己免疫反応は，間質性肺疾患や甲状腺機能障害，大腸炎など多種多様であり，その症状もさまざまである.

メカニズムと出現形態

- 従来の殺細胞性抗腫瘍薬や分子標的治療薬は，がん細胞の増殖にかかわる仕組みを標的にしているのに対して，ICI は T 細胞を活性化し，T 細胞の力でがん細胞を攻撃する.
- T 細胞の細胞表面に発現しているタンパク質 (PD-1 や CTLA-4) が，T 細胞の活性化を抑制する免疫チェックポイント分子として知られている (表1).
- 活性化された T 細胞が，自己抗原に対して誤って作用することで，自己免疫疾患，炎症性疾患様の副作用が出現する.
- irAE は，出現頻度は高くないものの，症状はさまざまで全身のどこにでも生じ，ときに重篤化し

表1◆日本で承認されている免疫チェックポイント阻害薬

作用機序	一般名（商品名）
抗 CTLA-4 抗体	イピリムマブ（ヤーボイ®）
抗 PD-1 抗体	ニボルマブ（オプジーボ®）
	ペムブロリズマブ（キイトルーダ®）
抗 PD-L1 抗体	アテゾリズマブ（テセントリク®）
	アベルマブ（バベンチオ®）
	デュルバルマブ（イミフィンジ®）

生命を脅かすことがある.

● irAE は，数日で発症するものから 1 年以上経過して発症する場合があり，予測が困難な副作用である.

アセスメントのポイント

● irAE が出現しやすい部位と症状を把握する（**図1**）.

● 副作用がいつ起こるか予測がつかないため，注意深く症状のモニタリングを行うことが必要である.

● 抗がん薬との併用療法による有害事象の複雑化や原疾患が引き起こす症状もあるため，患者に出現している症状が薬剤によるものか疾患によるものか鑑別が必要である.

● 患者自身が症状に気付くことがもっとも重要であるため，セルフケア能力を十分にアセスメントし支援する必要がある.

薬物療法などの主な治療

● 症状が軽度の場合は，各種検査結果や症状の経過を注意深く観察する.

● ステロイドやインスリンなどのホルモン補充薬を使用した治療が中心となる．重篤化した場合は，免疫抑制薬を使用する場合がある.

● 重症度に応じて迅速かつ適切な治療を行う（**表2**）.

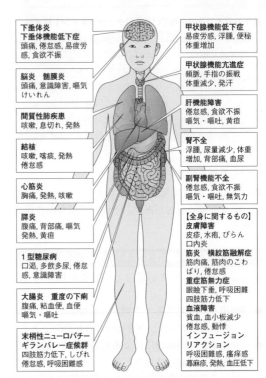

図1◆免疫チェックポイント阻害薬の副作用とその症状

（文献1）をもとに改変）

下垂体炎
下垂体機能低下症
頭痛，倦怠感，易疲労感，食欲不振

脳炎　髄膜炎
頭痛，意識障害，嘔気けいれん

間質性肺疾患
咳嗽，息切れ，発熱

結核
咳嗽，喀痰，発熱倦怠感

心筋炎
胸痛，発熱，咳嗽

膵炎
腹痛，背部痛，嘔気発熱，黄疸

1型糖尿病
口渇，多飲多尿，倦怠感，意識障害

大腸炎　重度の下痢
腹痛，粘血便，血便嘔気・嘔吐

末梢性ニューロパチーギランバレー症候群
四肢筋力低下，しびれ倦怠感，呼吸困難感

甲状腺機能低下症
易疲労感，浮腫，便秘体重増加

甲状腺機能亢進症
頻脈，手指の振戦体重減少，発汗

肝機能障害
倦怠感，食欲不振嘔気・嘔吐，黄疸

腎不全
浮腫，尿量減少，体重増加，背部痛，血尿

副腎機能不全
倦怠感，食欲不振嘔気・嘔吐，無気力

【全身に関するもの】
皮膚障害
皮疹，水疱，びらん口内炎
筋炎　横紋筋融解症
筋肉痛，筋肉のこわばり，倦怠感
重症筋無力症
眼瞼下垂，呼吸困難四肢筋力低下
血液障害
貧血，血小板減少倦怠感，動悸
インフュージョンリアクション
呼吸困難感，瘙痒感蕁麻疹，発熱，血圧低下

表2◆有害事象の重症度の評価

Grade	定義
Grade1	軽症；症状がない，または軽度の症状がある；臨床所見または検査所見のみ；治療を要さない
Grade2	中等症；最小限 / 局所的 / 非侵襲的治療を要する；年齢相応の身の回り以外の日常生活動作の制限
Grade3	重症またはは医学的に重大であるが，ただちに生命を脅かすものではない；入院または入院期間の延長を要する；身の回りの日常生活動作の制限
Grade4	生命を脅かす；緊急処置を要する
Grade5	AE による死亡

（文献2）より引用）

皮膚障害

- 皮膚障害に対する有効な治療は，早期発見・早期対処である．
- 症状に応じて，ステロイド軟膏や抗ヒスタミン薬，保湿剤を使用する（**表3**）．
- Grade3の皮膚障害が出現した場合は，治療の休止を検討する必要がある．

肺障害

- 治療を中止し，呼吸器専門医に相談しながら重症度に応じて対処する（**表4**）．
- 重症度によって酸素療法や入院の必要性を判断する．

肝・胆・膵障害

- 肝障害の原因を各検査によって除外する．
- 免疫関連の肝障害である場合，重症度に応じて対処する．
- アミラーゼ，リパーゼの上昇を認めることがあるが，明らかな膵炎の所見が認められない場合は治療を継続することがある．

胃腸障害（下痢・大腸炎）

- 従来の細胞傷害性抗がん薬や分子標的治療薬で出現する下痢とは対処方法が違い，ステロイドの投与が治療の中心となる（**表5**）．
- 軽度の症状であれば，水分補給や補液を検討する．

腎障害

- 発現頻度は高くないが，重篤化すると永続的な透析が必要になる場合があるため，早期に治療介入することが必要である．

表3 ◆皮膚障害の管理

CTCAEGrade	投与の可否	対処方法
Grade1 皮疹（びらん・水疱以外の）が体表面積の10%未満	・投与を継続する.	・経過観察：皮膚症状を頻回に（毎週など）モニタリングする. ・投薬：なし，または顔面（ミディアムクラスのステロイド外用薬）顔面以外（ストロングクラス以上のステロイド外用薬）の外用治療 ・症状が軽快せず，2週間以上継続する場合はGrade2として取り扱う.
Grade2 皮疹（びらん・水疱以外の）が体表面積の10%〜30%未満	・投与を継続する.	・経過観察：皮膚症状を頻回に（毎週など）モニタリングする. ・皮膚科専門医と協議する. ・投薬：顔面（ストロングクラスのステロイド外用薬）顔面以外（ベリーストロングクラス以上のステロイド外用薬）の外用治療 ・抗アレルギー薬，抗ヒスタミン薬内服 ・症状が軽快せず，2週間以上継続する場合はGrade3として取り扱う.
Grade3 皮疹（びらん・水疱以外の）が体表面積の30%以上	・投与を休止する. ・ベースラインまたはGrade1以下に回復した場合，投与再開を検討する.	・経過観察：皮膚症状を極めて頻回に（毎日など）モニタリングする. ・皮膚科および眼科専門医と協議する. ・投薬：顔面（ストロングクラス以上のステロイド外用薬）顔面以外（ベリーストロングクラス以上のステロイド外用薬）の外用治療 ・抗アレルギー薬，抗ヒスタミン薬内服 ・プレドニゾロン0.5〜1mg/kg/日 ・皮膚生検を実施する. ・症状が軽快せず，2週間以上継続する場合はGrade4として取り扱う.
Grade4 皮疹（びらん・水疱以外の）が体表面積の30%以上でびらん・水疱が10%未満認められ，発熱と粘膜疹を伴う	・投与を休止し，入院の上，厳重管理と治療をする. ・ベースラインまたはGrade1以下に回復した場合，投与再開を検討する.	・経過観察：入院の上，皮膚症状を極めて頻回に（毎日2〜3回など）モニタリングする. ・皮膚科および眼科専門医と協議する. ・投薬：顔面（ストロングクラス以上のステロイド外用薬）顔面以外（ベリーストロングクラス以上のステロイド外用薬）の外用治療 ・抗アレルギー薬，抗ヒスタミン薬内服 ・プレドニゾロン0.5〜1mg/kg/日または1〜2mg/kg/日 ・必要に応じてステロイドパルス療法やその他の治療法［免疫グロブリン製剤の大量投与（IVIG療法），血漿交換療法，抗菌薬，補液など］を検討する. ・皮膚生検を実施する.

（文献3）p26より引用）

表 4 ◆肺障害の管理

CTCAEGrade	投与の可否	対処方法
Grade1 肺臓炎：症状がない；臨床所見または検査所見のみ；治療を要さない	・投与を休止する．	・1週ごとに症状のモニタリングを行う． ・呼吸器および感染症専門医との協議を検討する． ・少なくとも3週間ごとに画像診断を行う． 回復した場合 ・投与再開を検討する． 悪化した場合 ・Grade2または3～4の対処法で治療する．
Grade2 肺臓炎：症状がある；内科的治療を要する；身の回り以外の日常生活動作の制限がある	・投与を休止する，もしくは中止する．	・呼吸器および感染症専門医との協議を検討する． ・3～4日毎に症状のモニタリングを行う． ・1～2mg/kg/日のプレドニゾロンまたはその等価量の経口薬を投与する． ・気管支鏡検査および肺生検を検討する． ・抗菌薬の予防投与を検討する． ・1～3日ごとに画像診断を行う． 症状が改善した場合 ・症状がベースラインの状態近くまで改善した場合，少なくとも4～6週間以上かけてステロイドを漸減する（5～10mg/週）． 症状が48～72時間を超えて改善しない場合または悪化した場合 ・Grade3～4の対処法で治療する．
Grade3 肺臓炎：高度の症状があり入院を要する；身の回りの日常生活動作の制限がある；酸素を要する **Grade4** 肺臓炎：生命を脅かす呼吸不全；緊急処置を要する	・投与を中止する．	・入院 ・呼吸器および感染症専門医との協議を検討する． ・2～4mg/kg/日の静注メチルプレドニゾロンまたはその等価量の副腎皮質ステロイドを静注する ・日和見感染症に対する抗菌薬の予防投与を追加する． ・気管支鏡検査および肺生検を検討する． 症状がベースラインの状態に改善した場合 ・少なくとも4～6週間以上かけてステロイドを漸減する 症状が48時間を超えて改善しない場合または悪化した場合 ・ステロイドパルス療法やその他の免疫抑制薬※（インフリキシマブ，シクロホスファミド，静注免疫グロブリン（IVIG），ミコフェノール酸モフェチルなど）の併用を検討する．

※いずれも有効性は確立されておらず，保険適用外である． 　　（文献3）p29より引用）

免疫関連有害事象

表5 ◆胃腸障害の管理

CTCAE Grade	投与の可否	対処方法
Grade1 下痢:ベースラインと比べて4回未満/日の排便回数増加;ベースラインと比べて人工肛門からの排泄量が軽度に増加 大腸炎:症状がない;臨床所見または検査所見のみ	・投与を継続する.	・症状の悪化について綿密なモニタリングを行う.
Grade2 下痢:ベースラインと比べて4〜6回/日の排便回数増加;ベースラインと比べて人工肛門からの排泄量が中等度に増加 大腸炎:腹痛;粘液便または血便	・投与を休止する. ・ベースラインまたはGrade1以下に回復した場合,投与再開を検討する.	・消化器専門医と協議する. ・症状が3日より長く続く場合,全身性ステロイド(プレドニゾロン換算0.5〜1mg/kg)の経口投与(または静脈用製剤)を直ちに開始. ・全身性ステロイド投与にもかかわらず,症状が悪化した,または3〜5日以内に改善が認められない場合,Grade3として取り扱う. ・Grade1以下へ回復後,30日以上かけてステロイドを漸減. ・腸穿孔,イレウス,その他の疾患を否定するため,単純X線またはCT検査の実施を推奨.特にCT検査は,腸粘膜の肥厚や腸管壁の菲薄化など診断に有用な所見が得られることがあり,侵襲の面から最も推奨. ・3日より長く持続するGrade2の下痢,粘液便・血便を伴う下痢の場合,他の炎症性腸疾患との鑑別のために,下部内視鏡検査実施を考慮.ただし,腸穿孔のリスクがあるため,全例には推奨されない. ・ロペラミド塩酸塩のような止痢薬は,適切な治療開始が遅れ重症化することがあり,止痢薬の投与には注意. ・抗CTLA-4抗体薬は,永続的な投与中止を考慮.抗PD-(L)1抗体薬は,Grade1以下に回復すれば投与再開を考慮.

表 5 つづき

CTCAE Grade	投与の可否	対処方法
Grade3(または 1 週間より長く持続する Grade2 の下痢) 下痢：ベースラインと比べて 7 回以上/日の排便回数増加；便失禁；入院を要する；ベースラインと比べて人工肛門からの排泄量が高度に増加；身の回りの日常生活動作の制限 大腸炎：高度の腹痛；腸管運動の変化；腹膜刺激症状	・投与を休止または中止する. ・ベースラインまたは Grade1 以下に回復した場合, 投与再開を検討する.	・消化器専門医と協議する. ・全身性ステロイド（プレドニゾロン換算 1 〜 2mg/kg）の静脈投与を直ちに開始. ・全身性ステロイド（プレドニゾロン換算 1 〜 2mg/kg）の投与にも関わらず 3 日以内に改善が認められない場合, または症状改善後に再増悪した場合は, 抗 TNF-α 抗体薬（インフリキシマブ 5mg/kg）の追加投与を検討する※ ・腸穿孔・イレウス・その他の疾患を否定するため, 単純 X 線または CT 検査の実施を推奨. 特に CT 検査は, 腸粘膜の肥厚や腸管壁の菲薄化など診断に有用な所見が得られることがあり, 侵襲の面から最も推奨.
Grade4 生命を脅かす；緊急処置を要する	・投与を中止する.	・下部消化管内視鏡検査を実施する. ただし, 腸穿孔のリスクあり. ・Grade1 に回復するまで同用量ステロイド投与を継続し, 改善が得られた場合は, 4 週以上かけてステロイドを漸減. ・ロペラミド塩酸塩のような止痢薬は, 適切な治療開始が遅れ重症化することがあり, 止痢薬の投与には注意. ・抗 CTLA-4 抗体薬は, 永続的に中止する. 抗 PD-(L)1 抗体薬は Grade3 であれば, Grade1 以下に回復すれば投与再開を考慮し, Grade4 であれば永続的に中止する.

※保険適用外

（文献 3）p38 より引用）

1 型糖尿病

- 高血糖を認める場合は, 自覚症状がなくても, ただちに糖尿病の治療を開始する.
- 発症後, ただちに治療を開始しなければ致死的な転機をたどることがあるため, 注意が必要である.
- ケトーシスやケトアシドーシスの可能性が高く, 意識障害を認める場合は, 補液（生理食塩液）による脱水の補正, インスリンの補充（速効型イン

スリンの少量持続静脈内投与），電解質の補正などを行う．

- ●ケトーシスやケトアシドーシスが改善し状態が落ち着けば，皮下注射による強化インスリン療法に移行する．

内分泌障害 (下垂体・副腎・甲状腺)

- ●症状が非特異的であるため，疑わしい症状があれば内分泌専門医に相談し対処する．

神経・筋・関節障害

- ●神経・筋障害は疾患や病態が多彩である．専門医に相談し対処する．

看護ケアのポイント

標準的ケア

- ●症状の経過を注意深く観察し，必要な症状緩和ケアを実施する．
- ●医師から指示された薬剤を確実に与薬する．とくに，微調整が必要な薬剤を取り扱う場合には細心の注意が必要である．
- ●血液検査や画像検査データを確認する．
- ●患者は，症状や治療の休止・中止による今後の不安を抱えることがある．患者の思いを汲み取り支援を行う．

予防的ケア

- ●irAE は発現時期が予測しにくいため，いつもと違う症状や何かおかしいと感じたら，気兼ねせず病院へ連絡するよう説明する．
  - ・日ごろから治療日記やメモなどを利用し，症状を把握する習慣をつけてもらう．
  - ・病院への相談や受診の目安，相談窓口を明確にし，患者・家族が迷わないような工夫を行う．

- これまでの治療で患者がどのように症状を医療者へ伝え対処してきたかを把握し，必要であれば，医療者から患者へ連絡し早期発見に努める.
- 患者自身が気づいていない症状に周囲の人が気づくことがあるため，家族や支援者にも起こりうる症状を説明する.

◆引用・参考文献
1) 笹本奈美：免疫チェックポイント阻害薬を知って投与管理，患者支援を行う～ペムブロリズマブを知ろう～. がん看護 25 (7)：685-689, 2020
2) 有害事象共通用語規準 v5.0 日本語訳 JCOG 版（略称：CTCAE v5.0 - JCOG）
   JCOG ホームページ　http://www.jcog.jp/
3) 日本臨床腫瘍学会編：がん免疫療法ガイドライン，第2版. 金原出版, 2019

Memo

....

....

....

....

....

....

....

....

....

....

....

オンコロジックエマージェンシーへの対応

目的

* がんの病状が急速に悪化した場合に出現する症状の重症化を避けるために，常に正確な病状を把握する.
* がん薬物療法による有害反応のリスクマネジメントを行い，症状の重症化による生命の危機を回避するために迅速に対応する.

オンコロジックエマージェンシーの概要

- オンコロジックエマージェンシーとは，がんの進行（浸潤，転移）またはがん治療（とくにがん薬物療法）によって緊急な対応が必要となる症状の総称である.
- がんの進行に伴う腫瘍の増大や転移によって，生命を脅かすレベルの重篤な症状が出現する（**表1**）.
- がん薬物療法に伴う有害反応や治療によるがん細胞の急速な破壊，骨髄抑制時の併発症などが重症化することがある.

表1 ◆代表的なオンコロジックエマージェンシー

がんの進行（浸潤，転移）によるもの	
・上大静脈症候群	・脊髄圧迫症候群
・静脈血栓塞栓症	・頭蓋内圧亢進症
・腫瘍からの出血	・がん性心膜炎による心タンポナーデ
・消化管穿孔	・播種性血管内凝固症候群
・気道狭窄	・高カルシウム血症
	・その他

がん薬物療法によるもの	
・過敏症／インフュージョンリアクション	・急性腎障害
・腫瘍崩壊症候群	・高血圧性脳症
・敗血症	・出血
・急性肺障害（間質性肺炎）	・麻痺性イレウス
	・その他

（文献1）p2，表1-1を参考に作成)

表2 ◆ TLS の診断基準

LTLS：下記の臨床検査値異常のうち2個以上が化学療法開始3日前から開始7日後までに認められる
高尿酸血症：　　基準値上限を超える
高カリウム血症：基準値上限を超える
高リン血症：　　基準値上限を超える
CTLS：LTLS に加えて下記のいずれかの臨床症状を伴う
腎機能：血清クレアチニン ≧ 1.5× 基準値上限
不整脈，突然死
痙攣

(2010, TLS panel consensus)

● 腫瘍崩壊症候群や過敏症 / インフュージョンリアクションは，急性呼吸不全やショック，急性腎不全が出現するため予防と緊急対応ができる体制づくりが重要である．

腫瘍崩壊症候群（TLS）の概要

● TLS は，腫瘍細胞の急速な崩壊（死滅）によって，細胞内の代謝産物である核酸，カリウム，リン，サイトカインなどが血液中に大量放出されることで引き起こされる代謝異常のこと．

● 検査データ上の異常を示す Laboratory TLS（検査学的 TLS；LTLS）と，緊急対応が必要な Clinical TLS（臨床的 TLS；CTLS）に分類される（**表2**）．

● 巨大腫瘍がある，あるいは腫瘍量が多い急性白血病などで薬物療法を受けた場合に高尿酸血症による腎機能障害あるいは急性腎不全，高カリウム血症，心不全，高リン血症などが発生する．

● 一般的には初回治療開始後 12 ～ 72 時間で発症することが多い．

観察のポイント

● 治療開始前に TLS の発症頻度が高い疾患や病態（**表3**），治療内容，腎機能，肝機能，LDH 値，尿酸値，感染や脱水の有無，過去の治療歴を確認

表 3 ◆ TLS 発症のリスク因子

患者の状況	脱水，治療前の尿量の低下，白血球数の増加，高尿酸値，感染がある，腎機能障害があるなど
疾患	腫瘍量が多い，巨大腫瘤がある，増殖力が強く浸潤・転移がある，薬物療法の感受性が高い， ・TLS が高頻度で出現：急性白血病，悪性リンパ腫，慢性白血病 ・TLS の報告がある：肝細胞がん，肺がん，乳がん，大腸がん，悪性黒色腫，胚細胞腫瘍，肉腫など
治療	・がん薬物療法 ①殺細胞性抗腫瘍薬：シスプラチン，エトポシド，パクリタキセル，メトトレキサート，ベンダムスチンなど ②分子標的薬：抗体薬，プロテアソーム阻害薬，免疫調整薬，チロシンキナーゼ阻害薬，BTK 阻害薬 ③免疫チェックポイント阻害薬：抗 CTLA-4 抗体 ・放射線療法

（文献 1，3，4）を参考に作成）

表 4 ◆ TLS の徴候と症状

異常	徴候と症状
高カリウム血症	急　性：頻脈，心電図異常（QT 間隔の延長，ST の延長，T 波の逆転） 遅発性：徐脈，心電図異常（QT 間隔の短縮，T 波の上昇，QRS の幅広，P 波の消失），心室性頻脈，頻脈，心室細動，心不全 その他：悪心・嘔吐，痙攣，知覚異常，麻痺，下痢，筋痙攣，無気力，失神，腸蠕動の亢進など
高リン血症	無尿，乏尿，浮腫，高血圧，急性腎不全
二次的な低カルシウム血症	痙攣，知覚異常，不眠，筋力低下，筋痙攣，不安，抑うつ，てんかん発作，混乱，幻覚
高尿酸血症	乏尿，無尿，高窒素血症，結晶尿，浮腫，高血圧，尿酸腎症，急性／慢性腎不全

（文献 5）を参考に作成）

　する.
- ●腫瘍崩壊に伴う腎機能障害，高カリウム血症，高尿酸血症，高リン血症などの症状の有無と程度を観察する（**表 4**）.
- ●バイタルサイン（体温，脈拍，血圧，呼吸，酸素飽和度など），水分出納量（体重，1 日尿量，時間尿量など），心電図などを観察する.

表5 ◆ TLS のリスク別予防・治療

リスク	予防・治療
低リスク	①治療開始後，最終の化学療法薬投与 24 時間後まで 1 日 1 回モニタリング（水分出納量，血清検査データ） ②通常量の補液 ③高尿酸血症に対する予防投与は不要
中間リスク	①治療開始後，最終の化学療法薬投与 24 時間後まで 8 〜 12 時間毎にモニタリング（水分出納量，血清検査データ） ②大量補液（2,500 〜 3,000mL/m² / 日，〔体重≦ 10kg：200 m L/kg/ 日〕） ③フェブキソスタットの投与（1 日 1 回 60mg）あるいはアロプリノールの投与〔300mg/m² / 日（10mg/kg/ 日）分 3 内服〕 ④高尿酸血症がある場合はラスブリカーゼを投与 ⑤アルカリ化は不要
高リスク	①集中治療室などで治療する． ②治療開始後，最終の化学療法薬投与 24 時間後まで頻回に（4 〜 6 時間毎）モニタリング（水分出納量，血清検査データ） ③大量補液（2,500 〜 3,000mL/m² / 日，〔体重≦ 10kg：200 m L/kg/ 日〕） ④ラスブリカーゼ（0.1 〜 0.2mg/kg/ 回）を投与する． ⑤アルカリ化は不要 ⑥高カリウム血症かつ / または高リン血症に対する管理

（文献 2，4）をもとに作成）

ケアのポイント

- TLS の発症リスク（高リスク，中間リスク，低リスク）をアセスメントする．
- 発症リスクに合わせて補液や利尿薬，尿酸生成阻害薬の使用など予防および治療を実施する（**表5**）．
- 水分出納量を確認するために定期的（1 日 1 回）に体重測定を行い，尿量や飲水量を確認する．
- TLS は初回治療時に出現することが多く，TLS が重症化した場合に患者・家族の不安や脅威が大きくなる．そのため，重症化しないための予防策の確実な実施や症状出現時の報告の必要性等を指導する．
- 不安や脅威に対する精神的ケアを行う．
- 症状発症時は ICU もしくはそれに準じた環境で治療を行う．

◆引用・参考文献
1) 中根実：第1章　がん緊急症‐総論．がんエマージェンシー化学療法の有害反応と緊急症への対応．p1-5, 医学書院, 2015
2) 日本臨床腫瘍学会：II TLSの定義・病態　1定義．腫瘍崩壊症候群 (TLS) 診療ガイダンス, 第2版. p5-6, 金原出版, 2021
3) 葉清隆：48. オンコロジックエマージェンシー　8腫瘍崩壊症候群．新臨床腫瘍学　がん薬物療法専門医のために, 改訂第6版 (日本臨床腫瘍学会編). p667-669, 南江堂, 2021
4) 中根実：第4章　腫瘍崩壊症候群 TLS：tumor lysis syndrome. がんエマージェンシー化学療法の有害反応と緊急症への対応. p74-97, 医学書院, 2015
5) Gobel B：Chapter10 Tumor Lysis Syndrome. Understanding and Managing Oncologic Emergencies: A Resource for Nurses (Kaplan M et al). p285-305, Oncology Nursing Society, 2006

Memo

....

....

....

....

....

....

....

....

....

....

....

抗がん薬の取扱いと曝露対策

目的

＊抗がん薬がもたらす健康被害から医療者や家族を守る.

抗がん薬による健康被害（表1）

- 抗がん薬は，がんに罹患していない医療従事者や家族にとっては健康被害をもたらす薬物であるため，取扱い方法に注意が必要である.

抗がん薬による曝露の機会と経路

- 抗がん薬の曝露の機会と経路を理解し，これらに関する業務を行う際には適切な予防を実施する必要がある.

曝露の機会

- 薬剤の調製
- 調製された薬剤の運搬
- 抗がん薬の投与
- 使用した部品の廃棄
- こぼれた薬剤の処理
- 排泄物や体液の処理
- 患者の使用した衣類などの取扱い

曝露の経路

- 揮発した薬剤の吸入
- 皮膚への付着
- 目などの粘膜からの吸収
- 汚染されている手を介する経口摂取
- 針刺し
- 排泄物や薬剤が付着したものとの皮膚接触

表 1 ◆抗がん薬曝露による健康被害

急性症状	
呼吸器	喘息発作，呼吸困難など
循環器	動悸，胸痛など
消化器	悪心，食欲不振，下痢など
皮膚	皮膚炎，色素沈着，脱毛など
その他	頭痛，めまい，咽頭痛など
長期的な症状	
発がん	白血病，膀胱がんなど
生殖機能への影響	不妊症，催奇形性，流産，早産など

抗がん薬による曝露対策の実際

● 抗がん薬による曝露を予防する方法として，個人用防護具の使用や安全キャビネット内での調剤，調剤・投与時の閉鎖式薬物移送システム（CSTD）の使用がある．

個人用防護具の基準（表 2）

〈ガウン〉

● 低浸透性の線維製（ポリエチレンでコーティングされたポリプロピレン製またはラミネート加工されたもの），後ろ開きの長袖で袖口が絞られているもの．

〈手袋〉

● 抗がん薬耐性試験済みで，素材はニトリル，ラテックス，クロロプレン製，パウダーフリーのもの．

〈目・顔面防護具〉（抗がん薬や抗がん薬廃棄物の飛散のリスクのある場合）

● プラスチック製のフェイスシールド，ゴーグル，サージカルマスクなどを組み合わせる．

〈呼吸器防護具〉

● 空気中の抗がん薬の粒子を吸入するリスクがある場合には N95 マスクを装着する．

表2 ◆ 曝露の機会に対する必要な個人用防護具

	ガウン	手袋	目・顔面防護具	呼吸器防護具
静脈投与（CSTD 有）	要	要（二重）	不要	不要
静脈投与（CSTD 無）	要	要（二重）	要	要
内服介助 （錠剤・カプセル）	不要	要（薬剤に触れる場合は二重）	不要	不要
内服介助（散剤）	要	要（二重）	要	要
内服介助（液体）	要	要（二重）	要	不要
軟膏塗布	要	要（二重）	不要	不要
薬剤の運搬	要	不要（一重）	不要	不要
排泄物の取扱い	要	要（一重）	飛散が起こる可能性がある時には要	吸入のリスクがある場合には要

※排泄物に関して，多くの薬剤は投与後 48 時間以内に排泄されるが，排泄に 48 時間以上要する薬剤に関しては曝露対策の期間を延長する.
※閉鎖式薬物移送システム（CSTD）とは薬剤を調製・投与する際に，外部の汚染物質の混入を防ぐとともに，気化もしくは液体の薬剤が外部に漏出することを防ぐ器具である.

(文献 1) を参考に作成)

抗がん薬投与時の曝露対策 ……………………
〈個人用防護具を着用する〉
【着衣順序】
① 1 枚目の手袋を着用
②ガウンを着用（袖口は 1 枚目手袋の外側にする）
③呼吸器防護具を着用
④目・顔面防護具を着用
⑤ 2 枚目の手袋を着用（ガウンの袖口までを覆う）
〈投与時のポイント〉
●抗がん薬以外の薬液で輸液チューブ内を満たす.

●抗がん薬が混入している輸液ボトルに輸液チューブを接続や離脱する際には，目線より低い位置で吸水シートが敷かれた平坦な場所で行い，ゴム栓を上に向けた状態で垂直に接続する.

●抗がん薬の投与が終了し抜針する際には，輸液チューブ内に抗がん薬が残らないよう生理食塩液などでフラッシュする.

●抗がん薬投与に使用した物品は密封できるビニール袋に入れ封をした状態で廃棄をする.

● 廃棄ボックスはその他の医療機器と混合せず，抗がん薬に使用した物品専用とすることが望ましい．

〈個人用防護具を脱ぐ〉

【脱衣手順】

①外側手袋を外す

②目・顔面防護具を外す

③ガウンを脱ぐ

④マスクを脱ぐ

⑤内側の手袋を外す

● 使用した個人用防護具の表面は汚染されているという前提で，直接皮膚に触れたり，周りの物品にあたったりしないように注意して脱衣する．

抗がん薬曝露時の対応

● 抗がん薬が漏出し環境が汚染した際には，個人用防護具を装着し，周囲に人が近づかないように注意喚起を行う．

● アルコールが含有されているシートで拭き取ると薬剤が揮発するおそれがあるため，ガーゼやペーパータオルなどで汚染の外側から内側へ拭き取る．その後，水拭きを行い，使用した物品は密封できるビニール袋に入れ専用の廃棄ボックスへ廃棄する．

● 医療者や家族が曝露した場合には，汚染された個人用防護具や衣服をただちに脱ぐ．汚染された部位が皮膚の場合には石けんと流水で，眼球の場合には水または等張性洗眼薬もしくは生理食塩液で15分間すすぐ必要がある [2]．

患者指導

● 指導内容としては経口抗がん薬の保管や取扱い方法，体液や排泄物等の取扱い方法についてである．

抗がん薬の保管・取扱い方法 ‥‥‥‥‥‥

● CV ポートからの抜針などでは，抜針時に薬剤が飛散する可能性があるため，できるかぎり患者本人が行う．

● 患者が行えない場合には，手袋を装着した家族が行う．

● 取り外したインフューザーポンプなどの医療機器や使用した手袋などの物品は密封できる容器もしくはビニール袋に入れ，自宅で廃棄せず医療機関に持参する．

● 経口抗がん薬は食べ物や調理場の周囲で保管しない．また他の薬剤と混合しないよう区別して保管する．

● 内服は患者自身が行い，できない場合には手袋をした家族が介助する．

● 薬剤の包装や使用した手袋は密封できるビニール袋に入れ廃棄する等，他者が触れないよう注意する．

● 経口抗がん薬が中止となりあまった薬剤は，自宅で廃棄せず医療機関へ持参する．

体液や排泄物などの取扱い方法 ‥‥‥‥‥‥

● 投与後最低 48 時間は，男性は洋式トイレに座って排尿する．

● トイレで排泄物を流す際には蓋を閉めて洗浄する．

● ストマの場合には，投与後最低 48 時間は排泄物を袋ごと廃棄する．

● 投与後 48 時間の間に患者以外の人が患者の排泄物や体液に触れる場合には，手袋を装着し，取扱い後は石けんと流水で手洗いをする．

● 排泄物や大量の汗などの体液が付着しているリネン類は 2 回洗濯を行う．1 回目は家族と別に洗濯し，2 回目は家族と一緒に洗濯してもよい．

◆引用・参考文献
1) 日本がん看護学会ほか編：背景知識と推奨－曝露対策．
がん薬物療法における職業性曝露対策ガイドライン
2019 年度版．p32-45, 金原出版, 2019
2) 日本がん看護学会ほか編：背景知識と推奨－職員が HD
に汚染したとき．がん薬物療法における職業性曝露対策
ガイドライン 2019 年度版．p102, 金原出版, 2019
3) 花出正美：がん化学療法を安全・確実・安楽に行うため
のポイント－曝露対策．がん化学療法ケアガイド, 第 3
版 (濱口恵子ほか編)．p112-120, 中山書店, 2020
4) 平井和恵：安全のための環境整備・物品－個人防護具
(PPE)．見てわかるがん薬物療法における曝露対策, 第
2 版 (日本がん看護学会監)．p96-113, 医学書院,
2020
5) 市川智里：がん薬物療法のレジメンと投与管理－がん薬
物療法の安全な取扱い．国立がん研究センターに学ぶが
ん薬物療法看護スキルアップ (国立がん研究センター看
護部編)．p62-70, 南江堂, 2018

Memo

....

....

....

....

....

....

....

....

....

....

乳がん・前立腺がんにおける内分泌療法のケア

目的

* 治療計画に沿って内分泌療法を完遂／継続することができる.
* 内分泌療法やその副作用とうまく付き合いながら QOL を維持することができる.

ケアの実際

● 内分泌療法に対する患者の理解や気がかりを確認し, 相談に応じる.
　・目的, 期待される治療効果, 治療期間, 使用薬剤, 投与方法と投与スケジュール, 費用, 副作用, 受診の計画や検査の予定など
● 治療開始前に将来の妊娠の希望を確認し, 内分泌療法が妊孕性に与える影響について話し合う. 治療中および治療後の避妊が必要な期間について理解を得る.
● 経口薬の場合, 患者が用量・用法を理解できているか確認し, 飲み忘れを防ぐための工夫について話し合う.
● 皮下注射の場合, 安全かつ確実に薬剤を投与する. 注射部位の出血, 硬結, 紅斑, 疼痛などの有無を観察する. 患者には注射部位を刺激・圧迫しないよう伝える.
● 使用薬剤に応じて起こりうる副作用を予測し, 事前の情報提供を行う (**表1**).
● 運動は, ホットフラッシュ, 関節のこわばり・痛み, 骨粗鬆症, 体重増加など様々な副作用によい影響をもたらすことを伝え, 運動習慣の確立を支援する.
● 治療開始後は, 副作用の程度と生活への影響, 患者の取り組みなどを評価する.

表 1 ◆内分泌療法の代表的な副作用とその対応

副作用	対応
ホットフラッシュ（ほてり，のぼせ）	・温度調節のしやすい服装や吸収性のよい衣類を選択する ・室温を調整する ・適度な運動を行う ・しばらく経過をみる 　（時間の経過とともに次第に軽減する可能性がある） ※ホルモン補充療法は禁忌
関節のこわばり・痛み	・起床前に手足の運動やマッサージでこわばりをほぐす ・同じ姿勢を長時間続けないよう注意する ・温湿布や入浴で血流を促進する ・症状に応じて鎮痛薬を服用する ・対処が困難な場合は他の内分泌療法薬への変更も検討される
骨粗鬆症	・定期的に骨密度を測定する ・適度な運動，日光浴を行う ・カルシウムやビタミン D を多く含む食品を摂取する ・転倒を防止する ・骨密度に応じて骨吸収抑制薬など支持療法薬を服用する

- 血液検査（肝機能，脂質代謝，腫瘍マーカーなど），骨密度検査，画像検査などの結果を確認し，患者自身が検査結果を理解して治療を継続できるよう支援する．
- 長期の治療に伴う経済的負担についてアセスメントし，予期しない治療の中断を防止する．
- 女性では膣の萎縮・乾燥，男性では乳腺の肥大・乳房痛，勃起障害など，相談しにくい副作用を体験している可能性があるため，問診や診察の環境に注意を払う．
- セクシュアリティに関する悩みは医療者が相談に応じることのできる話題であること，性生活によってがんは悪化しないことを早期に伝える．
- 配偶者・パートナーが抱える疑問の解消や不安の緩和を図る．
- 家庭や社会における患者にとっての支援者を把握し，患者が治療や現在の体調などについて必要に応じて他者に伝えられるよう支援する．

観察のポイント

- 内分泌療法では患者と医療者とのかかわりが少なく，検査結果に現れない副作用（自覚症状）を見逃してしまう恐れがある．問診表によるスクリーニングを実施する，相談窓口をわかりやすく案内するなど，拾い上げのための工夫を行うことが重要である．

- 体重増加，気持ちの落ち込み，不眠など，内分泌療法との関係を評価しにくい体調の変化が現れることがある．そのような場合も患者の体験に耳を傾ける姿勢をもつ．

- 副作用かどうか評価が難しい症状は，患者も医療者への相談をためらいやすい．治療との関係だけでなく生活への影響を評価することが重要であると伝える．

- 自覚症状を伴う副作用には患者自身が何らかの対応を行い，少しでも暮らしやすくなるよう試行錯誤している場合がある．患者の取り組みも貴重な情報になる．

ケアのポイント

- 基本的に長い期間をかけて取り組む治療であるため，患者が疑問や不安を表出できるよう促し，患者自身が治療の必要性を理解できるように支援する．

- 年単位の治療計画は患者に衝撃や不安をもたらすことがある．副作用の出現は比較的緩やかで重篤な副作用は少ないこと，医療者も治療の継続を支援することを伝える．

- 経口薬の服薬管理，副作用のマネジメントなど患者が担う役割は大きい．患者の強みを見つけ，患者の力を引き出せるようにかかわる．

- 副作用については早めの情報提供を心がけ，患者の準備性を高める．

- 副作用に対する非薬物療法は，日々の生活に無理なく取り入れることができ，継続可能な方略であることが重要である．
- 生命を脅かすような副作用はまれであるが，ほとんどの副作用は即効性や有効性に優れた対策をとることが難しい．症状が持続するつらさやもどかしさに配慮する．
- 女性らしさ，男性らしさの揺らぎが生じうることを理解し，患者の感情表出を促す．また，患者と配偶者・パートナーがお互いに支えあえるよう橋渡しの役割を果たす．
- がん治療の全体像を踏まえて患者の体験を理解し，継続的な支援を行う．

Memo

同種造血幹細胞移植のケア

目的

* 抗腫瘍効果を高めるために，大量化学療法や全身放射線照射（TBI）などによる強力な治療を行い，ドナー由来の造血幹細胞により造血能を補う．
* ドナー由来リンパ球の免疫反応により，移植片対腫瘍効果（GVT 効果）を得る．

同種造血幹細胞移植の種類

● 移植ソース：骨髄（BM），末梢血（PB），臍帯血（CB）の 3 種類がある．
● 移植ドナー：血縁ドナーと非血縁ドナー（骨髄バンクドナー，臍帯血ドナー）．
  ・患者とドナーとのヒト白血球抗原（HLA）型の適合を確認して選択する．
  ・患者と血縁ドナーの同意のもと，提供可能な血縁ドナーから順次検査を行う．HLA 不適合などにより血縁ドナーからの提供が望めない場合は，非血縁ドナーからの提供を検討する．
  ※近年，HLA 適合ドナーが見つからない場合やGVT 効果を高めるために，血縁ドナーからのHLA 半合致移植（ハプロ移植）が行われる場合もある．
● 移植前処置の強度：年齢や疾患，病期，全身状態，ドナー条件などから検討する．
  ・骨髄破壊的移植（MAST）またはフル移植：体内に残存する白血病細胞やリンパ腫細胞などの根絶と GVT 効果を期待した治療．50 歳以下が対象となるが，50 〜 60 歳では患者個々の状態により選択される[1]．
  ・骨髄非破壊的移植（RIST）またはミニ移植：移植前処置の強度を減弱するため，移植前処置で

363

の腫瘍細胞の根絶は目指せないが，GVT効果を期待した治療．年齢や全身状態などによりMAST（フル移植）が行えない場合に選択される．

移植前処置

- 骨髄破壊的前処置：CY+TBI，BU+CY，EP+CY+TBI，Ara-c + CY+TBI など
- 骨髄非破壊的前処置：FLU+MEL，FLU+BU など
- 再生不良性貧血：CY+ATG，FLU+CY+ATG

※ TBI：全身放射線照射，CY：シクロホスファミド，BU：ブスルファン，EP：エトポシド，Ara-c：シタラビン，ATG：抗ヒト胸腺細胞ウサギ免疫グロブリン

前処置関連毒性（RRT）

- 大量化学療法やTBIにより，通常の治療では出現しない副作用が重度に出現する．
  - 多くの抗がん薬において，用量制限毒性（DLT）は血液毒性であり，高度に好中球減少や貧血，血小板減少が出現する．
  - 好中球減少においては，感染症合併のリスクが高く，重症化しやすい．
  - 催吐リスクが高く，遷延しやすい．
  - 口腔や消化管などの粘膜障害が出現しやすい．
  - 心毒性や腎毒性の出現リスクが高まる．
  - 肝中心静脈閉鎖症（VOD）や血栓性微小血管障害（TMA）の出現リスクが高まる．
  - TBIやBUを含む場合，性腺機能障害・不妊リスクは高度である．
  - TBIを含む場合，晩期障害のリスクが高まる．
  - 二次がんの発症リスクが高まる．

同種造血幹細胞移植後の感染症対策

- 前処置やGVHD，免疫抑制薬などによる好中球

表1 ◆同種移植後の感染症出現時期

移植後病日	0日	50日	100日	1〜2年
細菌	グラム陽性菌 グラム陰性菌		肺炎球菌	莢膜被包菌
真菌	カンジダ	アスペルギルス		
ウイルス	単純ヘルペス ウイルス	サイトメガロ ウイルス アデノウイルス		帯状疱疹ウイルス

(文献2) p85 を参考に作成)

減少や細胞性低下・液性免疫低下により，感染症の発症リスクは長期間に及ぶ（**表1**）.

- 移植前に感染源などのスクリーニングを行う.
- 治療環境はバイオクリーンルーム（BCR）に入室し，活動範囲や面会，食事などの制限を行う.
- 移植前より抗菌薬・抗真菌薬・抗ウイルス薬の予防内服を開始し，移植後より ST 合剤の予防内服や免疫グロブリン補充などが行われる.
- 定期的に血液検査や細菌検査（咽頭・尿・便），胸部レントゲンなどのスクリーニングを行う.
- 血流感染予防のため，適切な CV カテーテル管理は重要となる.
- 発熱時など感染徴候が認められた場合は，血液培養を行い速やかに抗生物質の静脈投与を行う.
- 敗血症や肺炎など重症化しやすいため，バイタルサインや全身状態の観察を行う.

移植片対宿主病（GVHD）

① GVHD と GVT 効果

- GVHD とは，ドナー由来リンパ球が患者の細胞を非自己と認識し攻撃している病態である.
- GVT 効果は，ドナー由来リンパ球が患者の体内に残存する腫瘍細胞を攻撃することにより起こる抗腫瘍効果である.

② GVHD の分類（表2）

- 以前は症状出現時期と移植後 100 日前後で急性

表2 ◆アメリカ国立衛生研究所 (NIH) の GVHD 分類 (2005)

分類	亜分類	発症時期	急性 GVHD 症状	慢性 GVHD 症状
急性 GVHD	古典的	100 日以内	あり	なし
	持続型, 再燃型, 遅発型	100 日以降	あり	なし
慢性 GVHD	古典的	規定なし	なし	あり
	重複型	規定なし	あり	あり

表3 ◆免疫抑制薬の特徴

免疫抑制薬	ポイント
短期メトトレキサート	・day1, 3, 6, 11 に静脈注射投与される（高度な粘膜障害や腎障害, 肝障害, 重度肝障害合併などにより, 投与量や day11 の投与などが調整される） ・口腔粘膜障害が強く出現する場合がある
カルシニューリン阻害薬 (CNI) (タクロリムス・シクロスポリン)	・移植前日より静注投与開始, 血中濃度を定期的に測定し臨床症状（副作用や免疫反応）を確認しながら投与量が調整される ・生着後は漸減し, 退院までに内服へ変更する ・GVHD 症状を確認しながら移植後6か月かけて漸減し, 中止する 　＊血中濃度が高値になると脳症（頭痛, 悪心, 血圧上昇, 意識障害）を起こすため注意が必要 ・グレープフルーツ禁止（CYP3A4 による代謝阻害により血中濃度が上昇する）
ステロイド	・Grade2 以上の GVHD 出現時に, 静脈注射で開始し, GVHD の状態により漸減し, 内服へ変更後中止する ・重症度によりステロイドパルスが行われる場合がある ・血糖値上昇や感染症リスクが高まるため注意する
ATG	・移植前に予防的あるいはステロイド抵抗性の難治性 GVHD の場合に静脈点滴される ・発熱, 顔面紅潮, 皮疹, アナフィラキシー症状, 筋肉痛, 体液貯留, 心毒性などに注意する
大量シクロホスファミド (PT-CY)	・HLA 半合致移植（ハプロ移植）の場合, 移植後に使用される ・出血性膀胱炎などが出現しやすい
ミコフェノール酸モフェチル (MMF)	・保険適用外である ・内服薬のみ

GVHD と慢性 GVHD に区別されていたが, 現在は特徴的な臨床症状により分類されている.

③免疫抑制薬について（表3）

● GVHD 予防として免疫抑制薬が投与される.

● 標準的予防法としてカルシニューリン阻害薬（タ

クロリムスあるいはシクロスポリン）とメトトレキサートの2剤が併用される.

● 退院後は GVHD 症状を確認しながら漸減し中止されるが，症状の程度により長期的に投与が必要な場合がある.

ケアのポイント

造血幹細胞移植準備時期 ·····················
①意思決定支援
● 移植への期待や不安など，移植に対する患者や家族の思いを理解する.
● 移植についての理解を確認し，正しい知識の情報提供や必要時医師からの説明を調整する.
● 妊孕性（にんよう）の問題に関する理解や意向を確認し，必要時精子保存や卵子保存などに関する情報提供など医師と連携して支援を行う.

②移植前アセスメント
● 疾患の治療歴や既往歴，アレルギー歴などを把握する.
● 過去の治療時の感染歴や感染源となりやすい部位の評価や治療を行う（肺炎や腸炎，カテーテル感染歴，齲歯や歯周炎，副鼻腔炎，痔核など）.
● 過去の治療時の副作用に対する対処行動や支持療法の効果を把握する.
● 移植に対する不安など心理状態を理解し，必要時専門的介入を検討する.
● 家族からの支援状況や家族（とくにキーパーソン）に対する支援者を把握する.
● 独居の場合など，必要時退院後の社会福祉サービスなどについて MSW の介入を検討する.
● 経済的問題の有無を把握し，高額療養費制度の情報提供や必要時 MSW の介入を検討する.
● 社会的役割や退院後の社会復帰の意向などについて把握し，退院後の支援につなげる.

③移植前オリエンテーション

● 患者・家族の理解度に合わせて具体的に説明する.
  ・造血幹細胞移植について（一般的な内容と患者個々に応じた移植方法）
  ・移植前処置について（治療スケジュールと副作用と支持療法）
  ・GVHD について（出現時期や症状，免疫抑制薬）
  ・セルフケアについて（感染予防，口腔ケア，食事の制限，リハビリなど）

④身体機能・栄養状態の維持

● 行動制限や全身状態（PS）低下などにより筋力が低下しやすいため，移植前よりリハビリの介入を開始する.
● 栄養状態が低下しやすいため，栄養状態の評価など管理栄養士の介入を開始する.

造血幹細胞移植前処置〜移植後早期 …………
① RRT のマネジメントとケア

● 抗がん薬の高用量・多剤併用，TBI 併用のため高頻度に出現し，遷延しやすい.
  ・抗がん薬の高用量および TBI により特徴的な RRT が出現する（**表4**）.
  ・悪心・嘔吐や粘膜障害は高頻度に出現する. そのため予防や症状緩和が重要であり，セルフケアが十分に行えない場合は介入が必要である（**表5**）.

造血幹細胞移植後中期 ……………………
①急性 GVHD のマネジメント

● 好中球生着後，皮膚や消化管，肝臓などに症状が出現する.
● 治療は免疫抑制薬の調整によりコントロールを行う.
● コントロールが困難な場合は，ステロイドなど他の免疫抑制薬の追加や変更を行う.

表4 ◈主な前処置による RRT（前処置関連毒性）と対処方法

前処置	特徴的な副作用	予防・対処
高用量 CY	出血性膀胱炎 （血尿・排尿時痛・残尿 感・頻尿）	・大量輸液・利尿薬による尿量確保 ・メスナ投与（CY 投与開始時，投与開始 4 時 間後・8 時間後） ・水分バランスや体重測定
	低 Na 血症	・補液調節による補正
	心毒性 （胸部症状・頻脈・ST 低 下・不整脈など）	・バイタルサイン・ECG のモニタリング
高用量 BU	中枢神経障害 （痙攣・意識障害）	・抗痙攣薬の投与（投与 2 日前〜投与終了後 24 時間）
	VOD	・ウルソデオキシコール酸の予防内服（移植前 処置開始前より）
	晩期障害 （性腺機能障害・不妊）	・女性の卵巣機能を考慮し，TBI レジメンを 選択
高用量 MEL	口腔粘膜障害	・クライオセラピー
	腸管粘膜障害	・止痢薬投与（腸管 GVHD，CMV・細菌感染 等との鑑別が重要）
TBI	脳圧亢進 （頭痛・悪心・嘔吐など）	・5-HT$_3$ 拮抗薬・デキサメタゾン投与
	皮膚障害	・保湿などのスキンケア
	粘膜障害 （口内炎・咽頭炎・下痢 など）	・口腔内保湿，含嗽・歯磨きなどの口腔ケア ・疼痛出現時，鎮痛薬の使用，食事の工夫
	晩期障害 （肺障害・白内障・白質 脳症・性腺機能障害・不 妊など）	・頸部・腹部・肺野は，補償フィルタを付加し て投与線量の低減・遮蔽を行う ・長期フォローアップ

● RRT や感染症などでも起こる症状のため，必要
時，生検などにより鑑別診断を行う．

〈皮膚 GVHD〉

● 症状：手掌，足底，顔面，前胸部，頸部に好発す
る．紅色の斑状丘疹が出現し，瘙痒感を伴う．全
身に拡大し，重症化した場合は水疱・びらんを形
成する．
● 移植前処置時より皮膚の保清や保湿などのスキン
ケアを行い，皮膚のバリア機能を保持する．

表5 ◆高頻度に出現する RRT と対処方法（一例）

高頻度 RRT	対処方法
悪心・嘔吐	・移植前処置の催吐リスクは ASCO ガイドラインでは高リスクとされている。前投薬として 5-HT₃ 受容体拮抗薬＋NK₁ 受容体拮抗薬＋デキサメタゾンを投与する ・メトクロプラミドやプロクロルペラジン，オランザピンなどを追加投与する ・匂いが少ない食べ物やめん類や果物，アイスクリームなど補食を検討する ・管理栄養士に相談し，食事内容の工夫を行う ・必要時，補液や中心静脈栄養などを検討する
口腔粘膜障害	・移植前に齲歯や歯周炎の治療，プラークコントロールを行う ・歯科衛生士の介入などによるブラッシング指導を行う ・口腔内自己観察や口腔ケア，含嗽などのセルフケア支援を行う ・RRT や PS 低下などによりセルフケアが困難な場合は介入する ・口腔乾燥に対して頻回な含嗽や保湿ジェルを使用する ・疼痛がある場合，4％ キシロカイン混入含嗽水や鎮痛薬，オピオイドなどを疼痛の程度に合わせて使用する
消化管粘膜障害	・下痢症状が強い場合は，止瀉薬を使用する ・感染性腸炎の重症化予防のため，止瀉薬使用前に便培養を行いクロストリジウム・ディフィシル (Clostridium difficile：CD) トキシンの陰性を確認する ・下痢により肛門周囲粘膜が脆弱となるため保清やスキンケアを行う ・下痢による脱水や電解質異常に注意し，補液や電解質補正を行う． ・下痢症状が強い場合，腸管安静のため絶食し中心静脈栄養などを行う

- 皮膚症状の出現部位や状態，瘙痒感，セルフケア，睡眠状態などを観察する．
- 抗ヒスタミン軟膏やステロイド外用薬などによる支持療法を行う．
- 皮膚が脆弱なため，物理的刺激を避ける．
- 表皮剥離やびらんなどが認められる場合は，皮膚排泄ケア認定看護師や皮膚科医など専門的介入を検討する．

〈消化管 GVHD〉
- 症状

  下部消化管：腹痛を伴う水様性下痢，血便，麻痺

性イレウス（進行すると粘膜浮腫やびらん，粘膜脱落などが起きる）．

上部消化管：悪心や食欲不振の遷延．

● 排便回数や量，性状，潜血の有無，腹部症状，脱水症状などを観察する．

● 下痢症状が強い場合は，便の評価を行い重症度や治療効果の指標とする．

● 腹痛が伴う場合は，温罨法や鎮痛薬を使用する．

● 止瀉薬の使用やオピオイドの使用は感染性腸炎が否定されてから投与する．

● 下痢により肛門部皮膚のバリア機能が低下しやすいため，保清やスキンケアを行う．

● 食事形態や内容の工夫や腸管安静のため，絶食とする場合もある．

〈肝 GVHD〉

● 症状：ALP，γ-GTP，ビリルビン胆道系障害優位の肝機能障害，黄疸など．

● RRT や VOD，ウイルス性肝炎などとの鑑別が必要となる．

● 自覚症状が乏しいため，血液検査などでモニタリングを行う．

同種造血幹細胞移植後後期 ....
①慢性 GVHD のマネジメント

● 免疫反応には個人差があり，緩やかに広範囲に出現する場合がある（**表6**）．

● GVHD 症状や程度，期間も患者個々により異なる．

● 口腔や眼などの出現頻度は比較的高い．

● 長期的に出現する場合があるため，継続的なセルフケア支援が必要である．

● 免疫抑制薬内服中の感染予防行動を支援する．

● 口腔ケアや点眼，スキンケア，日焼け予防対策などのセルフケア支援を行う．

表 6 ◆ 慢性 GVHD による主な臓器病変の臨床徴候

臓器	臨床徴候
皮膚	光線過敏症様紅斑性皮疹，扁平苔癬様皮疹，強皮症様硬化性病変，色素異常（色素沈着，脱色），発汗異常など
口腔内	苔癬様病変，口腔内乾燥，潰瘍形成に伴う疼痛，硬化による開口障害
眼	涙液分泌低下による眼球乾燥感，疼痛，灼熱感，視力低下，羞明感など
消化管	上部消化管：食道炎・食道狭窄，胸やけ，食欲不振，体重減少 下部消化管：慢性下痢，吸収不良
肝臓	胆汁うっ滞型肝機能障害（ALP・AST・ビリルビン上昇）
肺	閉塞性細気管支炎（BO）
筋・関節	筋膜炎，関節拘縮
生殖器	扁平苔癬様変化，腟瘢痕形成・狭窄，びらん，潰瘍

● 症状出現時の対応（外来受診のタイミングなど）を伝えておく.

◆引用・参考文献
1) 福田隆浩：造血幹細胞移植：入院編－移植前処置の選択. 造血幹細胞移植ポケットマニュアル（国立がん研究センター中央病院造血幹細胞移植科編）. p136-143, p151-155, 医学書院, 2018
2) 神田善伸：造血幹細胞移植の基本的手順－感染症の予防と治療. チーム医療で行う造血幹細胞移植プラクティカルガイド（神田善伸編）. p84-89, 南江堂, 2011
3) 森一恵：これからの造血細胞移植を支える看護－造血細胞移植における患者教育と意思決定支援. がん看護 17 (3)：346-348, 2012
4) 山田真由美：これからの造血細胞移植を支える看護－移植片宿主病（GVHD）の看護のポイント. がん看護 17 (3)：357-359, 2012
5) 造血細胞移植学会：造血細胞移植ガイドライン第 2 巻移植前処置（第 2 版）. 2020
https://www.jshct.com/uploads/files/guideline/02_01_zenshochi.pdf より 2021 年 4 月 3 日検索
6) 造血細胞移植学会：造血細胞移植ガイドライン第 1 巻 GVHD（第 4 版）. 2018
https://www.jshct.com/uploads/files/guideline/01_02_gvhd_ver04.pdf より 2021 年 4 月 3 日検索

第 3 章

緩和ケア

がん患者の症状と症状マネジメントのケア

目的

* 患者が体験する症状の予防・緩和のためにセルフケア
能力に着目し，患者自身が症状をマネジメントできる
よう支援する．
* 患者が望む生活を知り，症状マネジメントの目標を共
有する．

概要

● がん患者が体験する症状は，疾患やその進行による
ものや，がん薬物療法や放射線療法の副作用，手
術療法による後遺症など多様である．
● 看護師は，がん患者の体験する症状に対して，予
防または重症化しないように，患者のセルフケア
能力に着目して，患者自身が症状をマネジメント
できるようなセルフケア支援をする．
● 症状は，がん患者の生活にさまざまな影響を与え
るため，看護師は，患者が望む生活を知り，症
状マネジメントの目標を共有することが重要で
ある．

症状とは

● 従来，医学的な捉え方では，症状は，病態・生理
学的な変化が原因で現れ，観察できるものであ
り，疾患の存在を証明する根拠として理解されて
きた．しかし，現在は，医学的な捉え方にとどま
らず，症状はそれをもつ人の主観であると理解さ
れている．
● 症状の特徴を**表1**に示した．
● 症状が主観的なものであるからこそ，症状マネジ

表1 ◆症状とは

- 個人的 (Private) な体験
- 個人の今までの体験や考え方，文化，習慣などが強く影響を及ぼす
- 主観的な体験である
- 他者には存在を確認することができない，本人のみの体験である
- 個人の解釈によって症状に伴う体験が異なる

(文献1)より引用)

メントを行う際には，症状を体験している患者の個別的な捉え方を知ることが重要である．

症状マネジメントにおける看護のポイント

● 症状マネジメントにおける看護のポイントは次の4点である．

①医学的な視点で患者の症状を病態・生態学的側面からアセスメントする

● 患者の症状のメカニズムや出現形態，特徴に関する知識をもつことが必要である．どのようにして症状が出現するのか，原因となる部位の解剖・生理や病態，症状を引き起こす薬剤の作用などを学習する．

● これらは，看護師のアセスメント，臨床推論につながり，効果的なマネジメントのためのケアを考えることができる．

②症状は主観であることを念頭に，体験している患者の立場にたって，個別の症状体験をアセスメントする

● 患者の症状を数値だけで評価するのではなく，症状があることを患者がどのように理解しているのか，症状に対してどのような対処をしているのか，症状があることでできなくなって困っていることはどのようなことか，などを聞きとりアセスメントに用いる．

➡️この聞き取りの際には，相槌をうちながら患者の語りを促し，大変さがよくわかったことを言葉にして返す（フィードバック）コミュニケーションを取り入れるとよい．

● 患者が言葉で言い表しにくい場合は，たとえば，こういうことはどうですか？　といった質問も交えて，患者が表現しやすいようにサポートする．

③薬物療法と同時に看護でできる薬物以外の介入はないか検討する

● 症状の緩和に向けた薬物療法を適切に行うためには，患者が薬物の効果を医療者に伝えてくれることが必要である．そのために，薬の効果を評価して医療者に伝えてほしいことを患者に説明する．

● 薬物以外の介入として，症状の閾値に着目してみるとよい．
図1は，症状を感じる閾値の上下に関係するものを表している．症状を感じる閾値が低いと，わずかな症状でも気になるが，閾値が高い場合には同程度の症状があっても生活が行えている場合がある．患者の症状の閾値を変化させる事柄を知って，ケアに取り入れられるか検討する．

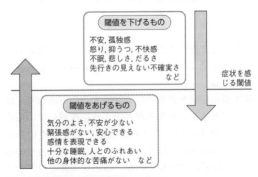

図1 ◆症状を感じる閾値に関係するもの

④共通の目標に向かって，患者が症状マネジメントできるように，患者や家族のセルフケアを支援する

- 症状マネジメントの目標は，患者と看護師で話し合い，共有することが重要である．患者が自分の症状をマネジメントするという動機をしっかりともつところから始まり，常に患者を主役にして症状マネジメントを進める．

- セルフケアの支援については，次の項目で紹介する．

セルフケア支援の考え方

- セルフケアとは，ある目的のために，その人自身が意図的な取り組みを行うことである．症状を体験している患者の場合は，その症状を和らげるためになんらかの取り組みを患者自身が工夫して行っている．

- たとえば，化学療法の副作用で出現する吐き気に対して，できるだけ吐き気を起こさないように，食べる量を調整したり，においの弱い食べものを見つけ出すなどである．このように吐き気を和らげるために患者が行っていることは，吐き気に対するセルフケアといえる．

- しかし，患者がセルフケアできるのは，患者自身がもっている知識と技術の範囲内である．がんの治療を受けることは，ほとんどの患者にとって未知の体験である．そのため，今までの対処法がうまく使えなかったり，どうしてよいかわからないから耐えている，というようなマネジメントになっている．

- がん患者の症状マネジメントにあたっては，セルフケアの考え方を取り入れ，それを促進するような看護を行うとよい．

セルフケア能力のアセスメント ……………

● 看護師は，患者のセルフケアを行う力，つまりセルフケア能力と患者に要求されているセルフケアの内容を吟味する必要がある．

● 表2は化学療法を受ける患者のセルフケア能力を査定する視点を一覧にしたものである．

● 症状マネジメントにおいて，患者のセルフケアに働きかける場合に重要なことは，セルフケアを行う患者の力をその患者がもつ強みとして捉えることである．

● セルフケア能力をアセスメントする際は，まず，患者が症状をセルフケアしたいと思っているかどうかの動機づけを確認する．次に，自分の体に注意や関心が向けられる状態かどうかを確認する．

表2 ◆化学療法を受ける患者のセルフケア能力査定の視点

【セルフケア能力として強みになる点を明らかにする】
・動機付けはどうか
－セルフケアしたいと思っているか
・自分の体に注意や関心が向けられるか
－知識があるか，自我のエネルギーはどうか，自分の体と対話できているか
・理解力があるか
・医療者とコミュニケーションをとる能力があるか
－自分の体や治療に関することを表現して伝えられるか
・セルフケアを実行できるか
－知識や技術をもっているか，それを使えるか
・セルフケアを日常生活に取り入れていけるか
－継続性も考慮する
・支援者がいるか
【セルフケア能力としての強みが発揮できないのはなぜか明らかにする】
・バリアになっていることはなにか
・どのようになれば，強みが発揮できるのか
・セルフケア要求は適切か
－医療者が患者さんに要求しているセルフケアはそれでよいのか

(文献2)より引用)

患者にとっての気がかりなことが「自分はがんで
死ぬのではないか」といったことである場合は，
自身の身体に関心を払えない．そのようなときに
は，患者の心の状態や自我のエネルギーを検討す
る．これらの確認は，セルフケアを行うための準
備の部分でもある．

● 準備が整っていることがわかれば，患者のセルフ
ケア能力に応じた症状マネジメントのための知識
や技術を提供することができる．

● セルフケア能力が発揮できない場合には，バリア
（障壁）になっているものについてアセスメント
する．

セルフケア習得のためのアプローチ

● セルフケアを習得してもらうためには，患者との
信頼関係をもとに，**表3**に示すような方法を取
り入れる．ポイントは，タイミングを見極めるこ
と，提供する知識や技術の量をその患者にとって
真に必要なものとすることである．

● セルフケア習得にむけたアプローチでは，患者の
負担が強くならないように，制限や禁止事項を伝
えるのではなく，患者がこれならやっていけると
思えて，生活に取り入れて，継続していけるとい
う見通しが立てられるように支援する．

表3 ◆患者が主体となって実行できるセルフケアアプローチのポイント

・タイミングを見極める
・症状緩和の方法は常に患者と話し合いながら，患者が納得した方法を取り入れる
・可能な限り患者が実践している方法を用いる
・根拠があって簡単な方法を提案する
・患者が実践可能な方法を取り入れる
・症状の状態に合わせて，方法を変える必要があることを理解してもらう

（文献3）より引用）

おわりに

● 症状を予防，緩和することで患者の生活の質は維持，向上することができるため，症状のマネジメントにおいて看護師の果たす役割は大きい．患者のセルフケア能力，強みを活かした症状への看護を期待したい．

◆引用・参考文献
1) Rhodes V, et al：Symptom distress the concept. Seminars in Oncology Nursing 3（4）：242-247, 1987
2) 荒尾晴恵：副作用症状の症状マネジメントにあたってのセルフケア支援とは．スキルアップがん化学療法看護－事例から学ぶセルフケア支援の実際．p45，日本看護協会出版会，2010
3) 荒尾晴恵：副作用症状の症状マネジメントにあたってのセルフケア支援とは．スキルアップがん化学療法看護－事例から学ぶセルフケア支援の実際．p46，日本看護協会出版会，2010

Memo

....

....

....

....

....

....

....

....

....

....

....

緩和ケアにおける症状マネジメント

▌痛み

目的

* 患者の主観（痛みの部位や強さ・パターンなど）および客観的な情報（身体所見など）から痛みのアセスメントを行い，ケアの方向性を検討する．
* 患者・家族が痛みの治療の必要性を理解し，セルフケアに取り組めるよう支援する．

症状の定義

● 痛みは，「実際の組織損傷もしくは組織損傷が起こりうる状態に付随する，あるいはそれに似た，感覚かつ情動の不快な体験」と定義される[1]．
● 個人的な体験であり，心理的，社会的，スピリチュアルな要因によってさまざまな程度で影響を受ける．

メカニズムと出現形態

● 痛みの病態は，侵害受容性疼痛（体性痛・内臓痛）と神経障害性疼痛に分類される．がん患者における頻度としては，体性痛（71%），神経障害性疼痛（39%），内臓痛（34%）と報告されているが，これらの病態は混在していることが多い[2]．
● 痛みの分類ごとに障害部位による侵害刺激と出現形態の特徴がある（**表1**）．

アセスメントのポイント

痛みの部位 ……………………………………

● 痛みがある部位を患者自身に指し示してもらう．ボディチャートに記載してもよい．がんの痛みは1か所だけではない場合もあり，部位ごとのアセ

痛み

表1 ◆痛みの出現形態

分類	侵害受容性疼痛		神経障害性疼痛
	体性痛	内臓痛	
障害部位	皮膚や骨，関節，筋肉，結合組織といった体性組織	・食道，小腸，大腸などの管腔臓器 ・肝臓や腎臓などの被膜をもつ臓器	末梢神経，脊髄神経，視床，大脳（痛みの伝達路）
侵害刺激	切る，刺す，叩くなどの機械的刺激	・内圧の上昇 ・急激な臓器被膜の伸展 ・臓器局所および周囲の炎症	・神経の圧迫，巻込み，断裂 ・手術療法，化学療法，放射線治療
痛みの特徴	・うずくような，鋭い，拍動するような痛み ・局在が明瞭な持続痛が体動に伴って悪化する	深くしぼられるような痛みであり，局在が不明瞭である	・損傷神経支配のしびれ感を伴う痛み ・電気が走るような痛み

(文献4) p.23 より引用改変)

スメントが必要になる．

痛みの強さ

● 現在の痛み，一番強いときの痛み，一番弱いときの痛み，1日の平均の痛みに分けて評価する．患者に適したペインスケールを使用することで主観的な痛みを客観的に捉えることが可能である．

● 一般的に Numerical Rating Scale（NRS）が用いられ，まったく痛みがないのを0，考えられるなかで最悪の痛みを10とする．

痛みの性状

● 体性痛では「ズキズキする」「鋭い」など，内臓痛では「鈍い」「重い」「押されるような」など，神経障害性疼痛では「ビリビリ」「ジンジン」「電気の走るような」などと表現されることがあり，痛みの原因となる病態を予測する．

痛みのパターン

● 1日のうち 12 時間以上続く持続痛と一過性の痛みの増強である突出痛がある. 鎮痛薬の定期投与やレスキュー薬 (臨時追加薬) の使用, 突出痛の病態に応じた治療を検討する.

痛みの増強因子と軽快因子, 日常生活への影響

● 痛みが強くなる因子 (例:姿勢や体位など) や和らぐ因子 (例:温める / 冷やす, さする, 気分転換など), 日常生活への影響 (例:食事, 排泄, 睡眠, 移動など) について患者と話し合う. 痛みが増強する因子を避け, 緩和する因子を積極的にケアに取り入れる.

痛みに影響するその他の因子

● 心理社会面, スピリチュアルな側面を評価する. 病状の受け止め方, 家族や周囲との関係性, 経済的な問題, 孤独感, 絶望感, 死への不安など影響を及ぼしている因子を理解しケアに活かす.

身体所見

● 皮膚の状態, 筋萎縮, 感覚異常, 外傷, 圧痛など. 神経障害性疼痛では, デルマトーム (皮膚分節) に沿って障害を受けている場所を判断する.

検査所見

● 血液検査では炎症や感染, 画像検査では痛みの原因や病態を評価する.

薬物療法などの主な治療

薬物療法

● がんの痛みの治療に使用する薬剤は鎮痛薬と鎮痛補助薬に分けられる. 鎮痛薬は非オピオイド鎮痛

薬とオピオイドに分類され，非オピオイド鎮痛薬はさらに非ステロイド性抗炎症薬とアセトアミノフェンに分類される[2]．

〈薬剤の特徴〉

①非オピオイド鎮痛薬

- **非ステロイド性抗炎症薬（NSAIDs）**：炎症部位のプロスタグランジン産生抑制作用による鎮痛作用，抗炎症作用をもつ．胃腸障害，腎障害，血小板減少などの副作用に注意が必要である．
- **アセトアミノフェン**：主に中枢に作用して鎮痛，解熱作用を発揮する．NSAIDsと異なり抗炎症作用はない．胃腸障害を起こしにくい．一般的な投与で起こりにくいが，アレルギー反応，肝機能障害などの副作用がある．

②オピオイド鎮痛薬

- 中枢神経や末梢神経に存在する特異的受容体（オピオイド受容体）への結合を介してモルヒネに類似した作用を示す物質の総称．現在，わが国で一般的に使用されるものを**表2**に示す．

③鎮痛補助薬

- 主たる薬理作用には鎮痛作用を有しないが，鎮痛薬と併用することにより鎮痛効果を高め，特定の状況下で鎮痛効果を示す薬物である．
- 神経障害性疼痛などのオピオイドが効きにくい痛みに対して，抗うつ薬，ガバペンチノイド，抗痙攣薬，局所麻酔薬・抗不整脈薬，NMDA受容体拮抗薬，ステロイドなどが使用される．

〈鎮痛薬の使用方法〉

- WHOがん疼痛ガイドラインによると，鎮痛薬の投与は4つの基本原則である「経口的に」「時間を

表2 ◆主なオピオイドの種類

一般名	商品名	剤形	放出機構
モルヒネ	MSコンチン	錠	徐放性
	MSツワイスロン	カプセル	徐放性
	モルペス	細粒	徐放性
	モルヒネ塩酸塩	末・錠	速放性
	オプソ	内服液	速放性
	パシーフ	カプセル	徐放性
	アンペック	坐剤	－
ヒドロモルフォン	ナルサス	錠	徐放性
	ナルラピド	錠	速放性
	ナルペイン	注	－
オキシコドン	オキシコンチンTR	錠	徐放性
	オキノーム	散	速放性
	オキファスト	注	－
フェンタニル	デュロテップMT	貼付剤	徐放性
	ワンデュロ フェントス	貼付剤	徐放性
	イーフェン	口腔粘膜吸収剤 （バッカル錠）	速放性
	アブストラル	口腔粘膜吸収剤 （舌下錠）	速放性
	フェンタニル	注	－
タペンタドール	タペンタ	錠	徐放性
コデイン	コデインリン酸塩	散・錠	速放性
トラマドール	トラマールOD	錠	速放性
	ワントラム	錠	徐放性
	トラムセット	錠	速放性
	トラマール	注	－
メサドン	メサペイン	錠	速放性

決めて規則正しく」「患者ごとに」「その上で細かい
配慮を」行うこと，鎮痛薬の開始については，
NSAIDs，アセトアミノフェン，オピオイドを患
者の状態に応じて単独もしくは組み合わせて使用
することが推奨されている [3]．

①レスキュー薬の使用方法

- 突出痛に対しては，原則として定時の鎮痛薬の速放性剤を用いる．1回量は経口であれば1日量の1/6，持続注であれば1時間量を投与する．最大効果発現後も疼痛が残存していれば追加投与ができるように医師と臨時処方について検討する．

②オピオイドの副作用対策

- オピオイドの副作用は，投与初期から出現するものとして，悪心・嘔吐，便秘，眠気，せん妄，呼吸抑制などがあり，悪心や眠気は通常耐性が生じる[2]．それぞれについて対策を行うが，オピオイドスイッチングにより消失することもある．
- **悪心・嘔吐**：悪心が生じやすい患者以外は制吐薬の予防投与は行わない．悪心・嘔吐が生じた場合は，ドパミン受容体拮抗薬を用いる．
- **便秘**：オピオイドの誘発性便秘であり，近年はナルデメジンの投与が選択される．大腸刺激性下剤や浸透圧下剤と組み合わせて使用する場合がある．
- **眠気**：数日以内に自然に軽減ないし消失することが多いが，長期間持続する場合は，オピオイド以外の原因がないか確認する（感染症，肝・腎機能障害，中枢神経系の病変，高カルシウム血症，電解質異常など）．
- **せん妄**：オピオイド以外に原因がないか確認する（他の原因薬剤，感染，電解質異常，中枢神経系の病変，低酸素血症など）．

③オピオイドスイッチング

- オピオイドの副作用により鎮痛効果を発揮するだけのオピオイドを使用できないときや，鎮痛効果が不十分な場合は，投与中のオピオイドから別のオピオイドに変更する．換算比に従って変更後の

オピオイドの量を算出する.

鎮痛薬以外の治療 ·····························
● 痛みの原因により，放射線療法，手術療法，化学療法，神経ブロックなどの治療法が適応になる場合がある.

標準的な看護ケア

〈痛みの強さ・パターンを評価してレスキューを効果的に使用する〉

● NRS などのスケールを用いて持続痛や突出痛がある際の点数を患者と評価する. 突出痛では，その点数や持続時間によってレスキュー薬を使用するタイミングを患者と決めておくとよい.
● 痛みが生じる要因がわかっている際（移動・食事・入浴など）は，予防的な投与を検討する.

〈痛み性状から鎮痛薬の選択やその効果を評価する〉

● 痛みの感じ方の例「しびれるような」「電気が走るような」「ビリビリする」を挙げ，神経障害性疼痛であると予測できる場合は，オピオイドのみでは十分に緩和できないため，医師と鎮痛補助薬の適応を検討する.

〈鎮痛薬以外のケアの提供する〉

● 薬物療法に加えて，温罨法・冷罨法，マッサージ，気分転換・リラクセーション，体位の工夫，自助具の使用などを日々のケアに取り入れる.

〈患者・家族のセルフケアを支援する〉

● 患者・家族に病状や痛みの原因の理解を促し，痛みの治療の必要性や目標について共通認識をもてるようにする. そのうえで，オピオイドについて誤解（麻薬中毒，廃人になる，次第に効かなくな

痛み

る，末期状態でしか使わないなど）を解き，患者が鎮痛薬を用いたマネジメントに積極的になれるよう支援する．

● 患者自らが痛みを評価してレスキュー薬の使用を判断できたり，痛みに応じて日常生活を工夫できるよう，患者の個別性に配慮したセルフケアを提案する．

◆引用・参考文献

1) 日本疼痛学会理事会：改定版「痛みの定義：IASP」の意義とその日本語訳について．2020
   http://plaza.umin.ac.jp/~jaspain/pdf/notice_20200818.pdf より 2021 年 5 月 5 日検索

2) 特定非営利法人日本緩和医療学会ガイドライン統括委員会編：がん疼痛の薬物療法に関するガイドライン，2020年版．p22-26，金原出版，2020

3) World Health Organization：WHO guidelines for the pharmacological and radiotherapeutic management of cancer pain in adults and adolescents. 2018

Memo

....

....

....

....

....

....

....

....

....

....

緩和ケアにおける症状マネジメント

悪心・嘔吐

目的

* 症状の評価と観察により悪心・嘔吐の原因を特定し，病態に応じた治療を適用する．
* 症状緩和に効果的な環境調整，食事の工夫，口腔ケア，心理的サポート，排便コントロールなどの看護ケアを提供する．

症状の定義

● 悪心は，「消化管の内容物を吐きたくなるような切迫した不快な自覚症状」であり，嘔吐とは，「消化管内容物を反射的に口からだすこと」である[1]．

メカニズムと出現形態

● 悪心・嘔吐は，なんらかの原因による大脳，前庭器，化学的要因，末梢（消化器系）からの刺激が，いくつかの神経伝達物質を介して嘔吐中枢に伝わることで発生する（**図1**）[2, 3]．

● がん患者に起こり得る悪心・嘔吐の要因は**表1**[2, 3]に示すが，実際は複数の要因によって出現することが多い．

アセスメントのポイント

● 悪心・嘔吐の原因を特定し，効果的な症状マネジメントを達成するには，包括的かつ系統的なアセスメントがカギとなる．

病歴 ·············
● 既往歴，検査所見，画像所見を確認する．
● がん以外の併存疾患の既往を聴取し，慢性的な消

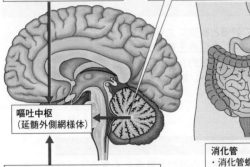

図1 ◆悪心・嘔吐出現のメカニズム　　　　　(文献2, 3)を参考に作成)

大脳皮質
・頭蓋内圧亢進
・髄膜症状
・不安, 恐怖など精神的要因
・視覚, 嗅覚の影響

化学受容器引金帯
(第4脳室底部)
・薬物(モルヒネ, ジキタリス等)
・代謝の要因(高カルシウム血栓, 低Na血栓)

嘔吐中枢
(延髄外側網様体)

前庭器
・頭蓋底への転移
・体の回転運動, 頭位変換により誘発

消化管
・消化管蠕動低下
・胃内容停滞
・機械的消化管閉塞
・粘膜障害

化管運動低下をきたす疾患がないかを確認する.
既往に腹部の手術があれば, 腸管癒着, ヘルニア
など腸閉塞の原因となり得る [1].
● 放射線治療も症状の要因である可能性があるので
確認する [3].

観察のポイント
〈症状がいつから, どのようなときに出現するか, 持続的か間欠的か〉[3]

● 嘔吐後の悪心の緩和は, 胃の通過障害を示唆して
いる可能性がある.
● 経口摂取後すぐに嘔吐する場合は, 食道の閉塞が
考えられる.
● 朝に出現する頭痛を伴う嘔吐は, 頭蓋内圧の上昇
を示唆していることがある.

表1◆悪心・嘔吐の要因

		原因
化学的	薬物	オピオイド，ジゴキシン，抗けいれん薬，抗菌薬，抗真菌薬，抗うつ薬 (SSRI，三環系抗うつ薬)，化学療法
	悪心・嘔吐の誘発物質	感染 (エンドトキシン)，腫瘍からの誘発物質
	代謝異常 (電解質異常)	腎不全，肝不全，高カルシウム血症，低ナトリウム血症，ケトアシドーシス
消化器系	消化管運動の異常	腹水，肝腫大，腫瘍による圧迫，腹部膨満，がん性腹膜炎，肝被膜の伸展，後腹膜腫瘍，放射線治療，早期満腹感
	消化管運動の低下	便秘，消化管閉塞
	消化管運動の亢進	下痢，消化管閉塞
	薬物による消化管への影響	消化管を刺激する薬物 (アスピリン，NSAIDs)，抗菌薬，アルコール，鉄剤，去痰薬
	内臓刺激	腹部，骨盤臓器の機械的受容体刺激，肝・消化管の化学受容体刺激
中枢神経 (前庭系を含む)，心理的	頭蓋内圧亢進	脳腫瘍，脳浮腫
	中枢神経系の異常	細菌性髄膜炎，がん性髄膜炎，放射線治療，脳幹の疾患
	心理的な原因	不安，恐怖
	薬物による前庭系への影響	オピオイド，アスピリン
	前庭系の異常	頭位変換による誘発 (メニエール症候群，前庭炎)，頭蓋底への骨転移，聴神経腫瘍
その他	原因不明	

(文献2，3) を参考に作成)

- 体動に伴う悪心，嘔吐は，前庭系の異常を考慮する．
- 間欠的な悪心が，気晴らしやリラクゼーションで緩和される場合，不安との関連が考えられる．
- 持続的な悪心は高カルシウム血症などの電解質異常との関連を考える．

〈症状の軽快因子・増悪因子〉
- 症状の程度について，Numerical Rating Scale，

悪心・嘔吐

Visual Analogue Scale など評価スケールを用いて客観的に評価する[2].

● 悪心は主観的な感覚であり主観的評価ツールを用いる. 嘔吐は客観的評価が可能であり, 苦痛の程度, 嘔吐回数, 吐物の性状, 量などで評価が可能である.

〈その他の観察ポイント〉

● 栄養状態, 体重減少にも注意し, 脱水症状の有無, 過去 24 時間の経口摂取量を確認する[3].
● 随伴症状 (頭痛, 腹痛, 胸痛など) の有無
● 便秘・下痢の有無
● 腹部膨満の有無を確認し, 蠕動音を聴診する.
● 血液検査結果からナトリウム値, カルシウム値などの電解質, 腎機能, 肝機能, 炎症反応を確認する.
● 投与中の薬剤を確認し, 悪心・嘔吐の原因となり得る薬剤の有無を確認する.
● 悪心を緩和するために, 患者自身が試したことがあれば, その内容を確認し, 効果についても聴取する.
● 患者の生活の質 (QOL) への影響 (例:孤立感, 無気力, 抑うつ, 不安など)

薬物療法などの主な治療

原因に応じた治療 ……………………………

● 悪心・嘔吐の原因に応じた治療を適用し, 症状の緩和を目指す.
①オピオイドが原因であれば, オピオイドの種類を変更する.
②高カルシウム血症が原因であれば, ビスホスホネート製剤の投与を行う.
③便秘が原因であれば, 排便コントロールのために緩下薬や浣腸, 食事内容を検討する.

④脳転移の有無を画像評価し，治療適応を検討する.

⑤消化管閉塞が原因であれば，病状に応じて手術・ドレナージ・薬物治療が考慮される.

悪心・嘔吐に対する治療（表2）...............

● 悪心・嘔吐の病態に応じた制吐薬を選択する（**表 2**）[2].

● 原因に応じて制吐薬を選択し，投与しても悪心・嘔吐の改善が得られない場合には，別の作用機序をもつ制吐薬を追加投与するか，複数の受容体に拮抗作用のある薬剤に変更する.

〈追加投与〉

● これらの薬剤を投与しても効果不十分の場合に，さらにセロトニン 5-HT$_3$ 受容体拮抗薬やコルチコステロイド（デキサメタゾン，ベタメタゾン）を追加するのが有効な場合がある[1].

表2 ◆ 悪心・嘔吐の病態に応じた制吐薬

臨床症状	病態	薬剤の種類
動くと悪化する めまいを伴う	前庭神経の刺激	抗ヒスタミン薬
持続的な悪心・嘔吐 オピオイド血中濃度に合わせて増悪	化学受容体（CTZ）の刺激	ドパミン受容体拮抗薬
食後に増悪 便秘	消化管蠕動の低下	異なる作用機序の消化管運動亢進薬
原因が複数，もしくは同定できない	複数の受容体	複数の受容体拮抗薬 異なる作用機序の制吐薬の併用

（文献2）を参考に作成）

Memo

● 薬物療法に加え，適切な看護ケアを提供することはより効果的な症状緩和につながる.

環境調整

● 悪心・嘔吐の原因・誘因となり得るものを除去し，換気などを行い，穏やかに過ごせるように環境整備を行う. 吐物も速やかに除去し，臭気でさらに悪心を誘発しないように留意する[4].

● ガーグルベースン，ティッシュ，うがい用の水がすぐに使用できるように，手元に置いておく[3].

食事の工夫

● 患者が圧迫感を感じないように，少量でシンプルな食事形態を工夫する[3]. 栄養サポートチームや栄養士と協働する.

● 悪心が強いときは食事の提供を控える.

● 配膳の際には，においと蒸気があがらないように，一度蓋を開ける，冷ましてから配膳するなど配慮する[4]. とくに薬物療法中の患者は，嗅覚と味覚異常を有し，食欲不振や悪心に影響している場合があるので注意する.

● 冷たい発泡性の飲み物が，常温や熱い飲み物よりも，口当たりがよいと感じられることが多い.

● 食事内容は，少量でも栄養価の高い，高カロリー，高タンパクのものを考慮し，脂肪分や繊維質など残渣が多いものは避ける[1].

● 心窩部に圧迫がかからないようなポジショニングを行う.

口腔ケア

● 定期的に口腔ケアを実施し，舌の汚染がないか口腔内を観察する.

● 冷水，氷片を用いると口の中がさっぱりする.

心理的サポート・リラクゼーション ‥‥‥‥‥

- 悪心・嘔吐はストレスフルな体験であり心理的苦痛を伴う．気持ちを傾聴し，感情を受容する．
- 筋の緊張を和らげるマッサージ，タッチング，気晴らしなどは，患者の状態と希望に応じて取り入れる．

排便コントロール ‥‥‥‥‥‥‥‥‥‥‥‥‥‥

- 便秘が悪心・嘔吐に関与している場合は，腹部マッサージや摘便など積極的に排便管理を行う．

◆引用・参考文献
1) 新城拓也：悪心・嘔吐．専門家をめざす人のための緩和医療学，改訂第2版（日本緩和医療学会編）．p103-107，南江堂，2019
2) 日本緩和医療学会編：がん患者の消化器症状の緩和に関するガイドライン．金原出版，2017
3) Kelly B et al：Nausea and vomiting in palliative care. Nursing Times 109（39）：16-19，2013
4) 清水啓二：がん患者に出現する症状と緩和ケアにおける治療・ケアの概略　悪心，嘔吐，腸閉塞，臨床栄養 134（6）：785-790，2019

悪心・嘔吐

Memo

....

....

....

....

....

....

....

....

Memo

便秘

目的

* 便秘のリスクおよび症状をアセスメントし，原因に応じた治療を検討する．
* 便秘予防のための生活習慣の改善に主体的・継続的に取り組めるよう個々に目標を設定し，患者・家族のセルフケアを支援する．

症状の定義

● 便秘とは，腸管内容物の通過が滞ることにより，満足な排便が得られないという患者の主観的症状である．

● オピオイドに関連した便秘をオピオイド誘発性便秘症（opioid-induced constipation：OIC）とよび，オピオイド療法開始に伴い，便回数の減少や，残便感など，排便習慣の変化を生じる[1]．

メカニズムと出現形態

● 便秘には，さまざまな原因がある（**表1**）．

● 便秘により，腹部の不快感や膨満感，悪心や嘔吐，食欲不振などを訴えることがある．

● とくに緩和的な治療が中心となる時期では，がんの進行や症状の悪化，パフォーマンス・ステータス（PS）低下などによる複合的な原因により便秘が起こり，さらに長期化する可能性がある．

アセスメントのポイント

便秘リスクのアセスメント ･････････････････････

● 罹患前の生活習慣や排便状況，治療状況の確認

● 既往歴：腹部手術歴，肛門病変，代謝障害など

便秘

表1 ◆がん患者の便秘の要因

器質性要因	・腹部や骨盤の腫瘍, 腹膜播種などによる腸管の狭窄や閉塞 ・腹部手術後の癒着 ・肛門や直腸の病変 ・神経筋障害（ミオパチー） ・神経障害（自律神経機能障害, 脊髄や脳腫瘍などに伴う） ・代謝異常（高カルシウム血症, 低カリウム血症, 糖尿病, 甲状腺機能低下症, 尿毒症など） ・疼痛（がん性疼痛, 骨痛, 肛門直腸痛）
機能性要因	・食事や水分摂取量の低下 ・加齢や筋力低下, 運動不足に伴う腸蠕動運動の低下 ・環境（プライバシーの欠如, 排泄援助） ・ストレス, 抑うつ
薬剤性要因	オピオイド鎮痛薬, 抗がん薬（ビンクリスチン, サリドマイド）, 制酸薬, 鎮咳薬, 抗コリン作用薬, 抗うつ薬, 制吐薬, 神経弛緩薬, 鉄剤, 利尿薬, 鎮静

(文献2)を参考に作成)

● 便秘を誘発する薬剤使用の有無（**表1**参照）
● 身体面：食事や水分の摂取状況, PS などの活動状況, 疼痛の有無など
● 精神面：抑うつ状況, ストレス, 認知症など

便秘のアセスメント

〈問診〉
● 排便状況：排便回数や量, 便の硬さ, 出血の有無, 下剤使用の有無, 排便時痛の有無, 残便感など

〈検査〉
● X 線検査, 血液検査

〈身体所見〉
● 腸蠕動, 腹部膨満, 腹痛や悪心・嘔吐など
● 腸閉塞との鑑別が重要. 聴診による腸蠕動音の消失や金属音の聴取, 圧痛, 悪心・嘔吐などを確認し, 腸閉塞を疑う場合はすぐに医師に報告する.

〈精神面〉

● 便秘に伴う困難感や苦痛の有無

薬物療法などの主な治療

薬物療法

● 原因に対する治療：脱水や電解質の補正，便秘リスクのある薬剤の変更や減量，中止など
● 腸閉塞ではないことを鑑別し，医師の指示のもと下剤の使用を開始する（**表2**）.
● オピオイド療法導入時は，開始同時に下剤の処方を考慮する．浸透性下剤や大腸刺激性下剤による効果がない場合は，末梢性μオピオイド受容体拮抗薬（PAMORA）を考慮する [1].
● オピオイドのフェンタニル製剤への変更や，静脈内や皮下投与への変更の検討 [3]
● 非オピオイド関連の便秘では硬便に対し，浸透性下剤（酸化マグネシウム）の使用でも不十分な場合，分泌促進剤を併用する [1].
● 直腸に宿便が存在している場合は，浣腸や坐薬を使用する．好中球減少症や血小板減少症，腸閉塞，直腸結腸または婦人科手術後の患者など浣腸が禁忌となる場合もあるため，医師の指示を確認する.

非薬物療法

● 患者の状態に合わせて散歩やベッド上での運動など可能な範囲での活動を促す.
● 繊維質や水分の摂取ができるような食事指導や工夫を行う.
● 腹部マッサージや温罨法が効果的な場合もある.

標準的な看護ケアと予防的ケアのポイント

予防的ケア

● 便秘対策では予防とセルフケアが重要である．日頃から，患者が排便状況に関心をもち，便秘予防

便秘

表2 ◆ 便秘の治療薬

	作用	一般名（商品名）
浸透性下剤	便を柔らかくする	酸化マグネシウム，ラクツロース
大腸刺激性下剤	腸蠕動を刺激する	センノシド（プルゼニド），ピコスルファートナトリウム（ラキソベロン）など
分泌促進剤	便を柔らかくする	ルビプロストン（アミティーザ），リナクロチド（リンゼス）など
末梢性μオピオイド受容体拮抗薬（PAMORA）	腸管のμオピオイド受容体を遮断し，オピオイドによる便秘を改善する	ナルデメジン（スインプロイク）

PAMORA：peripherally-acting mu-opioid receptor antagonist

（文献1）を参考に作成）

のための生活習慣を継続できるよう患者・家族への教育が必要である．
● 緩和的な治療が中心の時期では，便秘になるリスクが高いため，日頃から排便状況を確認し，便秘が重篤化しないよう早期に対処する必要がある．
● 食事や水分摂取をしていない状況でも大腸に便は貯留するため，経口摂取ができていない患者に対しても，予防や早期介入を行う必要がある．

便秘に対する看護ケア

● 便秘に対する患者の捉え方はさまざまであり，個人の排便習慣に合わせた目標設定を行い，下剤の使用や生活習慣での工夫を取り入れる．
● 3日以上排便がない場合や腹痛，嘔気・嘔吐などの症状があれば報告するよう説明する．
● 下剤を使用している患者では，下痢が続くときは内服を中止し，報告することを伝える．
● 朝は結腸反射が起こりやすいため，朝食を摂るように説明し排便習慣を確立させる．
● 緩和的治療が中心となる時期では，食物繊維の摂取や運動が不利益になる場合もあるため患者のPSや予後などの状況に合わせた対応を行う[4]．
● 排泄環境では，患者の思いを尊重し，できるかぎ

りトイレで排泄できるよう援助を行う.
● ポータブルトイレや床上で排泄介助を行う際は,患者のプライバシーを確保し,においや音への配慮を行うなど,自尊心を尊重した態度で接する.

評価 ……………………………………………

● がん患者は治療や使用される薬剤,病状の変化により便秘になるリスクが高く,すべてのがん患者に便秘のアセスメント・評価をする必要がある.
● 全身状態の悪化に伴い,便秘も増悪する可能性もあるため,継続的な評価が必要である.
● 下剤の副作用として下痢を生じることがあるため,下剤使用後は排便状況を確認する.

◆引用・参考文献
1) 森田達也:PAMORA 時代の便秘治療－オーバービュー. 緩和ケア 28 (4):245-249, 2018
2) Larkin PJ et al:Diagnosis, assessment and management of constipation in advanced cancer: ESMO clinical practice guidelines. Annals of Oncology 29 (Suppl. 4):iv111-iv125, 2018
3) 今井賢吾ほか:第Ⅱ章 主要な症状のアセスメントとマネジメント7. 便秘. 専門家をめざす人のための緩和医療学(特定非営利活動法人日本緩和医療学会編). p124-131, 南江堂, 2014
4) Wickham R:Part4 Palliation of Symptoms 37 Gastrointestinal Symptoms-Constipation. Core curriculum for oncology nursing, 6th edition (Brant JM ed). p354-356, Oncology Nursing Society, 2020

便秘

Memo

....

....

....

....

緩和ケアにおける症状マネジメント

腹部膨満

目的

* 問診や検査により腹部膨満の症状をアセスメントし，病因や生命予後に応じた治療方針を検討する．
* 生命予後がかぎられている場合，全人的な苦痛を把握し，患者の希望に寄り添ったケアが求められる．

症状の定義

● さまざまな要因により腹部が張る状態．
● 患者は「おなかが苦しい」「張って痛い」「重苦しい」などの症状（腹部膨満感）を訴える．

メカニズムと出現形態（表1）

● 腹部膨満により食欲不振や不眠，活動の低下，倦怠感，疼痛などの苦痛を生じることがある．
● 消化管閉塞では，嘔吐や腸管の吸収障害による脱水や電解質異常，停滞した腸管内容物の細菌増殖による敗血症を起こすことがある[3]．

アセスメントのポイント

問診 ·······································
● 治療歴や使用されている薬剤
● 食事や水分摂取の状況，排便状況，**表1**に記載されている症状の有無

検査 ·······································
● 腹部X線検査，CT検査，超音波検査，血液・尿検査
● 腹水がある場合は腹水穿刺，腹水細胞診分析

表 1 ◆腹部膨満の原因

原因	定義	病態生理	リスクファクター	腹部膨満以外の特徴的な症状
腹水	・正常より多く貯留した腹腔内液 ・腹水に伴い生じる腹水のことを、悪性腹水 (malignant ascites：MA) という。	・肝機能低下や低栄養による低アルブミン血症 ・腫瘍細胞からの増殖因子産生による腹膜血管新生、透亢進 ・門脈圧亢進 (肝転移) ・リンパ管閉塞	・卵巣がん ・膵胆管がん ・胃がん ・肝臓や腹膜に転移するがん (結腸、肺、副腎、膀胱、乳)	・腹部の痛み ・早期満腹感や食欲不振 ・悪心・嘔吐　・便秘 ・呼吸困難　・倦怠感 ・下肢や性器の浮腫 ・膀胱容量減少　・腹囲増加 ・電解質異常　・姿勢保持困難
消化管閉塞	・消化管閉塞：腸管内容物の通過障害 ・イレウス：腸管の運動障害による腸管内容物の停滞 ・悪性消化管に起因する消化管閉塞を、悪性消化管閉塞 (malignant bowel obstruction：MBO) という。	1) 悪性腫瘍に伴うもの ①機械的閉塞 ・腹部照射や手術による癒着 ・腫瘍による消化管閉塞 (小腸が多い) ②機能的障害 (イレウス) ・薬剤に伴う腸管運動麻痺 ・内臓神経への腫瘍の浸潤 など 2) 悪性腫瘍以外のもの ・炎症性腸疾患　など	1) 消化管閉塞 ・消化器がん ・婦人科がん 2) イレウス ・オピオイドや抗コリン薬 ・がん性腹膜炎	1) 上部消化管閉塞 ※腹部膨満感は出にくい ・嘔吐 (胆汁様、大量) ・心窩部の強い拡満 2) 下部消化管閉塞 ・嘔吐 (便汁様、少量) ・腸音亢進　・下腹部に弱い痛み ・便秘、排ガスの停止　・溢流性下痢 3) イレウス ・悪心、嘔吐 (胃内容物、少量) ・腸音減退　・疼痛はあまり強くない
腫瘍		・腹腔内や骨盤内腫瘍の増大	・消化器がん　・肝腫瘍 ・腹膜播種	・腫瘤の蝕知 ・疼痛
その他		・肥満	・コルチコステロイド長期投与 ・ホルモン療法	

(文献 1、2) を参考に筆者作成)

腹部膨満

403

身体所見

- 発熱や脱水症所見がある場合は医師へ報告する.
- 腹膜刺激症状（筋性防御・反跳痛）がある場合は腹膜炎の可能性があるため, 医師へ報告する.
- 腸蠕動音
- 下肢浮腫の有無, 皮膚の状態, 手術痕の有無

心理社会的評価

- 腹部膨満に伴う ADL への影響やそれに伴う心理社会的苦痛の有無
- 腹部膨満やそれに伴う呼吸困難, 容姿の変化などによって生じる不安や不眠など

主な治療（表2, 3）

- 症状を和らげ, QOL の改善が目的となることが多い. 病因や予後などから治療方針を検討する.

標準的な看護ケアのポイント

- 腹部膨満がある患者では, 生命予後がかぎられている場合も多く, 全人的な苦痛を把握し, 患者の希望に寄り添ったケアが求められる.

腹部膨満のある患者の看護ケア

- 頭位を挙上し, 膝下に枕を入れるなどし, 患者が安楽な姿勢をとれるようにする.
- 腹部を締め付けない衣類の工夫をする.
- 口渇に対して, 湿らせたスポンジや氷片, 含嗽, 口腔ケアの介助を行う.
- 腹水貯留や浮腫, 脱水による皮膚の脆弱化により, 褥瘡が発生することがある. 毎日皮膚の観察を行い, 保湿剤によるスキンケアや除圧を行う.
- 腹部膨隆や経鼻胃管挿入による容姿の変化, 消化管閉塞に対する人工肛門造設など, 腹部膨満に伴う症状以外にもさまざまな苦痛を抱えていること

表2◆腹部膨満に対する薬物療法

腹水	①利尿薬：肝性腹水や心性腹水，腎性腹水で有効．悪性腹水では反応乏しい スピロノラクトン（アルダクトンA），フロセミド（ラシックス） ②腹腔内薬物療法：局所での腫瘍縮小効果が期待
消化管閉塞	①制吐薬：消化管運動促進薬，ドパミン受容体拮抗薬，抗ヒスタミン薬 ②消化管分泌抑制薬：オクトレオチド（サンドスタチン），ブチルスコポラミン（ブスコパン；疝痛があるとき） ③コルチコステロイド：デキサメタゾン，ベタメタゾン ④鎮痛薬：フェンタニル，モルヒネ，ブチルスコポラミン
腫瘍の増大	①オピオイド ・呼吸困難がある場合はモルヒネ，腎障害がある場合はオキシコドンから開始 ・消化管閉塞を合併している場合はフェンタニルから開始

（文献3〜5）を参考に筆者作成）

表3◆腹部膨満に対する非薬物療法

腹水	①腹腔穿刺：症状緩和が得られるが，腹水貯留の再燃により頻回に行う場合もある ②腹腔静脈シャント：腹水を中心静脈に還流させる ③CART（腹水濾過濃縮再静注法）：採取した腹水を濾過・濃縮して再静注する ④輸液：予後を考慮した輸液の調整 ⑤食事：塩分制限（5g/日以下），水分制限，分割食やガスを発生しにくい食品の摂取
消化管閉塞	①手術療法：バイパス術，人工肛門造設など．生命予後や全身状態から検討される ②ドレナージ：経鼻胃管（短期間），胃瘻（生命予後2か月以上）など ③消化管ステント：手術療法が困難な場合に適応されることがある ④食事療法：絶食．不完全閉塞の場合は低残渣，低刺激，低脂肪食を少量ずつ摂取 ⑤輸液：電解質の補正や適切な栄養状態維持 過剰な輸液は消化管分泌や胸腹水が増加するため適切な輸液量を検討

CART：cell-free and concentrated ascites reinfusion therapy

（文献3，4）を参考に筆者作成）

腹部膨満

を理解し，患者の苦痛に寄り添いかかわる．

腹水のある患者への看護ケア ……………

● 生活習慣指導や緩下薬の調整による便秘予防．

- 利尿薬による排尿回数の増加，ドレーン挿入による体動制限などから転倒リスクが高まるため，転倒予防や環境整備を十分に行う．
- 温タオルなどによる温罨法や腹部マッサージ．

消化管閉塞のある患者への看護ケア ‥‥‥‥

- ガムや飴，アイスクリームなど消化管閉塞があっても味を楽しめるものを医師と相談する．
- ドレナージを行っている場合は，こまめな換気を行い，芳香剤，消臭シートなどの使用を検討する．

◆引用・参考文献
1) 清水陽一：進行がんに伴う消化器症状ケア〜身の置き所のない腹部膨満感や消化管閉塞のある患者のサポート〜．がん看護 26 (3)：224-227，2021
2) Vogel W：Part6 Oncologic Emergencies 53 Structural Emergencies-Bowel Obstruction. Core curriculum for oncology nursing, 6th edition (Brant JM ed). p479-481, Oncology Nursing Society, 2020
3) 久永貴之ほか：第Ⅱ章 主要な症状のアセスメントとマネジメント 6. 腸閉塞．専門家を目指す人のための緩和医療学（特定非営利活動法人日本緩和医療学会編）．p116-123，南江堂，2014
4) 渡邊紘章ほか：第Ⅱ章 主要な症状のアセスメントとマネジメント 9. 腹水．専門家を目指す人のための緩和医療学（特定非営利活動法人日本緩和医療学会編）．p142-147，南江堂，2014
5) 松尾直樹：腹部膨満感に対するオピオイド鎮痛薬．緩和ケア 28 (6)：434-438，2018

Memo

....

....

....

....

緩和ケアにおける症状マネジメント

呼吸困難感

目的

* 患者の体調や精神状態に配慮しながら呼吸困難感のアセスメントを行い，原因病態に応じた薬物・非薬物療法を検討する.
* 酸素療法，環境調整，多職種による教育的介入，食事の工夫，便秘の緩和など効果的な看護ケアを提供する.

症状の定義

● 呼吸困難感は，「呼吸が不快であるという主観的な感覚であり，強さの異なるさまざまな性質の感覚からなる」と定義される[1]. 低酸素血症を伴う呼吸不全とは，必ずしも一致しない. 呼吸困難は身体的・心理社会的・スピリチュアルな側面に影響する複雑で多元的な感覚である（**図1**）.

身体的側面
呼吸数・心拍数の上昇 食欲低下 倦怠感・活動量低下・不眠 筋緊張など

社会的側面
役割の喪失 コミュニケーションの減少 社会的孤立 家庭の Well-Being への影響

呼吸困難

心理的側面
抑うつ・不安 怒り・パニック・恐怖 孤独感・無力感など

スピリチュアル的な側面
生きる意味の喪失 自己肯定感 自己効力感の低下

図1 ◆呼吸困難による多元的な影響

呼吸困難感

● 呼吸調整機能のどこかが破綻し，末梢から中枢への呼吸状態にかかわる情報の入力と中枢から呼吸器への出力のバランスが崩れることで，空気飢餓感や呼吸努力感が発症するという説が有力である．

呼吸困難感が生じるメカニズム

● 呼吸困難感が生じる原因として，以下のようなものが挙げられる．

①肺病変がガス交換を阻害する場合：原発性・転移性肺腫瘍の増大，悪性胸水，がん性リンパ管症，腫瘍による続発性の気胸，肺炎など

②酸素運搬が阻害される場合：がんによる気道閉塞・狭窄，上大静脈症候群，貧血など

③がん治療による影響が残存する場合：放射線性肺臓炎，化学療法の肺毒性，肺切除など

④全身状態の変化により呼吸運動の負担が増す場合：全身倦怠感，不可逆性悪液質，発熱など

⑤心理・社会的状況が影響する場合：不安，抑うつ，孤独，無力感など

⑥併存疾患による影響：閉塞性肺障害，心不全など

● 緩和ケアを主体とする時期には，これらの原因が，同時に複数生じることも多い．

● 呼吸困難感のある患者の体調や精神状態に配慮しながらアセスメントを行う．途中で話を遮ったり，否定や説得をしない．言葉の表出を助け，患者が話してくれたことに感謝を伝える．

● 呼吸困難感の治療は，原因病態が可逆的かどうかを分岐点とし，薬物療法，非薬物療法を組み合わせるため，その流れに沿ってアセスメントを進める[2]（**表1**）．

● 呼吸困難感は，安静時だけでなく，労作時の出現

表 1 ◆ 呼吸困難感マネジメントのためのチェックリスト

1. 呼吸困難感の原因は明らかになっているか？　診断は正確か？
2. 追加の検査は考慮すべきか？
3. 病態の医学的管理は十分にできているか？
   a. ガイドラインに沿った治療か
   b. 患者は医療者に相談しているか
   c. 患者は治療について理解しているか
   d. 患者のアドヒアランスは十分か
   e. 適切な専門家が介入できているか
4. 呼吸困難感に不安や抑うつ，気がかりが影響を及ぼしていないか？
5. 社会的要因は，症状やそのマネジメントにどのように影響しているか？
6. 非薬物療法は考慮されているか？
7. 運動やリハビリテーションは効果をもたらしうるか？
8. オピオイドを用いた治療は対象となるか？
9. 他の補助薬（抗不安薬など）は，考慮されるべきか？

(文献 2) を筆者和訳)

の有無についても尋ねる.

● アセスメントツールには，呼吸困難感の程度を 0
〜 10 の 11 段階で尋ねる数字評価ツール (NRS)
や視覚的アナログ評価ツール (VAS)，生活への
支障を尋ねる MD アンダーソン症状スケール
(MDASI)，Cancer Dyspnoea Scale（がん患者
の呼吸困難感スケール）[3] などがあり，その目的
に応じて使用する.

薬物療法などの主な治療

● オピオイド，コルチコステロイド，抗不安薬が主
に用いられる [4]（**表 2**）.
● 薬物療法はいずれも 1 〜 3 日以内に評価を行い，
使用の継続を判断する.
● 苦しいときにレスキューを上手に使えることがポ
イントで，看護師の支援が鍵になる.

標準的な看護ケアのポイント

酸素療法 ・・・・・・・・・・・・・・・・・・・・・・・・

● 低酸素血症がある場合には酸素化の改善が最優先
される.

表2 ◆ 呼吸困難感に用いられる主な薬物療法

分類	一般名	特徴
オピオイド	モルヒネ	・呼吸不全そのものを改善するわけではない ・効果がある場合には,少量で効果がある ・便秘,悪心,眠気,呼吸抑制など副作用をモニタリングし,対策を十分にとる
	オキシコドン	・モルヒネ同様,副作用のモニタリングと対策が必要である ・呼吸困難が理由でのモルヒネとオキシコドン塩酸塩水和物のスイッチングに適切な換算比は示されていないため,個別に調節
コルチコステロイド	ベタメタゾンデキサメタゾン	・抗炎症作用・腫瘍周囲の浮腫軽減を目的とした場合に用いることが多い ・がん性リンパ管症,上大静脈症候群などに有効とされる
抗不安薬	ジアゼパムアルプラゾラムなど	・不安を緩和することで呼吸困難の閾値をあげ,呼吸筋をリラックスさせる ・全身状態が悪い場合に注意が必要

(文献4)を参考に筆者作成)

環境調整

● 患者と家族の個別性に配慮しつつ,労作を軽減できる環境を整える[5](**図2**).

多職種チームによる複合的介入

● 呼吸リハビリテーションや心理社会的介入は,症状緩和だけでなくマスタリー(症状と折り合いをつけて前に進む力)を改善する.呼吸困難感に対する緩和の指標や目標設定が多彩になることも多職種連携のメリットである[6](**表3**).

送風

● うちわや携帯型小型扇風機などを用いた顔面への送風は,簡便かつ非侵襲的で,爽快感につながる.

食事の工夫

● 食動作の負担を減らすために,柔らかく飲み込みやすい形態にし,3回食にこだわらず,少量ずつ摂取できる工夫をする.

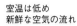

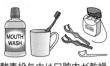

レスキューは手元に置き，すぐに使用できる工夫を

室温は低め
新鮮な空気の流れ

酸素投与中は口腔内が乾燥しやすいため，しっかり保湿・保清を水分はすぐに摂取できるように手元に

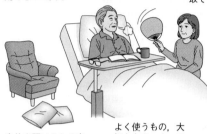

うちわや扇風機で顔への冷たい送風が有効なことも

酸素チューブは行動を抑制しない十分な長さ，接続を確認する

身体を預けられる安楽な姿勢が取れるように椅子や枕を用意

よく使うもの，大切なもの，ナースコールなど手元に置いておく

家族が安心して側に付き添えるように声かけ，疲労への配慮，病状の説明を行う

図2 ◆ 呼吸困難感を和らげるための環境調整　(文献5)を参考に筆者が作成)

呼吸困難感

表3 ◆ 呼吸困難感に対する多職種連携プログラムに含まれる主な教育的介入

分類	主な目的	内容・要素
呼吸法の習得	・換気効率のよい呼吸方法を習得する ・呼吸数を整える	・大きくゆっくりした呼吸を意識的に行う ・口すぼめ呼吸や腹式呼吸を提案する
呼吸リハビリテーション	・労作による酸素消費量を最小限にする	・呼吸に合わせてゆっくりとした動作を行う ・上肢の反復運動や，体を折り曲げて下のものを取ることを避ける
エネルギー保存	・行いたい活動を継続できるように負荷を調整する	・活動に優先順位をつけ，何を中心に1日を組み立てるか検討する．労作を連続せずに休憩をはさむ．
コーピング	・コーピングスキルの向上とコントロール感覚の回復	・**知識・技術・サポート**を提供し，「呼吸困難感のためにあれもこれもできない」と思う感覚を取り除く．高すぎる症状緩和の目標や，漠然とした目標（楽になればいいなど）も現実的で具体的な内容に修正する
イメージ療法	・ポジティブな感情や心の安寧を図る	・現実には存在しないが心地良いイメージや過去のポジティブな体験のときの光景を思い浮かべ，呼吸を整える

(文献6)を参考に筆者作成)

便秘の緩和 ・・・・・・・・・・・・・・・・・・・・・・・・・・・

● 怒責による呼吸困難感の増悪を避けるために, 便
  は常に柔らかい状態に保つ.

◆引用・参考文献
1) Parshall MB et al：An official American Thoracic
   Society statement：update on the mechanisms,
   assessment, and management of dyspnea. Am J
   Respir Crit Care Med 185 (4)：435-452, 2012
2) Annie M et al：Management of refractory
   breathlessness a review for general internists. J
   Gen Intern Med 36 (4)：1035-1040, 2021
3) 国立がんセンター研究所支所精神腫瘍学研究部：Cancer
   Dyspnonea Scale（がん患者の呼吸困難スケール）
   http://plaza.umin.ac.jp/~pcpkg/cds/cds-manual.pdf
   より 2021 年 4 月 20 日検索
4) 森田達也：呼吸困難の治療薬. 緩和治療薬の考え方, 使
   い方 ver2.（森田達也〔著〕, 白土明美〔編集協力〕）.
   p105-123, 中外医学社, 2019
5) 林ゑり子：第 1 部 看取りのケアのキホン（基本編）第 Ⅱ
   章 症状コントロール〜患者の苦痛を緩和する 2. 呼吸
   困難. 看取りケアプラクティス × エビデンス―今日から
   活かせる 72 のエッセンス（宮下光令ほか編）. p34-40,
   南江堂, 2018
6) Higginson IJ et al：An integrated palliative and
   respiratory care service for patients with advanced
   disease and refractory breathlessness：a
   randomized controlled trial. Lancet Respir Med 2
   (12)：979-987, 2014

Memo

....

....

....

....

....

倦怠感

目的

* 患者の苦痛に配慮しながら倦怠感のアセスメントを行い，リスクとベネフィットを考慮した適切な治療方法を検討する．
* カウンセリング，リラクゼーション，エネルギー温存療法，安楽な体位，良好な睡眠の確保，環境調整など効果的な看護ケアを提供する．

症状の定義

● がん関連倦怠感は，「がんやがん治療に関連した，最近の活動とは不釣り合いな日常生活を妨げるような苦痛を伴う持続性の主観的感覚で，身体的，感情的および認知的倦怠感または消耗感」と定義される[1]．

● 終末期には非常に一般的な症状であり，その原因も影響も多岐にわたる多元的・複合的な感覚である．

● 健康な人が活動によって感じる倦怠感は一時的で休息により回復するが，終末期がん患者の倦怠感は持続性で休息による改善が乏しいことが特徴である．

メカニズムと出現形態

● 終末期がん患者のメカニズムは図1に示すように，腫瘍の直接的要因，炎症性サイトカインによる影響，2次的要因により生じる[2]．

● その原因は多岐にわたり，1つ以上の要因を併せ持つことが一般的である．さらに，終末期がん患者の倦怠感の多くは，悪液質の進行と密接に関連している[3]（図2）．

倦怠感

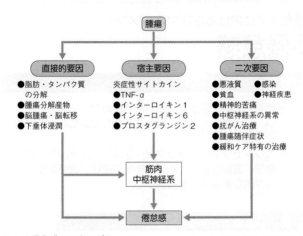

図1 ◆倦怠感のメカニズム　　　　　　　　　　（文献2）より筆者和訳）

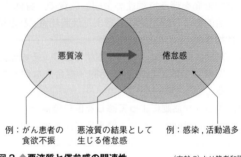

図2 ◆悪液質と倦怠感の関連性　　　　　　　　（文献3）より筆者和訳）

アセスメントのポイント

- 倦怠感のある終末期がん患者の苦痛に配慮しながらアセスメントを行う.
- 治療やケアを検討する際に以下の3つの質問が役立つ.
  ①倦怠感が患者にとってもっとも関心のあるつらい症状であるか?

②要因としてもっとも可能性が高いのは何か？

③リスクとベネフィットを考慮した場合に，妥当な治療方法があるか？

● まずは複数の影響要因から治療可能なものがないか検討する[4]（**図3**）.

● アセスメントツールには，呼吸困難感の程度を0～10の11段階で尋ねる数字評価ツール（NRS）や視覚的アナログ評価ツール（VAS），倦怠感評価尺度（CFS）[5]などがあり，その目的に応じて使用する．NRS 0が症状なし，1～3が軽度，4～6が中等度，7～10が重度として扱うことが多いが[6]，個々の患者の状況に応じて判断が必要である.

● 倦怠感の変動は捉えにくいため，生活への支障の程度，増強因子，緩和因子，倦怠感に伴う気持ちの変化など，主観的な体験の変化に，日々の医療者が関心をもって接し，患者の表出を促すことが大事である.

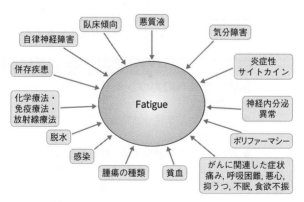

図3 ◆倦怠感に影響する要因

(文献4)より筆者和訳)

倦怠感

- コルチコステロイドが主に用いられるが，効果は期間限定的であり，副作用のことも鑑み，使用するタイミングを検討する．患者が行いたいイベントがある日を決めて，その日に倦怠感が軽減できるような投与計画を考える．
- コルチコステロイドの注意すべき副作用にせん妄があり，使用開始日から注意が必要である[7]．1～3日以内には薬剤と副作用について最初の評価を行い，使用の継続を判断する[8]．
- オピオイドや抗うつ薬による眠気や集中力低下が倦怠感の原因になっている場合は，効果と副作用のバランスを考え，代替薬への変更や，減量・中止が可能かを検討する[9]．
- 貧血に対する輸血やエリスロポエチン製剤による治療は，終末期がん患者でのエビデンスに乏しい[9, 10]．エリスロポエチン製剤は，効果発現まで4～8週間要することや，輸血の効果持続期間，副作用とのバランスを検討して行う[9]．
- 終末期がん患者の感染症は一般的であり，感染症が疑われる場合には適切な抗菌薬を投与する．

標準的な看護ケアのポイント

患者・家族へのカウンセリングや教育的介入

- 不必要な負荷を伴う活動をどのように回避するか具体的に伝える．
- スケジュールを調整する，休息をとることの重要性を伝える．また，家族に対してのカウンセリングは有効であり，患者の苦痛に対して理解が深まり，現実的な認識につながるとされている．

リラクセーション

- 体調が許す範囲で軽いストレッチやマッサージを

行う.

● アロマセラピーや入浴，部分浴，清潔ケアなど，患者の好みに合わせた心地よさを提供する.

エネルギー温存療法

● 倦怠感が弱い時間帯に，1日の中で優先度が高いと思う活動をする.可能であれば，症状の日内変動を把握し，活動と活動の間に十分な休息を挟むようにスケジュールを調整する.

運動療法

● 単に身体機能の維持・改善だけでなく，自律や自己効力感を支えることにつながるといわれている.

● 柔軟性を維持すること，筋緊張を緩和することなど，高すぎない目標設定を行う.

安楽な体位

● 倦怠感が増強すると自分の身体の重みさえ負担になることがある.同一体位による負担が生じるため，楽だと思える姿勢は2つ以上探しておくとよい.

睡眠時間の確保

● 夜間の睡眠の満足度を確認する.不眠と倦怠感は相互に関係するが，長期睡眠にこだわると，かえって苦痛となることもある.午睡や細切れ睡眠も許容しつつ，休息時間がとれるように配慮する.

● 穏やかな睡眠を導入するために，寝る前の刺激を減らし，睡眠前にリラクゼーションを取り入れる.

環境調整

● 患者の大事な思い出や，心休まる音楽，朝の陽ざしがベッドに届くような配置，清潔なリネン類など，患者の好みにあった環境の快適さを提供する.

◆引用・参考文献

1) Berger AM et al：Cancer-related fatigue, ver2. J Natl Compr Canc Netw13（8）：1012-1039, 2015

2) Gamondi G et al：64. Pathophysiology of fatigue. Bruera E et al（Ed）：Textbook of Palliative Medicine and Supportive Care 2nd edition. p614, CRC Press, 2016

3) Yennurajalingam S et al：8.1 Fatigue and asthenia. Cherny NI et al（Ed）：Oxford Textbook of Palliative Medicine. p409-420, Oxford University Press, 2017

4) Yennurajalingam S et al：66. Assessment and management of fatigue. Bruera E et al（Ed）：Textbook of Palliative Medicine and Supportive Care 2nd edition. p646, CRC Press, 2016

5) 国立がんセンター研究所支所精神腫瘍学研究部：Cancer Fatigue Scale（がん患者の倦怠感スケール）https://www.ncc.go.jp/jp/epoc/division/psycho_oncology/kashiwa/020/CFS-Manual.pdf より 2021 年 4 月 20 日検索

6) Butt M：Cancer-related fatigue during the cancer journey. European Journal of Palliative Care 14（3）：96-98, 2007

7) Ismail MF, et al：Steroid-induced mental disorders in cancer patients：a systematic review. Future Oncol 13（29）：2719-2731, 2017

8) 森田達也：倦怠感・眠気の治療薬. 緩和治療薬の考え方, 使い方 ver. 2, 第 2 版. p178-192, 中外医学社, 2017

9) 神谷公平：第Ⅱ章症状緩和 3 倦怠感. 専門家をめざす人のための緩和医療学, 第 2 版（日本緩和医療学会編）. p89-95, 南江堂, 2019

10) 廣橋猛：輸血（赤血球・血小板）のやめどき - 在宅や緩和ケア病棟など, 療養場所の検討へも影響がある場合. 緩和ケア 25（suppl）：p9-12, 2015

Memo

....

....

....

....

不眠

目的

* 不眠に伴う苦痛や生活への影響を評価し，適切な不眠へのケアにつなげる．

症状の定義

- 不眠とは，入眠や睡眠の維持に関する障害によって苦痛を感じ，日常生活および社会生活の遂行に悪影響を及ぼす状態のことである．
- 不眠には，**表1**に示す4つのタイプがある．ときには複数のタイプが組み合わさって起こることもある．

表1 ◆不眠の4つのタイプ

タイプ	特徴
入眠困難	眠りに入るまでに時間がかかる，寝付けない
中途覚醒 （睡眠維持困難）	いったん眠りについても夜中に目が覚めてしまい再入眠ができない
早朝覚醒	起床時間より早く目が覚め，その後眠ることができない
熟眠障害	十分な睡眠時間を確保できていても，眠りが浅く熟睡感が得られない

メカニズムと出現形態

- 不眠は，**図1**に示す原因が複合することによって生じる．
- がんの診断，再発，病状の悪化などに伴う強いストレス，高齢者，うつ病などの精神疾患の既往は不眠のリスクファクターである．

不眠

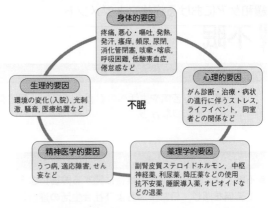

身体的要因

疼痛，悪心・嘔吐，発熱，発汗，瘙痒，頻尿，尿閉，消化管閉塞，咳嗽・喀痰，呼吸困難，低酸素血症，倦怠感など

心理的要因

がん診断・治療・病状の進行に伴うストレス，ライフイベント，同室者との関係など

薬理学的要因

副腎皮質ステロイドホルモン，中枢神経薬，利尿薬，降圧薬などの使用　抗不安薬，睡眠導入薬，オピオイドなどの退薬

精神医学的要因

うつ病，適応障害，せん妄など

生理的要因

環境の変化（入院），光刺激，騒音，医療処置など

不眠

図1 ◆がん患者の不眠の原因　　　（文献1）をもとに作成）

アセスメントのポイント

● 過去の睡眠スタイルや生活習慣（就寝時間・起床時間，昼寝や運動の習慣），現在の睡眠状況に対する捉え方を確認する．

● 不眠のタイプ，不眠の頻度，本人の主観的な睡眠への満足感を総合的に評価する．

● 不眠に伴う以下の症状の有無，日常生活や社会生活への支障の程度を評価し，ケアの対象者をスクリーニングする．
 ・倦怠感，動悸
 ・頭痛，頭重感，めまい
 ・食欲不振
 ・集中力や注意力の低下，意欲の低下
 ・抑うつ，焦燥感
 ・日中の眠気，活動性の低下

● 不眠の原因について，**図1**に示す5つの側面から包括的にアセスメントを行う．

● 睡眠時の激しいいびき・呼吸停止がある場合は，睡眠時無呼吸症候群などを，足のぴくつき・むずむず感がある場合は，レストレスレッグ症候群な

どの他疾患の可能性を疑って専門家の診療を依頼
する.

● 不眠は, うつ病やせん妄などに先立って, または,
合併して起こるため, うつ病やせん妄などの精神
症状との鑑別を行うことが重要となる.

ケアのポイント

● 不眠の原因を取り除くことが最優先事項であり,
がんに伴う身体的および精神的苦痛がある場合に
は, 苦痛緩和をはかることが重要となる.

● 不眠に対するケアでは, 薬物療法の導入前に非薬
物療法を行うことが推奨される.

非薬物療法のポイント

● 原因の除去と併せて, **表2** に示す睡眠衛生指導
を行う.

● がん患者は不安やストレスに伴う不眠が多いため
精神的ケアが効果的である.

● リラクセーションやマッサージ, 漸進的筋弛緩法
などのケアが有効となる場合がある.

薬物療法のポイント

● 不眠に伴う苦痛が強い場合や原因の除去がむずか
しい場合に薬物療法を行う.

● せん妄のリスクがなければベンゾジアゼピン系睡
眠薬や非ベンゾジアゼピン系薬を使用する[2].

● 入眠困難には短時間作用型, 中途覚醒や早朝覚醒
には中・長時間作用型が対応するが, 日中の眠気
が問題となる場合は短時間作用型の睡眠薬を使用
する.

● せん妄のリスクがある場合は, メラトニン受容体
作動薬 (ラメルテオン), オレキシン受容体遮断
薬 (スボレキサント) といった睡眠薬が選択肢に
入る[2].

不眠

表2◆睡眠衛生指導

項目		内容
睡眠に対する考え方		・年齢や季節により睡眠時間の個人差がある ・睡眠時間や就寝時間にこだわりすぎない
生活習慣の 見直し	起床時	・毎日できるだけ同じ時間に起床する
	日中	・日中に適度に日の光を浴びる ・昼寝をする場合は，20～30分程度にとどめる ・規則正しい食事を摂取する ・適度な運動を行う
	入眠前	・就寝前の激しい運動や過度な量の食事を避ける ・就寝前の飲酒や喫煙は控える ・就寝前にはコーヒーなどのカフェインを含む飲み物の摂取を控える ・入眠前にマッサージ，入浴，音楽などで心身をリラックスする ・静かな部屋，明るすぎない照明，快適な温度・湿度，寝具・寝衣の調整による睡眠環境を整える

(文献3) を参考に作成)

- 薬物療法中は，患者の転倒・転落リスクをアセスメントし，転倒予防に努める．
- 薬剤の多剤併用は避け，長期使用に伴う耐性を引き起こさないようにモニタリングする．
- 肝転移や肝機能低下がある場合，肝臓で代謝される薬剤を使用すると効果の増強や，遷延を引き起こすこともあり注意が必要である．
- 薬物療法で改善がない場合は薬剤の変更や，精神科などの専門家へのコンサルテーションを検討する．

◆引用・参考文献

1) 奥山徹：3．精神医学をめぐる問題 A がんによって生じた問題−I．睡眠障害．精神腫瘍学（内富庸介ほか編）．p90，医学書院，2011
2) 上村恵一：第Ⅱ章 症状緩和―睡眠障害．専門家をめざす人のための緩和医療学，第2版（日本緩和医療学会編）．p239-244，南江堂，2019
3) 厚生労働省健康局：健康づくりのための睡眠指針，2014 https://www.mhlw.go.jp/file/06-Seisakujouhou-10900000-Kenkoukyoku/0000047221.pdf より 2021年5月1日検索

緩和ケアにおける症状マネジメント

不安

目的

* 不安のレベルを把握し，不安の程度に応じたケアを提供する．

症状の定義

- 不安とは，将来の不確実な脅威に対して自己の存在が脅かされると予期することで生じる情動反応である．
- 不安は，そのレベルによって知覚，感情，生理的反応，行動に多様な変化をもたらす（**表1**）．

表1 ◆不安のレベルと症状

レベル＼領域	軽度	中等度	強度	パニック
知覚面	理解力，注意力，判断力は維持される	集中力，理解力がやや低下するが，意識すれば注意を向けることができる	著しく注意力や理解力が低下，不安の対象のみに集中し周囲への関心はなくなる	知覚はゆがみ，現実感が消失，自分自身から離脱しているような感覚を抱く
感情面	憂うつ，落ち着きのなさを自覚する	落ち着きのなさ，イライラ，易怒性	落ち着きのなさ，イライラ，些細な刺激に対しても混乱や恐怖を抱く	死への恐怖を感じる
生理的反応	緊張感，声や手のふるえ，尿意切迫，頻尿，下痢，疲労感，発汗	筋肉の緊張，発汗，頻尿，心拍数・呼吸数の増加，頭痛，嘔気，下痢，睡眠障害	神経のたかぶり，筋肉の過緊張，頻脈，呼吸数の増加/過呼吸，頭痛，嘔気，下痢，睡眠障害	動悸，心拍数の増加，息苦しさ，窒息感，胸部不快感，めまい，気が遠くなる
行動面	自身の変化を客観的に捉え言語化できる	口数が増える，話題が変わる，表情が暗く変化する，対処能力が低下する	すべての行動は安心感を得るために行うが，非効率である	抑制ができず，命令されても行動できない

メカニズムと出現形態

● 不安は，脳内の神経伝達物質の変化による脳機能不全により起こると考えられている.

● がん患者の不安は，がんの診断，治療や治療に伴う副作用，再発や病状の進行，疼痛や呼吸困難などの身体症状に伴って生じる.

● 不安には個人特性が大きく関わっており，否定的感情をもつ，神経質な性格，うつ病などの精神疾患の既往，教育歴が乏しい場合にはハイリスクとなる.

アセスメントのポイント

● 不安を示す症状の有無や不安の程度をアセスメントする.

● その人なりの不安への対処方法・防衛機制や自我機能をアセスメントする.

● 不安は誰しもが経験しうるが，以下の場合は病的な不安と捉える[1].
  ・不安が持続する場合
  ・脅威の程度にそぐわない強度な不安症状やパニック発作の症状がある場合
  ・日常生活に支障をきたす場合

● 不安と，不安に併存・類似する疾患を鑑別することも重要である（**表2**）.

表2 ◆不安に併存・類似する疾患

・軽症の意識障害（せん妄），認知障害（脳転移，認知症など）
・薬剤の副作用や離脱症状（例：ステロイド，制吐薬・抗精神病薬によるアカシジア，ベンゾジアゼピン・オピオイド・ニコチンの離脱症状）
・代謝性疾患（高カルシウム血症，低血糖など）
・低酸素血症，肺塞栓，胸水，肺水腫など
・てんかん部分発作（パニック発作と誤診されることがある）
・大うつ病性障害（高率に不安症状を併存する）

(文献2)より引用)

ケアのポイント

非薬物療法のポイント ……………………………

● 軽度の不安の場合，患者自身が対処できるように

精神的な支援を行う.

● 中等度の不安の場合, リラクゼーションや呼吸法などの説明, 不安への対処法を話合うことで患者のストレスへの対処法の選択肢を増やせるようにかかわる.

● 強度の不安の場合, 自我機能が著しく低下しているため, 静かで刺激の少ない環境を提供し, 安心・安全を保証する.

● 病的な不安がある場合, 精神科や緩和ケアチームなどの専門家への相談が推奨される.

● 疼痛や呼吸困難感などの苦痛症状の症状緩和をはかる.

● がんや現在の病状・治療に関する理解度, 受け止めを確認し, 不安の根底にある思いを支持的な姿勢で受け止める.

● 不安に伴う生活への支障がある場合, 十分な睡眠や食事がとれるように調整する.

● 患者の不安に巻き込まれないよう多職種チームで対応していくことが重要となる.

不安

薬物療法のポイント

● 予後が1か月以上期待できる場合は, 選択的セロトニン再取り込み阻害薬(SSRI)などの抗うつ薬, 予後が短く即時的な効果を期待する場合はベンゾジアゼピン系の抗不安薬を用いることが検討される[3].

● 薬物治療による眠気, ふらつき, 転倒などに注意してモニタリングを行う.

◆引用・参考文献
1) 清水研:3. 精神医学をめぐる問題 A がんによって生じた問題−IV. 不安障害. 精神腫瘍学(内富庸介ほか編). p117, 医学書院, 2011
2) 藤澤大介:緩和ケア領域における不安へのアプローチ. 不安障害研究 5(2):93-101, 2014
3) 竹内麻理:第II章 症状緩和−不安・抑うつ. 専門家を目指す人のための緩和医療学, 第2版(日本緩和医療学会編). p224-229, 南江堂, 2019

緩和ケアにおける症状マネジメント

▌抑うつ

目的

* 抑うつについての理解を深め，抑うつの持続に伴う適応障害やうつ病を早期発見し，病状に応じたケアを提供する．

症状の定義

● 抑うつとは，憂うつや気分の落ち込みといった心の状態に伴って，悲観的な思考や身体症状がみられる状態のことである．また，それらが持続することを抑うつ状態という．

● 抑うつ状態を主たる症状とする疾患には，適応障害，うつ病の2つがある（**図1**）．
  ・**適応障害**：うつ病の基準には満たなくとも，感情面や行動面の症状により生活に支障をきたす状態
  ・**うつ病**：がん診断や再発，病状の悪化などのストレスが加わり，2週間を経過しても強い抑うつ状態が続く状態

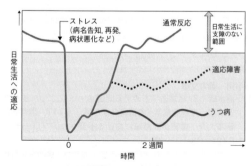

図1 ◆がん患者の心理反応　　　（文献1）より転載）

メカニズムと出現形態

- 抑うつは，複数のストレスに対して感情や意欲を
  つかさどる脳の機能の低下によって起こる．がん
  患者の場合には，そこに患者の心理社会的要因や
  がんによってもたらされる要因が関連する．
- 抑うつには，**表1**に示すさまざまな原因がある．
- 抑うつは，情動面のみならず，**表2**に示すように，
  思考面，行動面，身体面の症状もみられる．

表1 ◆抑うつの原因

	原因
がん・ がん治療に伴う症状	疼痛，倦怠感，呼吸困難感，悪心・嘔吐，しびれ 進行がん，再発，脳転移，髄膜播種，腫瘍随伴症候群
身体疾患	代謝異常：高ナトリウム血症，高カリウム血症，高カルシウム血症，高血糖など 内分泌異常：甲状腺機能異常，副甲状腺機能異常など 感染症：肺炎，結核，尿路感染など
薬剤性障害	ステロイド，インターフェロン，IL-2，化学療法による中枢神経副作用
精神状態	うつ病などの精神疾患の既往
心理社会的素因	神経質な性格，対処能力が低い，治療に伴う強いストレス 周囲や社会的サポートの不足，経済的な困窮，孤独感

表2 ◆抑うつの症状

側面	症状
情緒面	憂うつな気分，気分がふさぐ，落ち込む 悲しみや空虚感を感じる 興味・関心の低下 喜びの感情がなくなる
思考面	思考・集中力の低下，決断が困難となる 悲観的な思考，自分には価値がないと感じる，過剰な罪責感や自責の念を抱く 繰り返し死について考える，希死念慮や自殺企図がある
行動面	人とのかかわりを避ける 意欲の低下，活動性の低下
身体面	食欲不振 急激な体重の減少・増加 睡眠障害（不眠または睡眠過多） 易疲労感，倦怠感

抑うつ

● がん患者では，進行・再発がん，痛みなどの身体
症状が十分にコントロールされていない場合，
Performance status (PS) が低下している場合，
治療に伴うストレスが強い場合は，抑うつのリス
クが高まる．

アセスメントのポイント

● 精神症状だけでなく身体症状として表現される場
合も多いため，うつによって生じる症状なのか，
がんや治療に伴う症状であるのかを鑑別すること
が重要である．

● 進行期，終末期には抑うつの発症頻度が高くなる
ため，とくに注意して評価する．

● 適応障害およびうつのスクリーニングには，つら
さと支障の寒暖計[2] や Hospital Anxiety and
Depression Scale (HADS)[3] などが有用である．

● 抑うつ症状の継続的なモニタリングを行い，抑う
つが2週間以上継続する場合は適応障害やうつ
病を疑い，精神科や緩和ケアチームなどの専門家
に紹介を行う．

● 死についての繰り返しの思考や自殺願望，自殺へ
の具体的な計画を立てている場合は，速やかに多
職種チームで介入する．

● 抑うつにいたるまでの経過，家族背景，経済状況，
教育・職業・婚姻歴，既往歴 (身体および精神)，
対人関係，趣味や好みなどを把握して，患者の全
体像を理解する．

● 抑うつにかかわる，身体的苦痛，心理社会的苦痛，
精神的苦痛，実存的苦痛を包括的にアセスメント
する必要がある．

● 抑うつに伴う日常生活や対人関係の制限の有無や
セルフケア能力を査定する．

治療のポイント ……………………………………

- 基本的には，心理教育的介入を主軸に，薬物療法と並行して治療が行われる．

- 抑うつに伴い患者が誤った認識や信念をもつ場合は，心理教育を行う．

- 患者の思いを受容し，患者の苦痛を支えるといった支持的精神療法が有効である．

- 認知行動療法や，問題解決療法が行われることもある．

- 薬物療法においては，副作用に応じて選択的セロトニン再取り込み阻害薬 (SSRI) やセロトニン・ノルアドレナリン再取り込み阻害薬 (SNRI)，ノルアドレナリン作動性・特異的セロトニン作動性抗うつ薬 (NaSSA)，三環系・四環系抗うつ薬などの抗うつ薬を使用し，抗不安薬を併用する場合もある[4]．

- がん進行に伴い経口摂取が困難な場合，注射薬であるクロミプラミンが用いられる．

- 抗うつ薬の効果を得るまで2〜4週間程度要するため，予後と有害事象の出現リスクを勘案して薬剤選択を行う．

- 抗うつ薬の使用に伴う，**表3**に示す症状の出現がみられた場合には速やかに医師に報告する．

表3 ◆抗うつ薬投与時に注意すべき症状

・焦燥感や不安感の増大	・敵意・易刺激性
・不眠	・衝動性の亢進
・パニック発作	・躁・軽躁状態
・アカシジア	

(文献5) をもとに作成)

Memo

....

....

抑うつ

看護のポイント ……………………………

- 症状の程度や心のエネルギーの状態に応じたケアを行う.
- 基本的に患者には支持的および共感的にかかわり, 情緒面へのケアを行う.
- 不安や緊張を和らげるためにリラクセーションやタッチングを活用することも有効である.
- 心身のエネルギーが低下し, セルフケアが困難となっている場合は, 食事の摂取, 睡眠や休息, 活動, 身だしなみなどへの支援を行う.
- 表4に示すような抑うつの原因の除去やストレス源を減らすための調整が重要である.
- 進行期, 終末期の抑うつに対する苦痛緩和の目標設定について, 患者や家族の意向を踏まえ多職種チームで検討を行う.
- 患者の抑うつ症状により家族の介護負担が増大することがあるため, 家族への精神的ケアも非常に重要となる.

表4◆抑うつの原因の除去およびストレス源を減らすための看護

- がんや治療に伴う身体的苦痛 (疼痛, 倦怠感, 悪心・嘔吐, 不眠など) の緩和
- 身体感覚 (絶食, カテーテル, 安静, 感覚遮断など) の回復・改善
- 過剰な感覚刺激 (騒音, 臭い, 夜間でも続く照明など) の改善
- 入院環境 (面会制限など) の調整
- 経済的・社会的問題への支援, リソース活用

(文献6)をもとに作成)

Memo

....

....

....

....

....

◆引用・参考文献

1) 国立がん研究センターがん情報サービス：がんと心　4. 適応していく心の動きをとらえる
https://ganjoho.jp/public/support/mental_care/mc01.html より 2021 年 5 月 1 日検索

2) Akizuki N et al：Development of an Impact Thermometer for use in combination with the Distress Thermometer as a brief screening tool for adjustment disorders and/or major depression in cancer patients. J Pain Symptom Manage 29 (1)：91-99, 2005

3) Kugaya A et al：Screening for psychological distress in Japanese cancer patients. Jpn J Clin Oncol 28 (5)：333-338, 1998

4) 竹内麻里：第Ⅱ章 症状緩和―不安・抑うつ．専門家をめざす人のための緩和医療学，第 2 版（日本緩和医療学会編），p224-229，南江堂，2019

5) 日本うつ病学会気分障害の治療ガイドライン検討委員会：日本うつ病学会治療ガイドライン Ⅱ．うつ病 (DSM-5) / 大うつ病性障害 2016．2019
https://www.secretariat.ne.jp/jsmd/iinkai/katsudou/data/20190724-02.pdf より 2021 年 5 月 1 日検索

6) 日本うつ病学会気分障害の治療ガイドライン検討委員会：日本うつ病学会うつ病看護ガイドライン．2020
https://www.secretariat.ne.jp/jsmd/iinkai/katsudou/data/guideline_kango.pdf より 2021 年 5 月 1 日検索

抑うつ

Memo

....

....

....

....

....

....

....

緩和ケアにおける症状マネジメント

せん妄

目的

* せん妄を早期に発見し，原因検索および重症化予防の
  ための適切なケアにつなげる.

症状の定義

- せん妄とは，数時間から数日のうちに起こる急激
  な意識障害を主として，認知機能障害や感情の変
  化などのさまざまな精神症状を引き起こす状態の
  ことである.
- せん妄のメカニズムはまだ十分にわかっていない
  が，脳の神経伝達物質の異常に伴って起こるとの
  説がある[1].
- せん妄は，数時間から数日の短時間のうちに急激
  に発症し，1日のなかで重症度が変化するという
  特徴的な発症経過をもつ.
- せん妄の中心症状としては，以下のような症状が
  ある.
  - **意識・注意障害**：ぼーっとしている，呼びかけ
    への反応が緩慢である（意識障害），周囲の物
    事に関心がなくなる（注意障害）
  - **認知機能障害**：物忘れ（記憶欠損），日時や場
    所が認識できない（見当識障害），言われたこ
    とが理解できない（言語理解の低下）
- せん妄は，**過活動型せん妄**，**低活動型せん妄**，**混
  合型せん妄**に区別される（**表1**）.

メカニズムと出現形態

- せん妄の原因は，準備因子，誘発因子，直接因子に
  分けられ，それらが関連し合って発症する（**図1**）.

表1 ◆せん妄の種類と特徴的な症状

せん妄の種類	特徴的な症状
過活動型せん妄	・活動量の増加 ・落ち着きのなさ，焦燥感，興奮 ・徘徊 ・制御不能な行動 ・幻覚・妄想 ・感情の不安定さ，易怒性
低活動型せん妄	・活動量の低下 ・動作や反応の緩慢さ ・状況認識力の低下 ・会話量の減少，会話速度の低下 ・無気力，無関心 ・注意力の低下
混合型せん妄	過活動，低活動型どちらもの症状が混在している場合

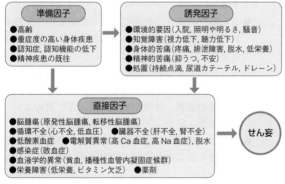

図1 ◆せん妄の原因

● せん妄は身体になんらかの変調をきたしているサインであり，がんの進行に伴って複数の要因が関連し合って発症することが多い．

アセスメントのポイント

● せん妄の発見が遅れ重症化すると，患者の苦痛を増大させるため早期発見が重要である．
● 高齢，認知症・認知機能低下，がんの進行はせん

表2 ◆せん妄と類似疾患との鑑別の視点

	せん妄	認知症	うつ
発症経過	数時間～数日で急激に発症	月から年単位で緩やかに発症	さまざま
日内変動	しばしば夜間に増悪	なし	朝方に症状が悪化
意識障害	あり	進行期以外はほぼない	なし
注意力障害	あり	進行期以外はほぼない	なし
記憶障害	あり	あり	ない場合が多い
精神運動機能の変化	あり（亢進または低下）	なし	あり（低下）

妄の発症リスクが高いため，とくに注意深く観察する．

● せん妄を発症する数時間前までに前駆症状がみられることがあり，以下のような今までと違う変化に気づくことが大事となる．
　・行動面：落ち着きがない，いつもできていた動作や会話ができなくなる
　・表情や顔貌：表情が暗く，目つきが変わる
　・感情面：感情の不安定さ，気難しくなる
● せん妄を疑う症状を確認した場合，多職種チームで協働することが早期の確定診断につなげる鍵となる．
● せん妄は，認知症や抑うつとの鑑別の視点が重要となる（**表2**）．

ケアのポイント

〈予防および重症化予防のための継続的なケアのポイント〉

● 疼痛，呼吸困難，発熱，排尿・排便障害などのせん妄を誘発する可能性のある症状を緩和する．
● 不安やうつ，それに伴って生じる睡眠障害へのケアを行い，せん妄を引き起こす精神的な原因を除

表 3 ◆せん妄を引き起こしやすい薬剤

医療用麻薬	モルヒネ，フェンタニル，オキシコドン
H₂受容体拮抗薬	シメチジン，ファモチジンなど
副腎皮質ステロイド薬	プレドニゾロン，ベタメタゾン，ヒドロコルチゾンなど
抗精神病薬	三環系抗うつ薬，ベンゾジアゼピン系睡眠薬，抗不安薬など
循環器病用薬	ジギタリス製剤，β遮断薬，リドカイン，メキシレチンなど
抗パーキンソン病薬	レボドパ製剤，ドパミン作動薬，アマンタジンなど
抗てんかん薬	フェノバルビタール，フェイトニンなど
抗ウイルス薬	アシクロビル，インターフェロンなど
その他	テオフィリン，NSAIDs，抗がん薬など

(和田健：せん妄の臨床―リアルワールド・プラクティス．p.44，新興医学出版社，2012 より引用，一部改変)

　去する．

- ●せん妄を引き起こしやすい薬剤（**表 3**）を使用している際には薬剤の見直しを行い，状況に応じて中止・減量する．
- ●環境整備や日常性を保つための看護ケアが非常に有効となる．
  - ・日時を把握できるよう，カレンダーや時計を目につきやすい場所に置く．
  - ・視力や聴力の低下がある場合，日常的に眼鏡や補聴器をつけるようにする．
  - ・点滴やカテーテル，ドレーンなどは必要最小限の使用にとどめる．
  - ・睡眠 - 覚醒リズムを整えるため，日中の活動を促し，必要な処置は日中に行うようにする．
- ●終末期の場合，家族にも患者がせん妄を発症しやすい状態であることを説明し，心の準備ができるようにサポートする．

〈発症後のケアのポイント〉
- ●患者の安全確保を第一とし，周囲の環境整備および身体面のモニタリングを行う．

せん妄

435

表 4 ◆ せん妄の原因による治療の方針

	治療可能なせん妄	治癒困難なせん妄
原因	電解質異常, 感染症, 薬剤など (原因の除去ができる)	がんの進行に伴う臓器不全 (呼吸不全, 腎不全, 肝不全), 頭蓋内の病変など (原因が除外できない)
治療方針	積極的に原因を除去	せん妄に伴う苦痛症状の緩和を優先

- せん妄の治療の目標は**表 4**に示すとおり, 原因によって異なる.
- 原因の除去が可能な場合は, 原因に対する治療がもっとも効果的である.
- せん妄に伴う症状の緩和には, 抗精神病薬を単剤から開始して効果を評価する.
- 不眠や興奮・焦燥などの症状が強い場合は, 必要に応じて鎮静作用の強い抗精神病薬への変更, ベンゾジアゼピン系薬剤の併用が検討される.
- 薬物療法時には, 薬剤の特徴を理解し, 副作用や過度な効果の出現がないかなどをモニタリングする.
- 家族にはせん妄の原因や症状について改めて説明を行うとともに, 患者の言動を否定しない, 患者の言動の意味づけを行うといった方法で患者とかかわれるよう支援する.
- せん妄により辻褄の合わない言動や興奮などがみられても, 患者のその人らしさを尊重したかかわりを行うことが大事である.
- 終末期の治癒困難なせん妄であって, どのようなケアでも患者の耐え難い苦痛が持続するとチームで判断された場合には鎮静の対象となりうる.

◆**引用・参考文献**
1) Hshieh TT et al : Cholinergic deficiency hypothesis in delirium: a synthesis of current evidence. J Gerontol A Biol Sci Med Sci 63 (7) : 764-772, 2008
2) 和田健:せん妄の臨床－リアルワールド・プラクティス. p44, 新興医学出版社, 2012

スピリチュアルペインとケア

目的

* 疾病によって生じる苦痛を全人的な視点をもって緩和する.
* 患者が苦悩のなかにあっても,自分らしさを取り戻し,自ら生きていこうと思えるように支援する.

必要な知識

スピリチュアル,スピリチュアルペイン ‥‥‥

● 「霊的(スピリチュアル)」とは,人間として生きることに関連した経験的一側面であり,身体感覚的な現象を超越して得た体験を表す言葉である.

● 多くの人々にとって「生きていること」がもつ霊的な側面には宗教的な因子が含まれるが,「霊的」は「宗教的」とは同じ意味ではない.生きている意味や目的についての関心や懸念とかかわっている[1].

● 緩和ケアの普及とともにケアの一側面にスピリチュアル,スピリチュアリティが含まれることは,多くの医療提供者に理解されるようになった.また,スピリチュアリティは,究極的な意味の探索だけでなく,自己,他者,超越者(物),環境との調和のとれた関係性に対する欲求であることが強調されている[2].それらの喪失や探求の経験によって苦悩している状態がスピリチュアルペインである.

スピリチュアルニーズ ‥‥‥‥‥‥‥‥‥‥‥‥

● 医療の進歩とともにがん患者の生存率は向上したが,患者は,がんの診断によって将来の不安,死への不安を抱えることも少なくない.また,死を予期し,自らの生きる意味や目的を問い直すこと

437

の苦悩は，終末期のみでなく診断・治療を受ける時期も同様であり，患者のニーズを理解する必要がある．

〈日本人の望ましい死のあり方〉

● 日本人が死に際して望むことを**表1**に示す．その多くの項目がスピリチュアルニーズと共通し，具体的な内容を表している．

ケアにつながるアセスメント

● 臨床現場で使用されているアセスメントツールとして，Spiritual Pain Assessment Sheet (SpiPas) がある（**図1**）．
● SpiPas は，村田によるスピリチュアルペインの定義「自己の存在と意味の消滅から生じる苦痛」をもとに，人間の存在構造の本質的な要素の喪失，つまり「他者との関係の喪失」「自律性の喪失」「将来の喪失」によって生じるスピリチュアルペインを評価するツールである．スピリチュアルの状態をアセスメントするスクリーニング4項目，特定の次元のスピリチュアルペインをアセスメントする14項目で構成されている．

表1 ◆日本人の望ましい死について

日本人の多くが共通して 大切にしていること	人によって重要さは異なるが 大切にしていること
・苦痛がない	・できるだけの治療を受ける
・望んだ場所で過ごす	・自然な形で過ごす
・希望や楽しみがある	・伝えたいことを伝えておける
・医師や看護師を信頼できる	・先々のことを自分で決められる
・負担にならない	・病気や死を意識しない
・家族や友人と良い関係でいる	・他人に弱った姿を見せない
・自立している	・生きている価値を感じられる
・落ち着いた環境で過ごす	・信仰に支えられている
・人として大切にされる	
・人生を全うしたと感じる	

(Miyashita M, et al : Good death in cancer care : a nationwide quantitative study. Ann Oncol 18 (6) : R1090-R1097, 2007 より引用)

● スクリーニングでは，以下の質問を行い，スピリチュアルペインの有無と患者が語る内容からその苦悩が関係性，自律性，時間性のどの次元のスピリチュアルペインに該当するかをアセスメントする.

・**スクリーニング I**

「今の気持ちは穏やかですか」

「今，大切なことや支えになっていること / 意味を感じることはどのようなことですか」

・**スクリーニング II**

「今，気になっていることや心配していることはどのようなことですか」

「今の自分の状況をどのように感じていますか / ご自分にどのようなことが起こっていると

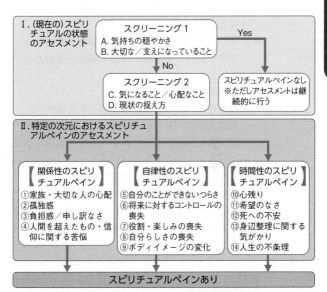

図1 ◆ Spiritual Pain Assessment Sheet (SpiPas)

（田村恵子ほか編：看護に活かすスピリチュアルケアの手引き. p30, 青海社, 2017 より引用）

思いますか」
● SpiPas などのアセスメントツールの使用は，その項目に沿った看護師による質問と患者の応答によって，患者の苦悩がどのように現れているか，患者が大切にしていることは何か，ケアの手がかりになることは何かなどの話し合いが重要である．そのため，医療従事者の言語および非言語を用いたコミュニケーションスキルが求められる（相手に合わせた質問，語調や間合い，頷きや相づちなど）．

ケアの実際

● スピリチュアルケアは，スピリチュアルペインに対するケアの基盤となる全般的なケアと特定された次元，すなわち関係性，自律性，時間性のスピリチュアルアルペインに対する個別のケアに大別される．
● 全般的なケアには以下のものが挙げられる．
  ・生きる意味，心の穏やかさ，尊厳を高めるケアを行う
  ・信頼関係を構築する
  ・現実を受け入れることをサポートする
  ・情緒的サポートを行う
  ・おかれた状況や自己に対する認知の変容を促す
  ・ソーシャルサポートを強化する
  ・くつろげる環境や方法を提供する
● 関係性，自律性，時間性のスピリチュアルペインに対するケアの視点（**表 2**）を参考に，個別のスピリチュアルペインに対するケアを計画し，実施する．

多職種チームでケアに取り組む ……………

● 患者の個別のスピリチュアルペインに対応するためには，看護師自身の個人の能力では限界があ

表2◆スピリチュアルケアの視点

各次元	苦悩に対するケア	ケアの視点
関係性	他者や超越者との関係性におけるつながり, 和解を進めていくことを支援する	・家や大切な人とのつながりを確かめ合う / 再確認する ・超越的存在とつながること / つながりを再確認することを支える ・他者との関係性における葛藤に折り合う過程に寄り添う
自律性	今の自分に向き合い, 今の自分を患者なりに引き受けていくことを支援する	・自分のこうありたい姿を問い直す過程を共にする ・こうありたいと思う姿や本人なりの日常が守られるよう支える
時間性	自分に与えられた時間の有限性と向き合い, 限られた今を患者なりに過ごしていくことを支援する	・患者の支えになるような死や死後のイメージを育む ・死後にも遺していきたいものを遺せるよう支える ・希望を見い出すことを助け, 希望を支える ・回復への希望を見つめ直す過程を支える

(草島悦子ほか:看護に活かすスピリチュアケアの手引き(田村恵子ほか編). p83-89, 青海社, 2017 を参考に作成)

り, 多職種チームで取り組むことが重要である. たとえば, 自分で自分のことができないつらさに対しては, 医師や看護師による症状緩和や理学療法士によるポジショニングや移動介助が有効かもしれない. 家族に介護や経済的な負担をかけるつらさがある場合にはソーシャルワーカーに介入を依頼する必要がある. また, 宗教的な悩みに関しては, 宗教職による介入を依頼する.

ケア提供者としての看護師の姿勢

● 緩和ケアにおいてスピリチュアルケアの重要性が知られるようになったが, ケア提供者自身の話題にすることへの戸惑い, 適切なコミュニケーション, 時間的な制約, 教育の不足などの障壁がある.

● 患者のスピリチュアルペインを受け止め, ケアするためには, ケア提供者である看護師自身のケアに臨む姿勢を見つめることが必要である.

スピリチュアルペインとケア

441

● 看護師は患者にとって身近な医療従事者であり，患者の心配や気がかりを察知して声をかけてみること，患者から表現される言葉をありのまま受け止め，受け取った言葉の意味を伝えることで，患者が「わかってもらえた」と思えるようなかかわりが重要である．

◆引用・参考文献
1) World Health Organization : WHO Definition of Palliative Care
http://www.who.int/cancer/palliative/definition/en/ より 2021 年 6 月 6 日検索
2) Puchalski C et al : Improving the spiritual dimension of whole person care : Reaching national and international consensus. J Palliat Med 17 (6) : R642-R656, 2014

Memo

....

....

....

....

....

....

....

....

....

....

....

....

悪性腫瘍に伴う脊髄圧迫症候群

概要

- 脊椎転移による脊髄神経の圧迫によって生じる症候群であり，疼痛のほか，多彩な神経症状を呈することが特徴である[1].
- 脊椎は血行性転移の好発部位で，部位別には胸椎 50 ～ 70%，腰椎 20 ～ 30%，頸椎 10 ～ 15% の順で転移を認める割合が多い[1].
- 神経症状を伴う脊髄圧迫症候群はオンコロジーエマージェンシーであり，速やかな診断と治療が必要である.
- 麻痺が完成し歩けなくなった患者が歩行機能を回復する可能性は低い.

症状

- ほとんどの患者で脊髄圧迫の部位に一致した疼痛が認められるが，定期的な検査などで無症状の時点で気付かれる場合や，脊髄圧迫が初発症状となってがんが診断される場合もある.
- 脊髄圧迫の部位によりさまざまな神経症状が認められる．C1 ～ 3 レベルでは呼吸筋麻痺による急死，Th3 ～ L2 レベルでは対麻痺，L3 ～ S5 レベルでは膀胱直腸障害が生じることがある.
- そのほか，障害部位の神経支配に一致した感覚障害（しびれ，温痛覚の低下など）や自律神経症状（発汗異常，起立性低血圧）がみられることもある.

診断

- 画像検査では全脊椎の MRI 検査がゴールドスタンダードである.
- デルマトームなどを参考に疼痛や神経症状から障害部位を推定する.

- 重症度分類としては Frankel 分類が知られており，正常から完全麻痺までの5段階に分類される．
- 終末期の患者では手術等の治療がむずかしい場合もあるため，生命予後の推定も重要である．

治療

- 脊髄圧迫部位に対して，圧迫された神経の浮腫・疼痛を改善するため十分量のコルチコステロイドを投与し，可及的速やかに放射線治療を開始する．
- 治療のゴールデンタイムは発症後 48 時間以内とされており，この時期に放射線治療を開始することが勧められている[1]．
- 放射線の単回照射でもアウトカムに差がないとする報告もあるが，患者の生命予後が長く見込まれる場合などは，局所制御に優れた分割照射が選択されることが多い．
- 脊椎の不安定性が高い症例や進行性の麻痺が認められる場合は，外科手術の適応となる場合もある．
- 患者の病状・生命予後によっては，疼痛コントロールのみ行うのが適切な場合がある．

観察のポイント

- 新たに頸部や背部の痛みが出現した患者では，脊髄圧迫を起こしている可能性を考える．さらに神経症状が加わった場合には，緊急対応が必要になることもあるため医師と連携して対応する．

ケアのポイント

- 脊髄圧迫の結果生じた麻痺により二次的に褥瘡を形成する場合があるため，体位変換・マットレスの使用により予防を心掛ける．

◆引用・参考文献
1) 日本緩和医療学会編：専門家をめざす人のための緩和医療学改訂第2版. 南江堂, 2019

悪性腫瘍に伴う高カルシウム血症

概要

- 血中カルシウム値の上昇により，消化器症状・腎機能異常・精神症状など多彩な症状を呈する症候群である[1].

- がんからのホルモン類似物質 (副甲状腺ホルモン関連蛋白：PTHrP) の産生によるものが8割を占めるが，物理的な骨の破壊，ビタミンD産生腫瘍，異所性副甲状腺ホルモン産生腫瘍によるものもある[1].

- 終末期に高カルシウム血症による昏睡がみられた場合は，治療により必ずしも患者のQOLが向上するとはいえない場合もあるので[2]，治療適応は十分に検討することが必要である.

症状

- 初期には食欲不振・嘔気などの非特異的な症状で始まり，多尿・脱水を経て，進行すると意識障害，せん妄，昏睡を生じる.

診断

- 血清カルシウム濃度の測定が不可欠である. 結果を解釈する際，アルブミン値での補正を行う.

Payneの式：補正カルシウム値＝血清カルシウム値 + (4−血清アルブミン値)

- 補正カルシウム値により，軽度 (12.0mg/dL 未満)，中等度 (12.0〜13.9mg/dL)，重度 (14.0 mg/dL 以上) に分類されるが，症状の重症度とは必ずしも相関しない[1].

- PTHrPの測定，骨シンチグラフィなども病態の把握に役立つ.

治療

- 高カルシウム血症は脱水を引き起こし，尿中カルシウム排泄を一層低下させるため，積極的な輸液（生理食塩水 1 ～ 2L/ 日など）を考慮する．終末期の場合は浮腫・体液貯留を悪化させ苦痛を増やす可能性があるので慎重に検討する [1].
- ゾレドロン酸が高カルシウム血症治療のキードラッグである．デノスマブは同等の効果が期待されるが「悪性腫瘍に伴う高カルシウム血症」に対する保険適用はない．
- ゾレドロン酸の効果発現までに 3 ～ 7 日を要するため，昏睡など重篤な症状を呈する患者ではカルシトニン製剤の併用を検討する [1].
- ゾレドロン酸の効果は 1 ～ 2 か月で消失し，再度カルシウム値の上昇，症状の出現がみられる．

観察のポイント

- 初期の非特異的な症状で高カルシウム血症を発見するのはむずかしいが，がんの経過に一致しない食欲低下や嘔気，せん妄などがあれば積極的に疑うことが重要である．

ケアのポイント

- ゾレドロン酸の効果は反復投与により減弱することが知られている．いったんは症状が良くなっても，数か月後には治療抵抗性の状態となる場合があることを本人・家族とよく話し合っておく
- ゾレドロン酸により顎骨壊死を生じる可能性があるため，歯科受診・口腔ケアの重点的な実施が必要である．

◆引用・参考文献
1) 日本緩和医療学会編：専門家をめざす人のための緩和医療学改訂第 2 版．南江堂，2019
2) Boisaubin EV et al：Hypercalcemia of advanced malignancy：decision making and the quality of death. The American Journal of the Medical Sciences 301 (5)：314–318，1991

上大静脈（SVC）症候群

概要

- 右肺の腫瘍による圧排，中心静脈カテーテルに関連した血栓形成などにより上大静脈が狭窄・閉塞し，上半身のうっ血が生じ浮腫，呼吸困難などを生じる症候群である [1].
- 喉頭浮腫，循環動態の破綻，脳浮腫が生じると致命的になるため，注意深い観察が必要である.
- 早期にがん薬物療法・放射線治療を実施することが重要だが，重度の症状・治療抵抗性の場合は緊急的なステント留置の適応となる.

症状

- 狭窄が軽度の場合は頸静脈の怒張を認めるのみである場合もあるが，中等度以上では顔面・上肢の浮腫，眼瞼浮腫に伴う視野狭窄などが生じる.
- 咳嗽，嗄声，喘鳴，胸水貯留などによりさまざまな程度の呼吸困難を生じ，起坐呼吸を呈することも多い.
- 重篤な呼吸器症状（喉頭浮腫・低酸素血症），血行動態の悪化（失神・血圧低下），脳浮腫（意識障害・頭痛）は生命の危機に直結するレッドフラッグサインである.

診断

- 顔面・上肢の浮腫，頸静脈怒張などに加え，レッドフラッグサインについて把握することが重要である.
- 造影 CT が狭窄の範囲，原因，側副血行路の形成状況を知るために必須の検査となる.

- 小細胞肺がんや悪性リンパ腫などがん薬物療法の感受性が良い腫瘍では，早期に化学療法を実施する．
- 化学療法のみでは改善が困難と考えられる病態でも，放射線治療が有効な場合があり実施を考慮する．
- 腫瘍による浮腫を軽減する目的でコルチコステロイドの投与が行われてきたが，有効性について十分なエビデンスはない．
- 上大静脈に対するステント留置は即時的な効果が期待されるため，放射線治療医（IVR医）に適応を相談する．

観察のポイント

- 喘鳴は喉頭浮腫の存在を示唆する所見であり，緊急的にステント留置が行われることもあるため注意して観察する．

ケアのポイント

- 上大静脈症候群は急性に生じる症状であり，呼吸困難は苦痛の強い症状であるため，適切な対応を取るとともに，患者・家族の不安を和らげるためのかかわりも重要である．
- 原疾患に対する治療によりいったんは症状が改善しても，2割程度の症例で症状が再燃するとの報告もある[2]．
- 全身状態の悪い症例では積極的治療の適応とならない場合もあり，治療がむずかしい状態でも十分な症状緩和を行うことが重要である．

◆引用・参考文献
1) 日本緩和医療学会編：専門家をめざす人のための緩和医療学改訂第2版．南江堂，2019
2) Rowell NP, et al：Steroids, radiotherapy, chemotherapy and stents for superior vena caval obstruction in carcinoma of the bronchus. The Cochrane Database of Systematic Reviews, (4), CD001316, 2001

エンドオブライフにおける患者へのケア

目的

* 患者の人生の最終章となる時期において，患者が人として尊厳を保ち自分らしく過ごすことができるよう，そして死の瞬間まで生き抜くことができるよう支援する．

ケアのポイント

〈患者のこれまでのがん闘病のプロセスをストーリーとして捉える〉

● エンドオブライフにいたるまでの経緯はさまざまである．数年に及びがんの治療を続け敗北感に苛まれている人，診断時に既に進行がんで見つかり治療の術がなくいまだ混乱状態の人，一方で治療をやりきったと感じている人など千差万別である．

● 患者ががんと診断されたときからこれまでにいたるプロセスを，患者の体験世界をストーリーとして捉え，患者がどのような思いでこの時期を迎えているのか理解することが大切である．

エンドオブライフ期に患者が望む医療

● **表1** は，日本人が捉える「望ましい死」を示したものである．共通して大切にしていることは「苦痛がない」，「望んだ場所で過ごせる」，「希望や楽しみがある」，「医師や看護師を信頼できる」など10項目あり，これらは患者の望む医療の一般目標として位置付けることができる．以下，共通して大切にしていることを中心に患者のケアとして重要な点を整理する．

表1 ◆日本人が捉える「望ましい死」

A：多くの患者が共通して希望するもの	B：重要視するか，あまり重要視しないか，個人によって分かれるもの
・苦痛がない ・望んだ場所で過ごす ・希望や楽しみがある ・医師や看護師を信頼できる ・負担にならない ・家族や友人と良い関係でいる ・自分のことが自分でできる ・落ち着いた環境で過ごす ・人として大切にされる ・心残りがない	・自然なかたちである ・伝えたいことが伝えられる ・生きている価値を感じる ・病気や死を意識しないで過ごせる ・できる限りの医療を受けられる ・他人に弱った姿を見せたくない ・先々のことを自分で決められる ・信仰に支えられる

(文献1) より引用)

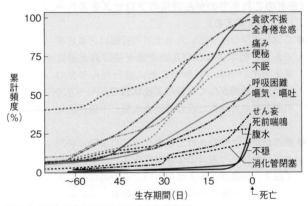

図1 ◆主要な身体症状の出現からの生存期間

(文献2) より引用)

苦痛の緩和

● がん患者の苦痛症状は死亡前1か月半〜1か月で急速に増加し，一人の患者が複数の苦痛を体験する．苦痛症状は患者らしい生活を送ることを阻害する（図1）．

● 苦痛緩和の目的は症状をゼロにすることではない．患者がどのような生活を送りたいのかその生活を叶えるために症状を緩和する．

- NRS（Numerical Rating Scale）などの評価指標に頼らず，患者の体験に焦点をあて，苦痛を感じている患者に関心を寄せて体験を理解するよう努める．苦痛を理解してもらえたということだけでも患者は救われることが多い．

- 複雑で緩和がむずかしい症状であっても症状を緩和しようとすること，患者を安楽にしようとすることをあきらめずに努める．

- 多職種で継続的に評価することが重要である．

望んだ場所で過ごせる

- 患者が望む場所で過ごせるように最善を尽くすことは重要であるが，図2に示すように，病状によって患者の望む医療や療養場所は異なる．「家に帰りたい」と表現される言葉の背景にある価値観や意向を理解するよう努める．

- 家（Home）に帰りたいと表現される背景には，

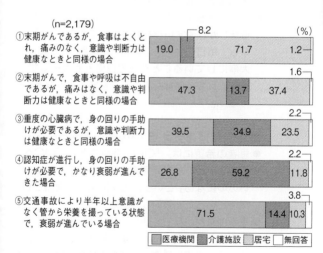

(n=2,179)

①末期がんであるが，食事はよくとれ，痛みのなく，意識や判断力は健康なときと同様の場合 ── 8.2 ── (%)
19.0 | 71.7 | 1.2

②末期がんで，食事や呼吸は不自由であるが，痛みはなく，意識や判断力は健康なときと同様の場合 1.6 ─
47.3 | 13.7 | 37.4

③重度の心臓病で，身の回りの手助けが必要であるが，意識や判断力は健康なときと同様の場合 2.2 ─
39.5 | 34.9 | 23.5

④認知症が進行し，身の回りの手助けが必要で，かなり衰弱が進んできた場合 2.2 ─
26.8 | 59.2 | 11.8

⑤交通事故により半年以上意識がなく管から栄養を撮っている状態で，衰弱が進んでいる場合 3.8 ─
71.5 | 14.4 | 10.3

■医療機関 ■介護施設 ■居宅 □無回答

図2 ◆人生の最終段階で過ごしたい場所

（文献3）より引用）

安心できる場所で過ごしたい，自分の居場所に戻りたいという意味が含まれているかもしれないことを念頭に置く．

● どこで過ごすかということより，どのように過ごすか，すなわち患者が何を望んでいるのか，何を大切にしたいのかといった患者の意向や価値観を尊重するようにかかわる．

医師や看護師を信頼できる
〈患者の理解者になる〉

● 患者の理解者になれるよう努める．たった一人でもいいから自分のことをわかってくれる人がいるということが患者を救う．患者にとって「わかってくれる人」になるためには，患者に関心を寄せ，患者の体験に耳を傾け，わかろうとする姿勢が大切である．

〈"安心できる存在"になる〉

● 安心できる存在の看護師になるためには，日頃から話しかけやすい存在になるよう努める，誠意をもって毎日のケアをていねいに実践する，患者が大事にしていることをケア提供者も大事にする，患者としてではなく人として接することなどに努める．

患者の希望を支える

● 患者の希望には，「〇〇に会うこと」，「〇〇へ行くこと」といった特定の希望と，「こうなったらいいのになあ」といった先々に関する漠然とした期待といった一般的な希望がある．

● 患者の気がかりや心残り，叶えたい希望などを引き出し，その思いに添うようにかかわることが望まれる．家族に感謝の気持ちを伝えたい，〇〇が食べたいといった日常のささやかな希望であるこ

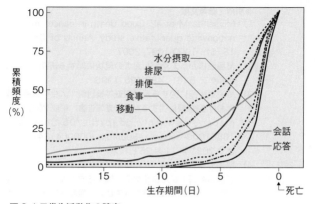

図3 ◆日常生活動作の障害

（文献4）より引用）

とが少なくない.

● がん患者は，死亡数週間前まで ADL（日常生活動作）が維持されている場合が多く，生活の障害は最後の数週間に増悪することが多い（**図3**）．この病状経過を意識し，タイミングを逸しないように希望が叶えられるようかかわることが大切である．

● 叶えられそうにない非現実的な希望を患者が話す場合，病状をよく理解していない場合と今日より明日はいいことがあるかもしれないといった，生きるための糧としての希望がある．患者のもつ希望の意味は一人ひとり異なる．患者のもつ希望を奪うことなく，その意味を理解しようと努め，希望を支えることが大切である．

● 「穏やかな最期」「大切に看てもらえる」ということも希望に含まれる．看護師が自分を気にかけて優しくしてくれる，つながりを感じることができるなども患者の生きる支えになる．

◆引用・参考文献
1) Miyashita M et al：Good death in cancer care：A nationwide quantitative study. Annals of Oncology 18 (6)：1090-1097, 2007
2) 恒藤暁ほか：末期がん患者の現状に関する研究. ターミナルケア 6 (6)：482-490, 1996
3) 終末期医療に関する意識調査等検討会：人生の最終段階における医療に関する意識調査報告書. 平成 26 年 3 月 https://www.mhlw.go.jp/file/05-Shingikai-10801000-Iseikyoku-Soumuka/0000041847_3.pdf より 2021 年 11 月 25 日検索
4) 厚生労働省ほか監，がん緩和ケアに関するマニュアル改訂委員会編：がん緩和ケアに関するマニュアル，改訂第 3 版. 公益財団法人日本ホスピス・緩和ケア研究振興財団, 2010 https://www.hospat.org/practice_manual-2.html より 2021 年 11 月 25 日検索

Memo

....

....

....

....

....

....

....

....

....

....

....

エンドオブライフにおける家族へのケア

目的

* 日常生活と心身の健康に配慮しながら受容的態度でかかわり，家族の真のニーズを把握する.
* 生前のケアが死別後の家族の悲嘆の回復に影響することを意識し，ニーズが可能なかぎり充足されるよう，ともに考え支援する.

エンドオブライフ期の家族の特徴

● 家族は，患者ががんと診断されたときから，いつか訪れる死を覚悟する一方で，治る希望をもち続けて患者の療養を支えている.

● エンドオブライフ期における家族は，患者の身体状態の変化などから，いよいよ死が避けられない状態であることを覚悟し，深い悲しみを抱くと同時に，無力感，孤独感，絶望感などのさまざまな情動反応を体験している.

エンドオブライフ期にある家族のニーズ

● この時期の家族は，患者の死が避けられず差し迫っていることを認識し，その苦しい現実と向き合うことを覚悟する.そして，この苦しい状況のなかで何とか持ち堪え対処しようと，さまざまなニーズをもつようになる.

● しかし，家族にはその家族なりの歴史や関係性があるため，これらのニーズは直接的に表出されず，まれに，怒りや医療者に対する攻撃など，複雑なかたちで表出されることがある.

● そのため，看護師は，今ここにある家族のありようを受容し，表出される事柄の背景にある真のニーズを捉えていくことが必要である.

以下に，終末期患者の家族のニーズ[1] について説明する．

〈患者の状態を知りたい〉

● 患者の状態はどのような状態なのか，今，どのような医療やケアが提供されているのか，今後はどうなっていくのか，患者の現在の状態，そして今後の見通し，対処法などの情報を得たいというニーズがある．

〈患者の傍にいたい〉

● 残された時間にかぎりがあるからこそ，家族は少しでも患者の傍にいたいと願うようになる．また，家族が患者の傍にいることで患者自身が安心する，患者に孤独感を感じさせたくないというニーズでもある．一方で傍にいたくても叶えられない場合，家族は罪責感を抱く場合もある．

〈患者の役に立ちたい〉

● 患者のためにできるかぎりのことをしたい，最善を尽くしたいと願うようになる．民間療法の情報を集めたり，少しでも食べられるようにと料理を工夫するなど，患者のために何でもしたいというニーズがある．

〈感情を表出したい〉

● 患者の死が差し迫っていることを目の当たりにし，不安，無力感，孤立感，罪責感などさまざまな感情を抱く．それらの感情を押し殺していることが多いが，その感情を表出し，受け止めてもらいたいというニーズがある．

〈医療者から受容と支持と慰めを得たい〉

● この時期の家族は，医療者から悪い情報を聞くこ

とが増え，自分自身の気持ちを保つのが精一杯である．家族は緊張を強いられ，心身ともに疲れ果てており，医療者から受容と支持，慰めを得たいというニーズがある．

〈患者の安楽を保証してほしい〉

● 患者の苦痛を目の当たりにし，患者の心身が安楽であることを保証してほしいと切実に願うようになる．

〈家族メンバーから慰めと支持を得たい〉

● 家族成員の一人である患者に死が近く危機的な状況にある家族は，家族成員がお互いに支え合いながらバランスを保とうとしている．そのため，他の家族メンバーから情緒的サポートや手段的サポートなど慰めと支持を得たいというニーズがある．

〈死期が近づいたことを知りたい〉

● 家族は死別に対する心の準備をし，葬儀の段取りや仕事の整理，これからの生活について備えておきたいというニーズがある．また，「伝えておきたいこと」，「してあげたいこと」など，心残りがないようにしたいというニーズがある．

〈夫婦間（患者－家族間）で対話の時間をもちたい〉

● 夫婦間（患者－家族間）でお互いの気持ちを確認したい，子どもの将来や死別後の生活のことを話し合いたいなど，ともに歩むはずだった将来のことを話し合っておきたいというニーズがある．

〈自分自身を保ちたい〉

● 大切な家族成員を失うという苦悩を乗り越え，患者の最期を看取るために，自分自身の体力と気持

ちをそのときまで保っていきたいというニーズが
ある.

エンドオブライフ期にある家族の支援

〈予期悲嘆の心理的プロセスへの支援〉

● 予期悲嘆の心理的プロセスへの支援の基盤は，家
族と看護師が信頼関係を築くことである．看護師
が家族の支援者であることを伝え，信頼関係を築
きながらこのプロセスを支えていくことが重要で
ある.

● 家族は，患者の死という大きな喪失を予期し，さ
まざまな情緒的反応を示す．看護師が備えるべき
基本的態度としては，どのような感情であって
も，その感情をそのまま受け止め，受容的態度で
接するよう努めることである.

〈家族の日常生活と健康に気遣う〉

● この時期の家族は，患者を支えながらさまざまな
生活上の変化や関係性の変化に対処するなど多重
の役割を担い，心身ともに負担やストレスを抱え
ている.

● 家族の心身に不調がないか常に家族の生活や健康
を気遣い，休息がとれるよう配慮する．必要に応
じて受診を促すなど支援する.

〈家族間のコミュニケーションを促進し，情緒的な支え合いが円滑になるよう支援する〉

● この時期の家族は，死の不安を抱え緊張状態にあ
る．そのため，家族成員の気持ちに余裕がなく，
相手の思いを受け止められないなど自分中心の考
えに偏り閉鎖的になりがちである.

● 看護師は，個々の家族員の不安や葛藤などの感情
を積極的に傾聴するとともに，家族員が互いの感
情を理解し合えるように橋渡しをし，家族間の支

え合いが円滑になるよう支援する.

〈生前のケアが, 死別後の悲嘆に影響することを意識し支援する〉

● シシリー・ソンダースは「人がいかに死ぬかということは, 残される家族の記憶の中にとどまり続ける. 最後の数時間に起こったことが, 残された家族の心の癒しにも悲嘆の回復の妨げにもなる.」と述べており, 看護師が行うこの時期のケア(生前のケア)が死別後の家族の悲嘆に影響することを意識し, 生前から家族のニーズを充足するよう努める.

①患者の日常生活の安全・安楽を保つよう努める

● 患者の死が安らかであったと感じている家族は, 死別後の精神的健康の状態が良好であることが示されている. **図1**は, 終末期がん患者の家族が認識する望ましい看護の調査結果である.

● この結果が示すように, 「清潔を保つよう援助する」, 「からだの苦痛をやわらげるために努める」, 「ケアや処置を行う際には, 患者様になるべく苦痛がないようにする」など, 患者が苦痛なく日常生活を送れるよう, 看護本来のケアをていねいに行うことが重要である.

②家族がしたいこと, 患者にしてあげたいことが叶えられるよう, ともに考える

● 家族の心構えの状態をアセスメントしながら, 感謝の気持ちを伝えたい, 温泉に連れて行ってあげたいなど, 残された時間で家族がしたいこと, 患者にしてあげたいことの希望を聞き, それらが叶えられるよう, ともに考えていく.

● その際, がん患者の終末期の身体機能は急激に変化するため, 残された生命の長さではなく, 「意

ホスピス・緩和ケア病等の看護師は患者に対して

	0	50	100%
いつも患者様が清潔を保つよう援助する			97.9
からだの苦痛をやわらげるために努める			97.2
ケアや処置を行う際には、患者様になるべく苦痛がないようにする			97.2
患者様が話せなくなっても、患者様の思いを推しはかりながら、丁寧に接する			96.4
心の苦痛(不安, イライラ感など)をやわらげるように努める			96.2
患者様の話をよく聞く			94.9
患者様の自尊心に配慮して、排泄の援助をする			94.9
入浴やマッサージなど気持ちよく感じられるケアをする			93.3
患者様の気持ちがなごむような会話をする			92.3
日常の世話をする際には、患者様のペースを大切にする			91.8
看護師がケアをする時には、患者様の希望を取り入れる			90.3
適切な時期に個室を準備する			90
日常の世話をする際には、患者様に遠慮させないようにする			89.2
患者様の質問に誠実に答える			88.5
看護師がケアをする時には、患者様に説明してから行う			86.2
どんな時でも患者様に敬意をもって接する			85.5
患者様がより良く生きるために何か(楽しみ, 趣味, 仕事, 気晴らしなど)をできるように援助する			84.6
患者様がほんの小さなことでも関心を向け、かなえようとする			84.4
患者様が自分でできることは、できるだけ自分でしていただけるよう援助する			84.2
できるだけ何か食べることができるよう援助する			83.9
患者様によく話しかける			83.1
苦痛をやわらげるために薬を使う際には、患者様に十分に説明する			81.9
必要な時にはゆっくりと患者様のそばにいる			80.3
患者様にその時々の状態や治療について説明する			77.5
患者様に病状の変化などがなぜ起きるのか、説明する			70.6

「1. とても重要である〜5. まったく重要でない」のうち、「とても重要である」「やや重要である」
と回答した合計人数の割合

図1 ◆遺族が認識する終末期がん患者に対する望ましい看護師のあり方

(文献2)より引用)

識があって話せる時間」、「体力があってどこかに
行ける時間」という視点で家族にアドバイスする
ことが重要である.

◆引用・参考文献

1) 鈴木志津枝：家族がたどる心理的プロセスとニーズ. 家族看護1 (2)：35-42, 2003
2) 安藤悦子：終末期がん患者の家族が認識する望ましい看護. 遺族によるホスピス・緩和ケアの質の評価に関する研究2：J-HOPE2 (日本ホスピス・緩和ケア研究振興財団「遺族によるホスピス・緩和ケアの質の評価に関する研究」運営委員会編). p82-87, 日本ホスピス緩和ケア研究振興財団, 2013

治療抵抗性の苦痛緩和（鎮静）とケア

目的

* 間欠的鎮静，調節型鎮静，持続的深い鎮静の利点と欠点を考慮し，患者・家族がよりよい最期を迎えられるために最善の選択は何かについて，患者の意思と相応性をもとに家族とともに検討する．

治療抵抗性の苦痛・耐えがたい苦痛とは

● 治療抵抗性の苦痛とは，「患者が利用できる緩和ケアを十分に行っても患者の満足する程度に緩和することができない苦痛」と定義され，また，耐え難い苦痛とは，「患者が耐えられないと明確に表現する，または患者が苦痛を適切に表現できない場合には患者の価値観や考えをふまえて耐えられないと想定される苦痛」と定義されている[1]．

治療抵抗性の判断基準

● がん患者の治療抵抗性の苦痛と鎮静に関する基本的な考え方の手引きによると，患者の苦痛が治療抵抗性であると判断するには，「①すべての治療が無効である，あるいは，②患者の希望と全身状態から考えて，予測される生命予後までに有効で，かつ，合併症の危険性と侵襲を許容できる治療手段がないと考えられること」との要件を満たす必要がある[1]．

● さらに，患者が体験している苦痛を十分にアセスメントし，緩和をはかるための十分な治療を行うことなしに治療抵抗性であると判断してはならない，とされる．

● 治療抵抗性を的確に判断するためには，経験豊富な専門家を含む診療チーム全体で十分に検討を重ねる必要がある．

461

● 苦痛緩和のための鎮静とは，鎮静薬の投与により治療抵抗性の苦痛を緩和することを指し，鎮静薬とは，主にミダゾラム（注射薬），フルニトラゼパム（注射薬）などを指し，オピオイドと抗精神病薬は含まない[2]．

鎮静の分類

● 鎮静の種類は，鎮静薬の投与法の違いにより，間欠的鎮静と持続的鎮静（調節型鎮静・持続的深い鎮静）に分けられる（**表1**）[3]．
● **表2**に各鎮静の目的，指標と手段，背景にある考え方，対象とする状態を比較して示す[4]．

アセスメントのポイント

治療抵抗性の苦痛への対応に関するフローチャート（図1）[5] ‥‥‥‥‥‥‥‥‥

● 患者の苦痛に対して十分な緩和治療が行われているかについて診療チームで再検討し，十分な見直しを行っても緩和が得られない場合には，患者の意思や相応性に基づく最善の鎮静選択のための検討を行う．
● 検討の結果，持続的な鎮静が妥当であると判断される場合には，調節型鎮静と持続的深い鎮静のいずれかの選択に際しメリットとデメリットのバランスを十分に考慮して決定する[5]．
● 調節型鎮静は，**表2**に示したように，「できるだけコミュニケーションがとれる状態を確保しながら，苦痛を最大限緩和することが患者の利益になる」との考え方が背景にあるが，十分に苦痛が緩和されない可能性があるというデメリットがある．
● 持続的深い鎮静は，**表2**に示したように，「コミュニケーションがとれなくなっても，苦痛を確実に取り除くことが患者の利益になる」との考え

表 1 ◆鎮静の分類の定義

間欠的鎮静		鎮静薬によって一定期間（通常は数時間）意識の低下をもたらしたあとに鎮静薬を中止して，意識の低下しない時間を確保しようとする鎮静
持続的鎮静	苦痛に応じて少量から調節する鎮静（調節型鎮静）	苦痛の強さに応じて苦痛が緩和されるように鎮静薬を少量から調節して投与すること
	深い鎮静に導入して維持する鎮静（持続的深い鎮静）	中止する時期をあらかじめ定めずに，深い鎮静状態とするように鎮静薬を調節して投与すること

（日本緩和医療学会ガイドライン統括委員会編：がん患者の治療抵抗性の苦痛と鎮静に関する基本的な考え方の手引き 2018 年版. p10，金原出版，2018）

表 2 ◆間欠的鎮静，調節的鎮静，持続的深い鎮静の比較

	間欠的鎮静	持続的鎮静	
		調節型鎮静	持続的深い鎮静
最終的な目的	苦痛の緩和	苦痛の緩和	苦痛の緩和
最終的な目的を達成するために当面の目的とすること	一定期間（通常数時間）の意識の低下/就眠	耐えられる程度になるまでの苦痛の緩和（結果として意識が低下する場合もしない場合もある）	深い鎮静（深い鎮静でなければ苦痛が十分に緩和されないという見込みを前提としている）
指標と手段	一定期間の就眠を指標として，間欠的に鎮静薬を投与する	苦痛の程度（例えばSTAS ≦ 2）を指標として，持続的に鎮静薬を少量から投与する	意識水準（深い鎮静，例えば RASS = − 4）を指標として，持続的に鎮静薬を投与する
背景にある考え方	一時的でも苦痛を感じない時間を確保することが患者の利益になる	できるだけコミュニケーションがとれる状態を確保しながら，苦痛を最大限緩和することが患者の利益になる	コミュニケーションがとれなくなっても，苦痛を確実に取り除くことが患者の利益になる
対象となる状態（例）	せん妄や呼吸困難，痛み（間欠的に苦痛が強い場合）	せん妄や呼吸困難，痛み（持続的に苦痛が強い場合）	致死性の消化管穿孔・肝出血などによる鎮痛薬が無効な非常に強い痛み，窒息・気道出血などによる非常に強い呼吸困難，すでに間欠的鎮静や調節型鎮静が試みられたが十分に緩和しないまたは緩和しないことが予測される非常に強いせん妄・呼吸困難

STAS：Support Team Assessment Schedule，RASS：Richmond Agitation-Sedation Scale
（日本緩和医療学会ガイドライン統括委員会編：がん患者の治療抵抗性の苦痛と鎮静に関する基本的な考え方の手引き 2018 年版. p12，金原出版，2018）

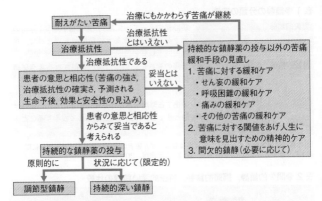

図1 ◆治療抵抗性の耐えがたい苦痛が疑われた場合についての基本的な考え方のフローチャート

(日本緩和医療学会ガイドライン統括委員会編：がん患者の治療抵抗性の苦痛と鎮静に関する基本的な考え方の手引き2018年版．p19，金原出版，2018)

方が背景にあるが，（意図されていることではあるが）コミュニケーションできなくなるというデメリットがある．

● いずれの方法を選択するかは，患者・家族の意向をふまえて診療チームで検討していく必要がある．

ケアの実際

鎮静の意思決定と鎮静が実施される際のケア

● 日本人の一般市民を対象にした鎮静に関する説明をいつどのように聞きたいかについての調査[6]によると，約8割が鎮静によって意識が下がること，話ができる最後の機会になる可能性であることを明確に知りたい，約9割が鎮静を受ける前に説明を希望していることが明らかになっている．

● しかし，実際には鎮静を検討する前後で患者の意思を確認できるのは約半数に限られている．患者が意思決定に参加できない場合は，家族からの

推定意思を得て決定される.

鎮静が考慮されるとき，実施される際の ケア

〈鎮静が考慮されるとき〉
- 患者の意向を中心に，家族の主要な成員を集めて 意見を聞く.
- 鎮静をするかしないかだけでなく，患者・家族に とってよりよい最期を迎えられるように話し合う.
- 一番よいと思える方法を医療者が一緒に考えるこ と，医療者が意思決定の責任を共有することを説 明する.
- 鎮静で生命予後が短くなるわけではないことを説 明する.

〈鎮静を開始するとき〉
- 鎮静を始める前に，患者と家族間で話ができるよ う機会をもつ.
- 患者や家族に不安や気がかりはないか，再度確認 する.

〈鎮静を開始した後〉
- 患者の苦痛が取れているかを観察すると同時に， 家族が患者の苦痛をどう感じているかを確認する.
- 鎮静によって苦痛が取り除かれても，家族は「話 ができなくなることのつらさ」や「病状の変化に 気持ちがついていかないつらさ」などさまざまな つらさを経験している[7]. このような家族の揺れ る気持ちに寄り添うことが必要である.
- 好きな音楽を流す，手足をマッサージするなど， 家族が患者のためにできることがあることを伝え る.
- 鎮静を開始した後も，鎮静を軽くするなどの検討 ができることを伝える.

◆引用・参考文献

1) 日本緩和医療学会ガイドライン統括委員会編：がん患者の治療抵抗性の苦痛と鎮静に関する基本的な考え方の手引き 2018 年版．p8，金原出版，2018

2) 前掲書．p9

3) 前掲書．p10

4) 前掲書．p12

5) 前掲書．p19

6) Morita T et al：Preferences for Palliative Sedation Therapy in the Japanese General Population. J Palliat Med 5 (3)：375-385, 2002

7) Morita T et al：Family experience with palliative sedation therapy for terminally ill cancer patients. J Pain symptom Manage 28 (6)：557-565, 2004

Memo

....

....

....

....

....

....

....

....

....

....

....

....

....

....

エンゼルケア

目的

* 患者の身体の清潔を保ち，外観を整え，遺体の変化を最小限にする．遺体からの感染を予防する．
* 生前のその人らしさを大切にし，家族とコミュニケーションをはかりながら，家族の悲嘆に対するケアを行う．

必要物品

- 着替える衣服，装飾品：患者が生前から準備していたもの，もしくは家族が着せたいと思った衣服，紙パッド，オムツ，義歯，眼鏡など生前使用していた装飾品など
  - ➡最近では，遺体からの体液の漏出を防止する目的での綿詰めは，ほとんどの遺体であえて必要のない処置とされている．体液が漏出する場合は，たとえ綿詰めを行っても防ぐことはできないため，慣例的な綿詰めは行わない傾向にある（体液の吸収剤が入った漏出対策の物品を使用している施設もあり，施設の方法に準じて物品を用意する）．
- 清拭物品：タオル（温湯または蒸しタオル，表皮や深部体温の上昇による遺体の変化を予防するため低温のものを使用する），必要に応じて沐浴剤，アロマオイルなど
- 陰部洗浄物品：陰部洗浄用シャワーボトル，微温湯，石けん，洗浄用ディスポガーゼ
- 洗髪物品（簡易）：洗髪用シャワーボトル，温湯，シャンプー，リンス，吸水シートまたはオムツ，ブラシ，ドライヤー
- 創傷処置の物品：必要に応じてドレッシング材，ガーゼ，固定用テープ

- 排泄物, 汚物入れ：ビニール袋
- 整容物品：ブラシ, 電気カミソリ, メイク用品（クレンジングフォーム, 化粧水, 乳液, ファンデーション, チーク, リップクリーム・口紅など）
- 個人用防護具, 擦式消毒アルコール製剤

ケアの実際

エンゼルケア（死後の処置）の準備 …………

- エンゼルケアの前後も含めた流れの概要と家族への説明・確認事項を図1に示す.
- 医師の死亡確認の直後, 家族が患者とお別れができる環境をつくる. 患者の医療機器（心電図モニター, パルスオキシメーターなど）, 酸素マスクは外して, 患者の体位や衣類を整える.
- 家族の状況に応じてケアの参加を促す. 看護師と家族で行うエンゼルケアが, 家族にとってのよい思い出となり, 満足感につがる場合がある[1]. ただし, 家族に休息が必要だったり, 動揺のあまり参加できない場合は, 無理強いしない.

医師による死亡宣告	→	お別れの時間 家族や友人・知人	→	エンゼルケアの説明	→	エンゼルケアの実施	退院準備	→	退院
		①医療機器を取り外す ②ベッドを下げ, 柵を外して, 家族が患者の近くでお別れができるよう配慮する ③しばらくスタッフは退室して家族の時間を過ごしてもらう		①退院までの流れ ②エンゼルケア ・ケアの内容 ・開始と終了予定時刻 ③エンゼルケアに関する希望確認すること a.亡くなった家族が着る衣類 b.患者の宗教, 家族の希望する習俗, 監修, 儀礼など c.家族の参加や立ち合いの意向 d.お帰りの方法（寝台車の手配）と時間			①退院の手続きを行う ②死亡診断書を手渡す ③患者の所持品が残っていないか確認する ④寝台車が所定の場所に到着しているかを確認する ⑤関係スタッフに連絡を取り, 患者と家族を見送る		

図1 ◆患者の死亡から退院までの流れ

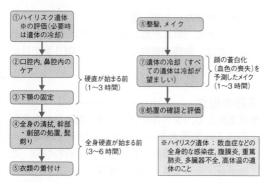

図2 ◆エンゼルケアの実施

（文献 2）をもとに作成）

- エンゼルケアの実施は，遺体が変化していくため，死後 1 〜 3 時間で始められるように物品を揃える[2].
- 看護師は感染防止のため，手袋，プラスチックエプロンを着用する．エンゼルケア実施の流れを**図2**に示す．

口腔内，鼻腔内，眼内のケア ‥‥‥‥‥‥‥‥

- 口腔内は湿らせた綿棒または指にガーゼを巻き付けて清拭する．
- 歯ブラシと水歯磨きを用いて，歯，歯間，舌を洗浄する．舌は舌苔を取り除く．
- 綿棒やガーゼで水分を拭き取った後，異臭予防のため消毒用アルコールや次亜塩素酸ナトリウムで口腔内を清拭する．
- 保湿としてワセリンもしくはグリセリン，リップクリームなどを塗布する．
- 義歯を使用している場合は装着して口を閉じる．
- 眼は眼脂を綿棒で取り除くか水で洗い流す．
- 鼻腔内は綿棒を用いて清拭する．慣例的に行われてきた口腔内・鼻腔内の綿詰めは，体液の漏出を

エンゼルケア

防ぐ根拠がないため，最近では行わない傾向になりつつある．既に出血などで綿詰めの必要性がある場合は，粘膜の損傷を防ぐため，割り箸で行わず鑷子で行う．

下顎の固定 ・・・・・・・・・・・・・・・・・・・・・・・・・・・

● 枕を高くし，タオルをロール状に丸めたものを顎下に入れて固定する．包帯やバンドで縛ることは，頸部や顔にうっ血が生じるため行わない．死後硬直が始まるまでは意味をなさないため，タオルでの固定で十分である．

患部・創部の処置，全身清拭，髭剃り ・・・・・・・

〈医療機器，点滴，チューブ類の取り外し〉

● 点滴，尿管カテーテルを抜去する．点滴の抜去部は止血を必ず確認する．皮膚が脆弱化しているため強い圧迫は行わない．

● 気管カニューレ，ドレーンは医師が抜去し縫合する．

● ペースメーカーの有無は必ず確認し，火葬の際に爆発する危険性があるため，留置されている場合は摘出する．ただし，必須ではないため，葬祭業者との相談が必要である．

〈患部・創部の処置〉

● 創部の状態に応じて消毒し，縫合もしくはテープやドレープ材を使用する．

● 褥瘡部位（ステージⅡ以上）は清拭，消毒後にラップで密閉し，異臭や漏出液を予防する．

〈全身清拭〉

● 低温の温湯または蒸しタオルで，顔，両手，胸腹部，背部，足を清拭する．陰部洗浄を行い，紙パッド，紙オムツをあてる．慣例的な肛門，腟（女性）

などへの綿詰めは，体液漏出を防ぐ栓の役割はないとされているため，最近では行わない傾向にある．

〈髭剃り（男性）〉
● 低温の蒸しタオルで潤いを与え，石けん，シェービングフォーム，シェービングゲルなどを使用する．
● カミソリは2枚刃以上の低刺激のもの，もしくは電気カミソリを用いる．
● 髭剃り後は保湿ローションを使用する．

〈整髪・シャンプー（簡易）〉
● 髪をとかし，汚れがひどいときはドライシャンプーを行う．簡易シャンプーも有効であり，生前の面影に近づき，家族の満足感にもつながるため可能であれば実施する．

①簡易シャンプー
● 水分を受けるための吸収シートまたは紙オムツを頭の下に敷く．
● シャワーボトルに温湯を入れ，髪を濡らしてシャンプーをやさしく行い，泡はタオルで拭き取る．吸収シートを交換してリンスを行った後，温湯で流す．
● タオル，ドライヤーで乾かし，整髪する．

着衣 ●●●●●●●●●●●●●●●●●●●●●
● 慣習的に行ってきた死者への儀礼としての「白装束を着せる」「着物は左前にする」「ひもは縦結びにする」「顔に白い布をかける」など，家族は儀礼を行うことで安心する場合もあるが，生前とは異なる慣例に戸惑う場合もあるため，家族の意向を確認しながら行う．
● 手は無理に組ませず両脇に置く，もしくは腹部で軽く合わせ自然な形に整える．包帯などで縛って

固定をすると，うっ血してしわの痕が取れなくなるためしないほうがよい.

整容・エンゼルメイク ·······················

〈手順〉

①クレンジング：クレンジングフォームで汚れを除去し，蒸しタオルで皮膚をこすらず，やさしく拭き取る.

②化粧水・乳液：化粧水を皮膚になじませる. 皮膚の乾燥を防ぐために乳液をつける.

③ファンデーション：顔の蒼白化に対応するために，赤みがあり血色がよく見える色を選ぶ. 指やスポンジなどでやさしく伸ばし，肌色のパウダーで仕上げる.

④チーク：耳朶（みみたぶ），まぶた，頬，顎などに入れる.

⑤リップクリーム，口紅：リップクリーム，ワセリンなどで唇を保湿し，口紅をつける. 口紅の色は家族と相談しながら，患者が女性の場合は，生前に使用していたものもしくはそれに近い色を選ぶ. 男性の場合は，自然で暗めの落ち着いた色を選ぶことが多い.

⑥眉，アイライン，アイシャドーなど：家族の希望に応じて入れる.

冷却 ·······································

〈手順〉

①保冷剤もしくはビニール袋に氷を入れたものを準備する.

②下腹部，上腹部，胸部の冷却は必須である. 生前，敗血症などの全身性の感染症，腹膜炎，重篤な肺炎，多臓器不全，高体温であった遺体は，その変化（腐敗）のリスクが高いため，両側の頸部・腋窩・そけい部の冷却を追加する

退院準備 ・・・・・・・・・・・・・・・・・・・・・・・・・・・・・・

〈手順〉

① エンゼルケア終了後は，寝台車の到着まで家族と
お別れの時間を過ごしてもらう．

② 退院手続きを説明し，手荷物，所持品などを整理
してもらう．

お見送り ・・・・・・・・・・・・・・・・・・・・・・・・・・・・・・・・

● 家族を寝台車まで案内し，患者とのかかわりの
あった医療スタッフで患者と家族を見送る．

観察のポイント

● 遺体の変化（硬直，皮膚や顔色，創傷部位など）
を観察しながら，メイクや処置を実施する．

● 家族は患者との死別直後の動揺や混乱，心身の疲
労が蓄積している場合もある．エンゼルケアや退
院準備などの説明は，家族の表情や言動を観察し
ながら，その説明を受け止め理解できているか確
認が必要である．

ケアのポイント

● 遺体の変化を防ぐため，ケアの順番を頭に置いて
手際よく実施する．

● 患者には生前同様に声かけし，清拭や着衣での体
位交換など，ていねいに行う．

● 死別直後の家族の悲嘆に配慮した声かけ，悲嘆に
対するケアを行う．

◆ 引用・参考文献

1) 山脇道晴ほか：遺体へのケアを看護師が家族と一緒に行
うことについての家族の体験と評価．がん看護 20（6）：
670-675，2015

2) 伊藤茂："死後の処置"に活かすご遺体の変化と管理．
p48，照林社，2009

3) 小林光恵：説明できるエンゼルケア．医学書院，2011

エンゼルケア

遺族ケア

目的

* 遺族の通常の悲嘆のプロセスを促す.
* 遺族が大切な人の死を現実のものとし, 大切な人がいなくなった生活や状況に適応していけるよう支援する.

必要な知識

死別による悲嘆 ･･････････････････････････

● 死別とは, 死に別れること, 死によって大切な人を亡くすという経験をした個人の客観的状況を表す[1].
● 死別に伴う心理的・身体的症状を含む, 情動的（感情的）反応である悲嘆の一般的なものを**表1**に示す. しかし, これらの反応には, 個人差があることに留意する.

表1 ◆悲嘆に対する一般的な反応

身体的	感情的	認知的
・不眠症	・情緒的感情の放出	・集中力の低下
・胸の圧迫感	・涙もろさ	・故人の回想に没頭する
・口の渇き	・興奮性	・故人の夢をみる
・疲労感	・不安	・故人の存在を感じる
・性的興味の喪失	・敵意を含んだ反応 / 怒り	・幻視 / 幻聴
・食欲の変化	・罪悪感を回避するための	・混乱
・動悸	過活動	・不信
・息切れ	・孤独感	・理想化（ネガティブな
・活力や体力の減退	・無力感	考えの抑制）
・胃腸障害	・感情の喪失 / 麻痺	
・のどの緊張	・人格喪失感	
・病弱	・引きこもり	
・じっとしていられない	・憂うつ / 悲しみ	

（シャーリー・アン・スミス著, 高橋美賀子監：ホスピス・コンセプト. p94, エルゼビア・ジャパン, 2006 より引用）

悲嘆のプロセス

- **表2**に示すように，悲嘆のプロセスには，理論家ごとに段階や課題，局面などがある[2〜5]．これらは死別後に遺族がどのプロセスを歩んでいるかをアセスメントでき，それに適したケアを提供することに役立つ．

- しかし，最近は，誰にでも共通するプロセスはなく，人は死別よってさまざまな課題を抱えながら，自分の体験の意味を見直し，新たな生き方を再構成していくという考え方が主流である[4]．

- 悲嘆のプロセスには，定まったタイムスケジュールがあるのではなく，一直線に進むものではない．生涯をかけて，行きつ戻りつしながらゆっくり進み，そのプロセスに終わりはない．

表2◆悲嘆のプロセス

キューブラー・ロス (1969)	ウォーデン (1991)	ニーメヤー (2007)
1. 否定	1. 喪失の現実を受入れ	1. 回避
2. 怒り	2. 悲嘆の痛みを経験	2. 同化
3. 交渉	3. 故人なしの環境に順応	3. 適応
4. うつ	4. 感情エネルギーを少なくし，別の関係に再投資	
5. 受容		

デーケン (1996)		
1. 精神的打撃と麻痺状態	2. 否認	3. パニック
4. 怒りと不当感	5. 敵意とうらみ	6. 罪責感
7. 空想形成ないし幻想	8. 孤独感と抑うつ	9. 精神的混乱と無関心
10. あきらめ―受容	11. 新しい希望―ユーモアと笑いの再発見	
12. 立ち直りの段階―新しいアイデンティティの誕生		

(文献2〜4) をもとに作成)

遺族ケア

Memo

_____

_____

悲嘆の種類 ･･････････････････････････

● 予期悲嘆, 通常の悲嘆, 複雑性悲嘆に分類される
が, 本項では死別後の反応として以下の2つに
焦点をあてる.

〈通常の悲嘆〉

● 喪失によって引き起こされる気分, 行動, 反応の
こと. 誰でも経験する正常な反応.

〈複雑性悲嘆〉

● 死別後, 重い精神症状や社会的機能の低下を引き
起こし, 専門的治療を必要とする.

● 複雑性悲嘆の特徴は, ①死別後6か月以上の期間
を経ても重い症状が持続していること, ②故人へ
の強い思慕やとらわれなど, 複雑性悲嘆の特有の
症状が非常に苦痛で, 圧倒されるほど強く激しい
こと, ③日常生活に支障をきたしていること, で
ある.

死別による影響 ･･････････････････････

● 死別によって家族の心身に影響がみられる場合が
ある. 死亡率上昇 (とくに男性), 新たな身体疾
患への罹患 (心疾患・高血圧), 既往症の悪化,
食習慣の変化, アルコールやタバコ消費量の増
加[6] など健康状態が損なわれる可能性があるた
め, 医療施設による支援にかぎらず, 家族内や地
域のソーシャルサポートによる継続的な支援が必
要である.

悲嘆のアセスメント

● 性格傾向
● 対処 (コーピング) スキル
● 故人との関係性, 家族内であれば続柄 (配偶者,
親, 子供, 祖父母, 兄弟姉妹など) や, 家族機能,

家族ライフサイクル
● 年齢や性別
● 亡くなったときの状況
● 精神疾患の既往歴
● 信仰，価値や信念
● 過去の死別体験

複雑性悲嘆の危険因子

● 複雑性悲嘆の危険因子を**表3**に示す．早期から
アセスメントとケア，専門的治療の開始を検討す
ることが重要である．

遺族の健康状態

● 遺族は，生前の患者のケア，死別後には葬儀や手
続きなどに奔走し，自分自身に必要なケアができ
ず健康が損なわれている可能性がある．食事摂取
や睡眠状態，仕事と家庭のバランス，受診が必要
な持病の有無，家族・友人のサポートの有無など
アセスメントする．

表3 ◆ 複雑性悲嘆の危険因子

状況的要因	・突然の予期しない死別 ・同時または連続した喪失 ・遺体の著しい損傷
関係的要因	・深い愛着関係（子どもとの死別など） ・過度な共生的・依存的な関係 ・葛藤関係や愛憎関係
個人的要因	・過去の未解決な喪失体験 ・精神疾患またはその既往 ・不安，悲観的な思考など性格傾向 ・ストレスフルなライフイベントの数
社会的要因	・経済状況の困窮，または著しい悪化 ・ネットワークの不足，孤立

(Tomarken A et al：Factors of complicated grief pre-death in caregivers of cancer patients. Psychooncology 17 (2)：R105-R111, 2008；瀬藤乃理子ほか：複雑性悲嘆の理解と早期援助. 緩和ケア 20 (4)：338-342, 2010 を参考に作成)

遺族ケア

遺族ケアの実際

①生前の患者に対して適切なケアを提供する.

②死別の体験を表現することを促す.

③自らの感情を認識することを支援する.

④家族が患者の死に際して直面する問題について解決する方法を検討する(経済面, 葬儀死後の手続き, 家族役割の変化, 周囲の支援者など).

⑤死別の意味をともに探求する(死の理解, 影響, 価値の変化, 学んだことなど).

⑥家族が, 悲嘆のプロセスは行き戻りがあることを理解し, 心身の変化に対応できるように支援する.

⑦悲嘆の回復に役立つような冊子や本 [6], 地域で利用できる遺族会, 遺族外来などのリソースを紹介する.

⑧複雑性悲嘆に対しては精神科医など専門家を紹介する. 必要に応じて, 精神看護専門看護師や臨床心理士, ソーシャルワーカー, 宗教家など活用可能な職種と連携をとりながら支援する.

遺族ケアプログラム

● ホスピス緩和ケア病棟の多くで, 看護師などスタッフと行うご遺体のケア, カードや手紙や電話訪問, 追悼会や茶話会の開催, 遺族会によるフォローアップ, 専門家への紹介(カウンセラー・精神科医, 宗教関係者)などが実施されている [7].

遺族ケアのポイント

● 死別による悲嘆は疾患ではなく通常の反応あることを理解し, 一人一人異なる悲嘆のプロセスを尊重し見守る. 複雑性悲嘆に陥る可能性がある場合は, 早期に専門家による介入を開始する.

● 医療者自身も生前の患者・家族ケアに際して悲嘆を抱えやすいこと, 個人的な要因(個人的な死の

体験，最近の喪失体験など）が悲嘆ケアに影響しやすいことを理解しておく必要がある．自分自身の悲嘆ケアを行うことが重要である．

● デスケースカンファレンスによるケアの振り返りや患者について語ることで，気持ちが整理できたり，建設的なディスカッションによって今後の遺族ケアへの示唆が得られる．

◆引用・参考文献

1) Stroebe W et al : Bereavement and Health. New York, Cambridge University Press, 1987
2) E・キューブラー・ロス：死ぬ瞬間－死にゆく人々との対話（川口正吉訳）．p66-189，読売新聞社，1971
3) Worden JW：悲嘆カウンセリング－臨床実践ハンドブック，第4版（山本力監訳）．p35-55，誠信書房，2011
4) ロバート・A・ニーメヤー：＜大切なもの＞を失ったあなたに 喪失をのりこえるガイド（鈴木剛子訳）．p124-128，春秋社，2006
5) アルフォンス・デーケン：悲嘆のプロセスの十二段階－死とどう向き合うか．p37-46，NHKライブラリー，1996
6) 大西秀樹ほか：遺族へのケア．家族看護10 (2)：60-67，2012
7) 日本ホスピス・緩和ケア研究振興財団：これからのとき－大切な方を亡くしたあなたへ
http://www.hospat.org/from-now-on.html より2021年6月3日検索
8) 北得美佐子：遺族からみたホスピス・緩和ケア病棟による望ましい遺族ケアの提供に関する研究．遺族によるホスピス・緩和ケアの質の評価に関する研究4（J-HOPE4）．p131-136，2020
9) 坂口幸弘：悲嘆学入門．昭和堂，2010

遺族ケア

Memo

....

....

Memo

第4章

がん患者の
生活サポート

在宅療養支援
就労支援
社会資源の活用
電話相談・トリアージ
災害時の生活サポート

在宅療養支援

目的

* がん患者が必要な医療や看護を受けながら，可能なかぎり住み慣れた自宅で自分らしい生活が送れるよう療養環境を整える.
* がん患者が抱えるさまざまな生活課題を整理しながら，適切な時期に介入できるよう病院と地域が協働して療養環境の準備や調整を行う.

在宅療養支援（退院支援を含む）の概要

● 2008 年の診療報酬改定により退院調整が評価されるようになり，多くの施設で退院調整部門が設置され，医療連携が強化されている.

● がん患者は，治療開始当初は ADL が自立していても，がんの進行や治療の副作用により ADL の低下や医療処置が自己管理できない場合，在宅療養支援が必要となる.

● 患者が在宅療養をどのように考えているのか，支援のタイミングをはかりながら介入のタイミングが遅れないように退院調整部門と連携して介入を検討する.

● 在宅療養支援にかかわる看護師には，患者の病状の経過を予測して必要な症状コントロールを行うことや，心理・社会的支援，家族の支援，社会資源の調整を行うことが求められている.

実際

在宅療養支援の流れ
①支援が必要な患者の把握（表1）

● 在宅療養支援が必要な患者のスクリーニングを実施する.

● スクリーニングの結果，支援が必要とされた場合

表 1 ◆スクリーニングのポイント

・病状が不安定で再入院の可能性がある
・退院後も医療管理や医療処置が必要である
・病状の進行によりさまざまな症状に対応する必要がある
・ADL・IADL が低下している
・独居または家族がいても介護が必要である
・病状や医療処置があることなどから，患者・家族の不安が強い

表 2 ◆退院支援計画書の項目

・退院支援が必要な要因
・退院に関する課題
・退院に向けた目標設定，支援期間，支援概要
・予測される退院先
・退院後に利用が予想される社会福祉サービス　など

には退院調整部門の専門家（看護師や医療ソーシャルワーカー）と情報共有を行う．

②支援の方向性の検討

● 患者および家族と病状や退院後の生活について話し合う．
● 今後の見通しや患者・家族の意向を確認する．
● 退院支援カンファレンスで退院に向けた課題を共有し，支援の方向性を検討する．
● 医療管理上の課題と生活・介護上の課題に分けると整理しやすい．

③退院支援計画書の作成（表 2）

● 退院支援計画書を作成し，患者・家族と退院に向けた目標や計画を共有する．

④サービス調整

● 退院支援部門と連携をはかり，在宅療養を可能とする制度や社会資源サービスを調整する．
● 患者・家族，主治医，病棟看護師，退院調整看護師，訪問診療医，訪問看護師，ケアマネージャーらが参加して退院前カンファレンス（**表 3**）を実

在宅療養支援

表3 ◆退院前カンファレンスの主な内容

- ・治療経過, 治療方針
- ・今後の病状予測
- ・ADL, 継続する医療処置と看護ケア
- ・在宅療養で注意すべき症状と対応, 退院指導の内容
- ・患者・家族の不安や希望
- ・介護力, 経済状況, 居住環境
- ・緊急時の連絡先
- ・今後のスケジュール

施する.

- ● 継続が必要な医療管理や医療処置について患者・家族に指導する.

⑤評価

- ● サービス開始後の状況を確認し, 状態に合わせて調整する.

ケア・観察のポイント

- ● がん患者の在宅療養支援では, がん医療やがん患者の特徴を理解し, 患者の療養を生活者としてイメージすることが大切である.
- ● 患者・家族と円滑なコミュニケーションをとり, 在宅での生活やアドバンス・ケア・プランニング(ACP) などの情報収集をしておくことで, 状態が悪化した際には早期に対応することができる.
- ● 患者や家族がいつ, どこで, これからどのように過ごしたいかについての意向を表現できるよう支援するためには, 在宅での具体的な支援についての説明や療養場所など理解を助ける情報提供が必要である.
- ● 看護師は, がん患者の治療経過と患者の生活に与える影響をアセスメントしたうえで, 常に先を見すえ, タイミングを逃すことなく, 必要な介入ができるように準備をしておく.
- ● 家族支援では, 家族の心理状態, 生活状況, 経済

状況，家族関係を配慮する．
- がん患者の症状をアセスメントして，必要なケアを予測し，疼痛や呼吸苦などの身体症状や強い不安や不眠などの精神症状のマネジメントを行う必要がある．

◆**引用・参考文献**
1）日本がん看護学会監，渡邉眞理ほか編：がん患者へのシームレスな療養環境．医学書院，2015
2）佐々木常雄監，下山達ほか編：がん薬物療法看護ベスト・プラクティス．照林社，2020
3）宇都宮宏子監，坂井志麻編：退院支援ガイドブック．学研メディカル秀潤社，2015

Memo

....
....
....
....
....
....
....
....
....
....
....
....

在宅療養支援

就労支援

* 疾患や障害を持ちながらも社会の一員として，個々の状況・状態に応じた就労が可能になるよう，治療と就労との両立を支援する．

就労支援の概要

● がんとの共生が課題となる中，「就労」は生活の糧としてだけでなく，社会の一員であるとの実感や自己実現の点からも重要な意味をもつ．ゆえにより良い療養生活のために，患者にとっての就労の目的や意味を知ることは重要である．

● 患者が診療計画や診療経過と就労との間で生じる課題を把握し，適切に取り組めるようにエンパワーメントしたり具体的な相談機関・専門機関を情報提供する．

● 定期的に，とくに病状の変化や診療計画の変更の際には患者の就労状況や就労への意向を確認し，就労状況が他の社会的苦痛（経済面，人間関係等）や実存的苦痛（生きる意味等）に影響を及ぼしていないかを把握する．

支援の実際

〈患者の認識や要望の把握〉

● 患者情報（年齢，家族構成，職業等）をもとに，患者の就労状況，就労に対する患者の認識や要望を把握したり確認したりする．

　・世帯の生計中心者か否か，患者個人の収入が家計全体に与える影響はどの程度か，就労に関してどのような価値観をもっているか，治療と就労とのバランスを患者がどのように考えているか等でアプローチの方法も情報提供する内容も

異なることを理解する.

〈診療時期を考慮した支援〉

● 診療計画や診療経過によって就労との間で生じる課題は異なるため，診療時期を考慮して支援する.
- ・診断間もない時期，初期治療開始前などは診療イメージがつかず，離職が最善の方法と考えてしまう患者は少なくない.
- ・まずは罹患のショックや先行きの不安を受け止め，生活や就労に対する思いを聴き，課題解決に向けて協働していく院内のソーシャルワーカーや院外の各相談機関・専門機関の存在を情報提供しておくと安心につながる.
- ・治療方針（方法・頻度・期間等）の説明の際には，治療が就労に与える影響や課題をイメージできるように，医療者とのコミュニケーションを橋渡しする.
- ・とくに治療スケジュールや副作用による影響については，具体的に例をあげて説明すると伝わりやすい．しかし副作用の出現には個人差があることから柔軟な対応が望ましいことも伝えておく必要がある.

〈休職・復職・離職を考えている場合〉

● 患者が休職・復職・離職を考えている場合，早々に決断してしまわないように声掛けし，病状や治療計画を理解し，就労との兼ね合いを現実的に吟味した上での判断か否かを確認する.
- ・休職・復職・離職の意向の背景にあることに目を向け（職場への申し訳なさ，社会からの孤立感，社会的存在の実感，生活の困窮等），働くことへの思いを率直に語れる環境を作る.

就労支援

〈就労に関連する資源〉

● 患者が自分を取り巻く就労に関連する資源（機関・組織・人）を整理できるように，資源の意識化を支援する．

　・患者が就労に関連する機関・組織・人を十分に把握していないことも少なくない．医療者による「会社の誰に相談しているのか」「誰との調整が必要なのか」との問いかけが，患者が組織や労働規約のあり方を意識し，人事課や上司に相談するといった行動につながることも多い．

〈治療開始から経過観察の時期〉

● 治療開始から経過観察の時期は，患者・雇用側・医療機関間での適切な情報共有が望ましい時期である．必要十分な情報共有に向けて，患者・医療者間のコミュニケーションの橋渡し，患者のエンパワーメント，関連部署・関連機関との連携を支援する．

　・事前に雇用側と共有したい医学的情報を患者と整理するとともに，雇用側が必要と考えている情報を入手する必要性についても共有する．

　・必要に応じて医療者と雇用側の担当者とで情報交換もできることを伝え，その際には事前に患者の同意を得ることも説明しておく．

　・院内のソーシャルワーカーと協働する際には，看護師からみた治療と就労の両立における課題をソーシャルワーカーに伝えるとともに，これからの情報共有のあり方や役割分担を話し合う．

〈病態の進行や終末期と判断される時期〉

● 病態の進行や終末期と判断される時期に患者が就労に対する意向を表明した場合には，患者の意向の奥にある思いや背景にある状況を把握することに努め，医学的に就労が可能か否かの判断を伝え

ることを急がない.

・病態の進行により周囲への依存度が高くなり，
社会的役割の遂行が困難であるとの実感を避け
るために，就労への期待や意欲を表出する患者
もいる．また終末期であるからこそ，終活の一
部として就労への意向を示す患者もいる．

・患者が医学的状態に照らして乖離した就労意欲
を表出する場合には，精神医学・精神腫瘍学，
社会的状況等の多角的視点をふまえて患者に
とっての就労の意味を理解する必要がある．

〈療養・就労両立支援指導科〉

● 診療報酬上の【療養・就労両立支援指導料】につ
いて理解しておくことは，患者にとってのみなら
ず医療機関にとってもメリットになる．

・雇用側から提示された勤務状況に基づき，医療
者が患者に療養上必要な指導を実施するととも
に，雇用側に対して診療情報を提供した場合に
評価されるもの．

● 患者が自営業の場合，所得補償として活用できる
社会制度には限界があり，治療の継続が生活困窮
につながることは少なくないため，早い時期に院
内のソーシャルワーカーにつなぐことが必要で
ある．

留意点

● 就労に対する価値観は個々に異なることを理解す
るとともに，援助者の価値観にも自覚的であるこ
とが必要である．

● できるだけ早い時期に相談機関・専門機関を情報
提供しておくこと，できれば口頭ではなく一覧表
などのリーフレットを提供できると望ましい．

● 役立つリソースを**表**1，2に示す．

就労支援

表 1 ◆ 就労支援事業の専門家

	両立支援コーディネーター	両立支援促進員	社会保険労務士	就労支援ナビゲーター
配置先	企業、支援機関等、医療機関	産業保健総合支援センター（47 都道府県）	社会保険労務士事務所等	ハローワーク 47 都道府県 94 安定所 193 病院（2019.10.1）
資格等	人事労務担当者、産業保健スタッフ、社会保険労務士、産業カウンセラー、キャリアコンサルタント、医療ソーシャルワーカー、看護師 等	社会保険労務士、産業カウンセラー、保健師 等	社会保険労務士	非開始の国家公務員 医療・社会福祉等の資格保有者や実務経験者、キャリアコンサルタント、産業カウンセラー等の資格保有者、企業の人事労務管理に関する知識・経験を有している者
事業	【労働基準局】 「産業保健活動総合支援事業」 【健康局】 「がん患者等の仕事と治療の両立支援モデル事業」	【労働基準局】 「産業保健活動総合支援事業」	【健康局】 「がん患者の就労に関する総合支援事業」	【職業安定局】 「長期療養者就職支援事業（がん患者等就職支援対策事業」
主な業務	*主治医と会社の連携の中核となり、患者に寄り添いながら継続的に相談支援を行いつつ、個々の患者ごとの治療・仕事の両立に向けたプランの作成支援 等	*企業を訪問し、治療と職業生活の両立支援に関する制度導入や教育等について、具体的な支援を実施 *患者の就労継続や職場復帰支援に関する事業場との個別調整についての支援の実施等	*休職や社会保障（傷病手当金、障害年金、健康保険の切替等）の相談 *治療と仕事の両立に関する相談等（医療機関においては労働者本人への助言の主となる）	*職業相談・職業紹介（在職中、復職後、体力的な問題等から転職を検討している方にも対応） *履歴書・職務経歴書の個別添削等の就職支援 *患者のニーズに応じた求人開拓

（厚生労働省健康局がん・疾病対策課：第 3 回がんと共生の在り方に関する検討会資料）

表2 ◆情報ツール・支援団体等

厚生労働科学研究費補助金 「がん患者の就労継続及び職場復帰に資する研究」サイト https://www.ncc.go.jp/jp/cis/divisions/05survivor/05survivor_01.html	各種支援ツール Q&A、支援ガイドブック、支援マニュアル、事例集等の入手が可能
両立支援事例サイト「がんと共に働く〜知る・伝える・動き出す」 https://special.nikkeibp.co.jp/atclh/work_with_cancer/index.html	国立がん研究センターがん対策情報センターによるビジネスパーソン向けサイト
国立がん研究センター　がん情報サービス https://ganjoho.jp/public/index.html	がん情報の総合サイト 医学的なことだけでなく、生活・療養に関する情報も掲載
静岡県立静岡がんセンター　Web版がんよろず相談Q&A https://www.scchr.jp/cancerqa/	2003年と2013年に実施した全国調査結果を整理して構築したがん体験者の悩みデータベース化し、がん体験者の方々の悩みや負担をやわらげるための助言や日常生活上のエ夫などの情報を掲載
一般社団法人ＣＳＲプロジェクト（Cancer Survivors Recruiting） https://workingsurvivors.org/index.html	がん患者の仕事と治療の両立を支援する団体 就労に関する悩みや不安について相談対応している
キャンサー・ソリューションズ株式会社 https://cansol.jp/	がん体験者がスキルを活かして自立できる社会を目指し、コンサルティング、プランニング、リクルーティング等を行っている
独立行政法人　高齢・障害・求職者雇用支援機構 https://www.jeed.go.jp/	職場復帰、就労継続、新規採用に関する事業者向けの相談および助成等を行っている
全国のハローワークの所在地案内 https://www.mhlw.go.jp/kyujin/hwmap.html	病気や治療に伴い障害をもった場合の職場復帰、就労継続、新規採用、仕事の紹介等を行っている

就労支援

491

社会資源の活用

＊患者のより良い療養生活のために活用できる社会資源・社会制度について理解し，患者が自分の周囲にある資源に気づき，活用していけるよう支援する．

社会資源の概要

- 社会資源とは，人々の要求や問題を解決・緩和する目的で使われる物的資源と人的資源の総称であり，フォーマルな資源とインフォーマルな資源とがあることを理解する．
- 公的な社会制度は，対象となる条件が年齢・疾患・状態・経済的状況等により決められていて，申請主義（自ら申請する）に則った手続きが必要である．
- 療養生活の一助となる一般的な社会制度について，内容，申請方法，申請から活用までの流れ，活用する上での留意点などを把握する．
- 診療の早い段階からソーシャルワーカー等の専門家の存在を伝えるとともに，診療経過に伴い変化する患者の状態や状況に合わせて専門家と情報共有しながら連携を図る．

支援の実際

- 患者自身が自分を取り巻く環境の中で，フォーマルまたはインフォーマルな資源をどの程度認識したり把握しているかを確認する．その際には「△△の時にはどのように対処しているのか」「◇◇の場合に助けになるのは誰か」「誰に相談している（してきた）か」など，具体的に質問すると患者の問題解決への意識のあり方や対処法も把握できる．
- 一見，医療に関係のないかかわりをしている存在が患者の療養生活を支えていたり，診療計画を遂

行するうえでのキーパーソンになることもあると
の認識をもつことは重要である.

各種の公的社会保障制度

高額療養費制度および限度額適用認定証 ……

● 健康保険制度では, 患者の年齢と所得に応じて
「自己負担限度額」を設定し, 自己負担限度額を
超えた金額を加入している保険者が負担する仕組
みになっている. これを高額療養費制度という.

● 保険者から交付された自己負担限度額区分を証明
した限度額適用認定証, または保険証をひもづけ
たマイナンバーカードを医療機関に提示すること
で入院・外来どちらの医療にも適用される.

〈対象〉

● 公的保険のいずれかに加入し, 保険料を納めてい
て, 医療を受ける人.

〈申請〉

● 加入している保険者の窓口にて申請. 郵送での対
応が可能な場合が多い.

〈支援〉

● 多くのがん医療は保険適用であることを伝え, 高
額療養費制度および限度額適用認定証を活用する
ことで負担軽減をはかれることを伝える.

● 患者の加入している保険者や加入状況, 患者の年
齢や所得等によって申請の有無や方法が異なるた
め, 診療の早い段階で院内のソーシャルワーカー
につなぐ.

● 経済的理由で治療を躊躇する患者の場合には, 患
者の治療への思いを聴き, 課題解決に向けて多職
種・多機関で取り組んでいくことを伝えるととも
に, 患者が治療や課題に向き合い続けられるよう

エンパワーメントしたり，モチベーションの維持
を支援する．

〈留意点〉

- 保険料の滞納がある場合，限度額適用認定証は交
  付してもらえないため，交付要件を含む制度の詳
  細な情報提供を心がける．
- 自己負担限度額区分は前年の所得を基準に決定され
  るため，申請時の所得額と乖離していることもある．

傷病手当金 ·····························

- 病期やケガの療養のために欠勤することで給料が
  支給されない場合や，給与が支払われていてもそ
  の額が傷病手当金の額よりも少ないときに，その
  差額が支給される所得補償制度．

〈対象〉

- 健康保険の加入期間が1年以上あること（国民健
  康保険は対象外）．
- 退職前に通院歴があり，退職日に勤務していないこと．

〈申請〉

- 加入している保険者の窓口にて申請．申請に必要な
  所定の用紙があり，雇用側の休職している証明と医
  療機関からの診療を受けている証明の両方が必要．

〈支援〉

- 患者が休職や離職に悩んでいる場合には，加入し
  ている保険を確認し，傷病手当金の存在を伝え，
  院内のソーシャルワーカーにつながるようにする．
- 診断書の書き方に迷う医師には，診断書の書き方
  によって患者は経済的基盤を確保でき，生活を支
  えられるだけでなく，復職への期待をもてること
  が治療意欲や社会的存在としての確認や自尊心の

維持につながることを伝え, 制度への橋渡しをする.
● 雇用側への気兼ねから申請に躊躇している患者には, 傷病手当金は保険者から支給されるものであることを伝え, 申請に対する抵抗感をやわらげる.

〈留意点〉
● 国民健康保険の被保険者はこの制度を活用できないことを理解する.
● 支給期間は休業第4日目から1年6か月 (通年) だが, 寛解期の再発・転移等は対象になることもある.

障害年金 ....

● 障害年金は, 病気やけがが原因で生活や労働に障害をきたしたとき, 障害認定されれば, 生活を保障するために支給される年金である.
● 1級・2級とあり, 障害厚生年金や障害共済年金等は3級および障害手当金 (1回のみ支給) がある.

〈対象〉
● 年金に加入し, 保険料を納め, 疾病やケガのために一定の障害の状態にある人.

〈申請〉
● 管轄の年金事務所にて申請.

〈支援〉
● 障害年金の申請は提出書類が多く, 患者自身が作成しなければならないものもある.
● 申請から支給開始までに時間を要するため, 速やかに申請ができるようソーシャルワーカーにつなぐ.
● 患者自身が作成する書類の作成には診療経過を振り返る作業が必要となるため, 心理的苦痛を伴うこともあるので, 申請を検討しているまたは申請中の患者の様子を意識する.

社会資源の活用

- 障害年金は疾病の状態ではなく，障害の程度によって認定されるため，病態や治療の状態で決まるわけではないことを理解する．
- 申請から認定・支給までに時間を要するため，支給前に他界してしまう可能性に留意しておく．

介護保険

- 社会全体で要介護者を支えるシステムで，利用者の意思が尊重されるとともに多様で利用しやすい介護サービスが医療・福祉の統合したサービスとして，提供されることを目的としている．

〈対象〉

- 第一号被保険者は65歳以上の人で，第二号被保険者は40歳〜64歳までの特定疾病に該当する人．一定の要介護状態であると認定された場合にサービスの利用が可能になる．

〈申請〉

- 住民票のある地域の市役所の窓口にて申請．

〈支援〉

- 患者の心身および日常生活の様子をアセスメントし，介護保険サービスの利用の有無を確認し，未申請であれば介護保険について情報提供する．
- 院内のソーシャルワーカーや居住地域の地域包括支援センターにアクセスすることを勧める．
- 介護保険サービスは介護者の負担軽減を目的に活用されることも多い．患者と介護者との意向にズレが生じる場合は現実吟味と折り合いを支援する．
- 主治医意見書は診療情報以上に疾患や治療が療養にどう影響するかが重要で，特記事項が認定に影響する．診療情報と療養上の課題がリンクした意

見書になるように作成をサポートする.

〈留意点〉
● 要介護状態に応じたサービス支給であり, 病態の進行と要介護状態が乖離している場合がある.
● 要介護状態と認定されることやサービスの導入は, 患者の自尊心に触れる部分であるため, 情報提供には留意する.

生活保護 ....
● 他の社会保障制度を活用してもなお生活に困窮する場合に, 国民の生存権の保障を規定した憲法第25条に基づいて最低限度の生活を保障するとともに, 自分で自分の暮らしを支えられるように支援することを目的としている.

〈対象〉
● 世帯全員の収入が, 国が定める基準によって算出された金額が生活保護法で規定する最低生活費を満たない場合.

〈申請〉
● 居住地域の管轄の福祉事務所にて申請.

〈支援〉
● 生活に困窮している様子があれば, 早い段階に院内のソーシャルワーカーにつなぐ.

〈留意点〉
● 生活保護はスティグマ (恥の概念) を刺激する可能性があるので情報提供には留意する.
● 経済観念のありようには個人差があり, 援助者の価値観とのジレンマが生じやすいため, 援助者自身がお金に対する価値観を自覚しておくことは必要である.

電話相談・トリアージ

目的

* 患者が電話で話すさまざまな訴えから症状の本質をつかみ，がんに関連する，またはがんで引き起こされた症状の緊急性や重症度を判断する.

概要

- 電話相談は視覚的情報が制限されるため，聴覚による印象が対話のあり方に影響を与えるので，初期対応は慎重に行う.
- 誰が，何を目的に電話相談しているかをていねいに傾聴しながら主訴を捉えるコミュニケーション力とアセスメント力が求められる.
- 症状の出現や状態の変化の訴えは，当事者と医療者とで評価や緊急性の判断にズレが生じやすい.
- ていねいに状態や状況を確認しながら，相談者自身の安心につながる対処法や情報を検討し，院内外の関係者と連携をはかる.

支援の実際

- 気がかりを率直に語れる印象を与えられるように，コミュニケーションスキルを駆使する.
- 相談者が動揺したり慌てている場合には，相談者よりも声のトーンや話すスピードを少し低くていねいに対応しながら，相談者の呼吸のペースを徐々に緩めていく.
- 詰問されているという印象を与えないように，誰が，何を相談したいのか，どんなニーズがあるのかを聴きながらアセスメントし，相談者と共有する.
- 事柄だけでなく，相談者の気持ちを共有するやり取りが相談者の語りを促進する.

- 他の担当者・担当部署に確認する必要がある場合には，時間を要する可能性を伝え，コールバックを約束する．その際には相談者の都合も確認したうえで，大まかな予定を伝えておく．
- 相談を終了する際には，相談で共有したことや今後の予定等を確認し合い，開いた感情がおさめられているのを確認してから終了する．
- 症状の出現や状態の変化に関する相談は，緊急性の判断が必要になるため，必要事項（いつから，どんな症状が，どのように出現・変化しているのか）と相談者自身が直接把握した情報か否かを確認したうえで担当医に連絡する．
- 不安や心配から連日または1日に何回も電話をかけてくるような場合には，院内の他職種（精神科医・心理職・ソーシャルワーカーなど）と対応を検討し連携をはかる．

留意点

- 院内の電話対応・電話相談の対応部署や対応ルールを確認しておく．
- 相談内容が苦情であったり，相談者が立腹している場合には，要因となる事柄に対してではなく，不快を感じさせていることに対して謝罪の言葉を述べる．初期対応が非常に重要であることを自覚する．
- 電話を媒体としたコミュニケーションにおける，援助者自身の癖を自覚しておく．

電話相談・トリアージ

Memo

．．

．．

．．

．．

災害時の生活サポート

目的

* がん患者に対する災害時の速やかな対応に向け，災害時におけるがん患者への影響や備え，対応を理解する．

概要

- 大規模災害時には，多数の傷病者の発生により医療需要が増加することや病院自体が災害に遭い機能を果たせなくなるなど，平時の医療継続が困難となる．
- がん患者は，要介護状態でなければ避難行動は可能であるため，在宅で療養している患者の多くは避難行動支援者にあたらない[1]．
- しかし，がん患者はがんによる疼痛などの症状コントロールを行っていたり，がん治療に伴う薬物療法，放射線療法などを行っている．そのため，大規模な災害が発生することにより，症状マネジメントが困難になったり治療継続への影響などが発生することがある．
- 看護師は，災害によってがん患者に起こり得る影響を知り，事前の情報提供や発災時を想定した環境整備や人的トレーニングなどを行い，災害に備えておく必要がある．

災害によるがん患者への影響

症状マネジメントを必要とするがん患者への影響

- 服薬手帳の紛失や電子カルテの障害などにより，どのような薬剤で症状をコントロールしているか把握できず薬剤の処方が困難になることがある．
- 通院手段の断絶などにより意図的に鎮痛薬の使用を控えたり，症状を我慢するなど服薬アドヒアラ

ンスが低下する可能性がある.

● 周囲の被害状況を考慮し,自身の症状に対する訴えを控えたり,避難所生活で周囲にがんであると知られることへの抵抗を抱くことがある.そのため,患者の訴えを妨げ思いや病状の変化を把握しにくい環境となる[2].

がん薬物療法や放射線療法を必要とするがん患者への影響[3]

● がん薬物療法薬の投与中に発災した場合,輸液スタンドの転倒や留置針の抜針による細胞障害性薬剤の漏出の可能性がある.

● 外来化学療法室などでは,さまざまな診療科の患者が滞在しており,避難誘導の際には患者情報の混乱や薬剤による急性症状への対応が必要となる場合がある.

● 通院手段がなくなったり,通院施設での医療提供医機能の破綻などにより治療計画に沿った治療が実施できなくなる.そのため,原疾患の増悪や治療効果にも影響を及ぼす可能性がある.

● ライフラインが断絶したり避難所での生活は,がん治療に伴うさまざまな症状(骨髄抑制,脱毛,皮膚障害など)のマネジメント方法の変更が必要になる.発災後数日間は,医療者や医療情報にアクセスすることが困難な場合もあるため,その期間自身で対処できる体制が必要である.

● 乳房の切除やストーマ造設などの術後では,外見変化を抱えた中で被災生活を送らねばならない.避難所ではプライバシーが守られにくく,心理的な負担も大きくなる可能性がある.

病院や地域における災害に関する情報収集 …

● 地域によって起こり得る災害の種類や発災時の災害の規模など，リスクが異なる場合もある．そのため，地域や施設の立地状況などを情報収集し，日頃から避難場所やハザードマップなどの確認を行う．

● 自施設で診療を継続することが困難になった場合，近隣施設や拠点病院との連携などが必要となる．地域がん診療連携拠点病院や近隣病院の連携体制についての情報収集を行うほか，連携体制の整備を行う．

がん患者に対する事前の情報提供と
患者指導 …

● がん患者に向け，さまざまな団体から災害時の備えとして情報提供が行われている．患者が自分で情報源にアクセスすれば多くの情報を得ることができるが，すべてのがん患者が災害に備えるための情報が得られるよう事前に情報提供を行う必要がある．

〈医療情報の保管について〉

● 災害時にはかかりつけの病院に受診できるとは限らず，自身の治療経過などを医療者と共有できるツールが必要である．そのため，保険証，服薬手帳，治療経過が明記されたもの（がん薬物療法薬の種類と投与日，投与量など）などをセットし，避難時には携帯するよう指導する．

〈備えておいた方が良いものについて〉

● 自宅に準備しておいた方が良い物品について
　・3日程度の予備の内服薬（鎮痛薬など）
　・緊急連絡先

- 医療的ケアが継続できる物品 (ストーマ用品,
  バッテリー内蔵の在宅酸素など)
- 情報や通信手段の確保 (ラジオ・充電器・パソ
  コンなど)
- マスクやグローブ, 口腔ケアなどの衛生物品

〈災害時の生活の注意点：がん治療中の場合〉

● 骨髄抑制, 免疫抑制により感染への抵抗力が低下
  しているため, がれき撤去やヘドロなどの処理は
  しない.
● 避難生活の中で可能な感染予防対策を行う.
  - マスクの着用や手指消毒, 口腔ケアを実施する.
  - 水が不足するため, 少量の水で細かくうがいを
    したり歯磨きクロスなどを使用する. 手洗いが
    できない場合は, アルコールジェルやウェット
    ティッシュでの拭き取りなどを行う.
  - 体の保清が難しい場合もあるため, 体拭き用
    シートなどで陰部などの保清を保つ.
● 栄養状態を保つ.
  - がん治療による食欲低下や粘膜障害などを発症
    する可能性があるため, 十分な水分摂取や食べ
    やすい災害食などを準備して取り入れるように
    する.
● がんであることを医療者へ伝える.
  - 自身ががんであることや症状の変化を伝えるこ
    とを控えてしまう可能性がある. 避難先を訪問
    する医療従事者に自身の状況を伝え, 環境調整
    や心理面での支援を得る.
  - 症状緩和のため医療用麻薬などを使用している
    場合は, 薬剤の処方や不足の場合の代替薬, 服
    用方法などについて相談する.
● 体調の管理を継続し, 変化がある場合は受診する.
  - 38℃以上の発熱や発熱がなくても悪寒や戦慄
    がある場合.

- ・CV ポートや術後の創の炎症所見がある場合.
- ・感染症の併発が疑われる所見がある場合 (排尿時痛, 咳嗽, 腹部腔炎, 咽頭痛, 腹痛など).
- ・下痢や嘔吐が持続し, 水分や経口摂取が困難な場合.

〈がん治療の継続について〉

- ● 災害発生による病院の機能の変化とがん治療に与える影響について
  - ・がん種や治療期により早期に治療を再開し継続する必要が高いのか, 一時休薬することが可能なのかなど, 患者のがん治療の目的と災害時の治療継続の必要性について話し合っておく.
- ● 通院中の病院で治療継続が困難になった場合の対応について
  - ・通院している病院と連絡を取ることが難しい場合, 地域連携拠点病院や各学会などから受け入れに関する情報開示がなされる.

〈災害に関する情報について〉[4]

- ● 国立がん研究センターがん情報サービス:「大規模災害に対する備え〜がん治療・在宅医療・緩和ケアを受けている患者さんとご家族へ〜」
- ● 兵庫県立大学 地域ケア開発研究所:「災害看護命を守る知識と技術の情報館」
- ● チームオンコロジー.com:「自然災害発生後のがん対処法 (米国がん協会による災害時の患者向けの対処方法の Q&A)」

外来化学療法時の初期対応について ……………

- ● がん薬物療法薬投与中の発災を想定し, 下記の対応について施設内で検討を行う. また, 速やかな対応が行えるよう防災訓練やマニュアルの作成などを行う.

〈初期対応について〉
● 落下物や転倒防止
● 輸液スタンドの固定や輸液ボトルの管理
● 末梢静脈ライン，ポート留置針の管理方法（抜針をするのか閉鎖式のコネクターから一時的に外すのかなど）
● 緊急時の曝露対策

〈避難誘導方法〉
● 患者のPS（パフォーマンス・ステータス）や投与している抗がん薬，病態に合わせた避難方法
● 避難誘導の優先順位
● 患者情報の把握の方法（滞在，患者数，診療科，当日の治療経過，リストバンドや診察券の活用など）
● 避難時のサポートの依頼部署や避難経路から安全に護送，担送を行う方法
● 一時避難後の精神状態の観察とその後の対応（帰宅可否など）の判断
● 付き添い者への対応方法

◆引用・参考文献
1) 菅原よしえ：自助・共助・公助と災害基本法における要配慮者．がん看護 24（3）：254，南江堂
2) 白井祝子：緩和ケアを必要とするがん患者に災害が及ぼす影響．がん看護 24（3）：260-261，南江堂
3) 村上富由子：がん薬物療法を受ける患者に災害が及ぼす影響．がん看護 24（3）：256-258，南江堂
4) 平成26年度厚生労働科学研究費補助金地域医療基盤開発推進研究事業「被災地に展開可能ながん在宅緩和医療システムの構築に関する研究」班：大規模災害に対する備え がん治療・在宅医療・緩和ケアを受けている患者さんとご家族へー普段からできることと災害時の対応．2014年11月10日

Memo

第5章

がん看護実践に役立つ技術と考え方

がん看護の技術

問診の方法

目的

* 病気や患者の状況を見極めるために視診，触診，打診，聴診，臨床検査とともに，問診を行う．
* 疾患だけでなく，患者を理解するために患者背景，職業，家族歴，環境性曝露（タバコなど），既往症，現病歴，服薬中の薬，がんの状況やがんの素因，随伴症状などの情報を聴取する．
* コミュニケーションスキルを使って，身体的・精神的な苦痛の程度，病状，治療に伴う情報を収集し，患者の問題を全体的に把握する．
* 問診で得た情報は医療チームで共有し，治療および治療支援計画を立案する．

概要

* 問診とは，患者の自覚症状や経過，既往症，家族歴などを尋ね，病歴あるいは患者を知るために行う診察技法のことで，医療面接ともいう．
* 問診を効果的に行うには，問診票に沿ってただ聞けばよいというのではなく，医療者のコミュニケーションスキル（**表1**）が重要である．
* 問診は，患者の感情面を把握するとともに，コミュニケーションを通して，信頼関係を形成することができる．
* 医療者が患者の状況を聞くことで，患者自身が自分の状況や気持ちに気付くことができる．
* システマティックに情報を得ることで，見落としがなく，偏った治療あるいは治療支援計画にならない．
* 医療チームで情報を共有し，患者にとって最適な支援策が決定する．

表1 ◆問診に必要なコミュニケーションスキル

質問	・会話の始まりは，オープンクエスチョンから始め，自由に話してもらう． ・得られた情報から，病歴や患者の気持ちを明確にするために，特異的な質問をしていく． ・質問は簡潔で，医学専門用語ではなく患者にわかりやすい言葉や表現を使う． ・避ける質問：多発・連射型の質問，誘導あるいはバイアスのかかった質問など
沈黙	・患者が感情的に興奮しているとき（泣く，イライラするなど）は，目を合わせたり，前かがみになったり，うなずいたりしながら短い沈黙をとる． ・患者の話を遮らないように沈黙を利用する． ・沈黙は長すぎると患者はかえって心配や不安になるので，注意する．
促進	・患者に話題提供をするのではなく，話をつづけることができるように，うなずきやあいづち，話をつなげる声掛け（例：それについてもう少し話しください）を行う．
共感	・患者の感情を非難あるいは賛成するのではなく，理解する（例：とても辛かったのですね）． ・共感は，うなずきなどの非言語的コミュニケーション（ジェスチャーや表情，ボディーランゲージ）でも可能である．
明確化	・相手がうまく言葉で表現できていないときは，共感的な言葉を使いながら言い換えて表現してみる．
自己開示	・患者の状況に関係のある体験や感情を話す．

（文献 1）を参考に作成）

観察

● 患者の表情，体位，行動，言動を観察する．

● 患者が言葉や表情で気持ちを表出しているのを見過ごさない．

● 患者が何を聞かれているのか，こちらの問いかけが理解できているのか，わからない言葉や用語はないかを確認しながら話す．

● 同席している家族の状況やサポート，現状や治療の理解がどの程度なのか，心の状況などを確認する．

● 問診と併せて，視診や触診，打診，聴診，臨床検査データの確認をする．

問診の方法

ケアのポイント

- 問診の前に患者のカルテ情報に目を通し，疾患や状況に対してある程度の知識をもっておく．
- 問診は患者の現状や病状，経過，受け止め，不安など多くの情報を聞くので，できるだけ患者の緊張が少なく，話しやすい環境を準備する（**表2**）．
- 患者の認知機能を把握しておき，問診をする上で支障となる場合は家族の同伴などを説明する．その際は，同席する人がどういった関係性の人であるのかを記載しておく．
- 問診を開始する前に，あらかじめどういったことを聞かせてもらうのか，どれぐらいの時間が必要なのかを説明しておく．
- 問診を行う際は，先入観ではなく，問題点や状況判断ができるように系統的に聴取する．主訴，現病歴，既往歴，服用中の薬，アレルギー歴，習慣，職業歴，家族歴および家族関係などを聴き，患者の問題を全体的に把握していく（**表3**）．
- 問診は，問診票を書き込むことが目的ではなく，患者の状況把握のために行うので，順番に聞いていく必要はなく，患者との会話のタイミングに合わせて聴取する．
- 問診をするときは時系列が重要なので，経過は表にするなど情報が混乱しないようにする．
- がんという病気やがん治療は患者にとって生命の

表2 ◆問診を行う準備と手順

- 快適さを確保するための，場所，座る位置，患者と医療者の座る距離，プライバシーの確保などを整える
- あいさつをして患者を迎え入れる
- 自己紹介をして，自身の役割を話す
- 今の状況で身体的な苦痛が無いかを確認し，必要に応じて体位を変更する
- 問診の目的，時間を説明する
- 患者に話し合いたいことがあるかを確認する
- 言語的および非言語的コミュニケーション技法を使って会話をする
- 最後に理解できたこと，患者の要望などを要約して終了する

（文献2）を参考に作成）

表3◆問診の内容

主訴	患者がもっとも強く訴える症状，病院に来た理由
現病歴	患者が病院を受診するにいたった経緯，健康状態 【例：腹痛の場合】 ・いつその痛みが発症したのか ・痛みの頻度と経過 ・痛みの種類 ・随伴症状 ・どの位持続したのか ・痛みを感じる位置 ・痛みの程度（ペインスケールなど） ・悪化要因あるいは緩和要因
既往歴	現在の病気以前の健康状態：全身的健康状態，過去の疾患，外傷，入院，手術ワクチン接種など
服用中の薬剤	服用中の薬剤の種類や用量・用法，市販薬，生薬，代替療法（民間療法含む），避妊用ピル，ホルモン剤，便秘薬，ビタミン剤，サプリメントなど
アレルギー歴	環境（花粉症など）や食品，薬剤のアレルギー
習慣	喫煙，飲酒，スポーツ，食生活
職業歴	疾病（がん）を引き起こす物質（煙，粉塵，アスベスト，アニリン染料，放射線）や環境（炭鉱，長時間の日照，動物飼育，清掃，騒音，薬品曝露など）
家族歴および家族関係	祖父母，両親，兄弟姉妹，子どもについての健康状態あるいは病気の有無

（文献1，3）を参考に作成）

危機を思わせる出来事であるため，後悔していたり，事実を知りたくない，話したくないなどの感情的な反応をしたりする場合がある．問診を行っているときの表情や言動，行動を観察し，必要に応じて違う質問をしたり，休憩をとったりする．

● 痛みなどの消耗性の症状がある場合は，対症療法を取り入れながら，安楽な体位で問診を行う．

● 患者の言葉を信頼することが重要だが，ときに感情的な表現になっていることがあるので，視診や触診，打診，聴診，臨床検査データと照合しない場合は質問の内容や方法を変更してみる．

● 現病歴は経時的に記載していくことが，病気のプ

ロセスや連続性を理解するうえで非常に重要である.

● 主訴として疼痛がある場合などは,痛みの評価スケールなどを用いながら,患者の痛みが客観的に評価できるように問いかけを行う.

● 主訴や既往歴を聞く場合は過去の健康状態はどうだったかといったオープンクエスチョンから始める.

● 主訴や現病歴は,いつから,どこが,どのように感じ,何かをするとその症状に変化があるのか,持続時間,程度,場所,随伴症状の有無,その症状によってどんなことが困っているのかなどを確認して行く.

● がんの原因やがん治療への影響などを判断するうえで,職業歴や曝露されている環境因子,習慣,家族歴,家族との関係,宗教的背景なども可能なかぎり聴取する.

● 問診で聴取した情報を要約して,医療チームで共有できるようにまとめる.

● 患者の心配事や,病気や治療方法,検査などに対してどんな希望があるかを聞いておくことで,患者の望む治療に近づくことができる.

◆引用・参考文献
1) Peabody FW:第1章 問診. スワルツ身体診察法－病歴と検査－(西垂水和雄訳). p3-28, 西村書店, 2013
2) Dwamena FC:セクション1 基本概念 第3章 患者中心の面接. 聞く技術答えは患者の中にある, 第2版 (山内豊明監訳), p9-13, 日経BP社, 2015
3) Fortin AH:セクション1 基本概念 第4章 医師中心の面接. 聞く技術答えは患者の中にある, 第2版 (山内豊明監訳), p7-26, 日経BP社, 2015

血管内穿刺

＊血管内穿刺に伴う合併症を起こさない.
＊静脈注射に適した静脈の選択を行う.

準備物品

［穿刺時］
● 駆血帯, ● 注射針, ● 消毒綿,
● 固定用テープ, ● 防水シーツ, ● 針廃棄容器
［抜針時］
● 消毒綿, ● ガーゼ, ● 絆創膏, ● 防水シーツ,
● 針廃棄容器

● 自施設で使用される物品を記載

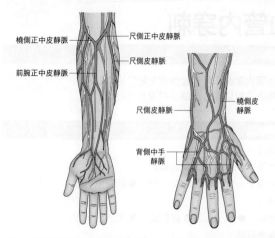

橈側正中皮静脈　　　　尺側正中皮静脈

尺側皮静脈

前腕正中皮静脈

橈側皮
静脈

尺側皮静脈

背側中手
静脈

図1 ◆静脈注射に適した前腕の静脈と，穿刺の危険のある動脈，神経

(文献1)p38 を参考に作成)

穿刺部位（図1）

● 可能なかぎり，上肢での血管穿刺を行う.

● 穿刺の際には静脈の構造だけでなく神経の走行を把握する.

● 穿刺の部位として橈側皮静脈，尺側皮静脈，正中皮静脈があるが，神経損傷のリスクが低い橈側皮静脈（手関節周囲以外）を第一選択とする.

血管穿刺時の注意点（表1）

● がん患者の治療に使用される抗がん薬は，他の薬剤と比較して組織障害性が強い薬剤が多い. また，がん患者は低栄養状態や治療を繰り返すことで血管が脆弱化する.

● 合併症のリスクをできるかぎり低減できるよう，血管内穿刺に伴う合併症の種類を理解し，適切な物品の使用，適切な血管を穿刺する技術が必要である.

表1 ◆ がん患者の特徴と血管穿刺への影響

がん患者の特徴	血管穿刺への影響
抗がん剤の複数回投与	血管壁の硬化，脆弱化
抗がん薬による皮膚の色素沈着	血管の走行が目視しづらい
抗がん薬による皮膚乾燥	テープなどで表皮剥離しやすい
低栄養	血管壁の脆弱化
るい痩	皮下組織が薄くなり静脈が浅い位置にある
腋窩リンパ節郭清	リンパ節郭清側での穿刺は原則禁忌となる

血管内穿刺に伴う合併症の種類

皮下出血 ┈┈┈┈┈┈┈┈┈┈┈┈┈┈┈

● 穿刺時に針が静脈の対側を貫通した場合など起こる．がん患者の場合には低栄養状態やるい痩により皮下出血を起こしやすい．また血管の太さよりも大きな針を使用することでも起こる．

〈症状〉

● 穿刺部位の皮膚変色，腫脹，疼痛

〈対処〉

● 注射針を抜去し，圧迫止血を行う．

神経損傷 ┈┈┈┈┈┈┈┈┈┈┈┈┈┈┈

● 誤って神経に針があたることや薬液の刺激によって起こる．静脈と神経は近い位置にあるため，穿刺した後に針先で血管を探る操作でも起こる．

〈症状〉

● 疼痛・痺れ，手指の屈曲の障害

〈対処〉

● 注射針を抜去し，障害部位を確認する．主治医へ報告し必要時には整形外科の受診を調整する．

感染 ┈┈┈┈┈┈┈┈┈┈┈┈┈┈┈┈┈┈

● 薬剤準備時の汚染，医療従事者の手指の汚染，使用物品の汚染によって起こる．がん薬物療法中の患者や血液疾患の患者などで易感染状態となって

いる場合には，敗血症を引き起こす場合がある．

〈症状〉

● 穿刺部周囲の発赤・腫脹・熱感，静脈炎

〈対処〉

● 感染を起こさないよう，スタンダードプリコーションを徹底する．

● 感染徴候がある場合には注射針を抜去し主治医へ報告する．

血管外漏出

● 薬液が血管外へ漏出した状態．薬剤の種類によって組織障害に違いがある．

〈症状〉

● 漏出部位の発赤・腫脹・熱感，皮膚壊死

〈対処〉

● 注射針を抜去し，漏出範囲を特定し主治医へ報告し必要時皮膚科受診を調整する．

● 抗がん薬の場合にはステロイドの局所注射を行う場合がある[1]．

静脈炎

● 静脈内膜およびカテーテル刺入部が炎症をきたしている状態．カテーテルによる物理的刺激や薬剤による化学的刺激（pH，浸透圧比，血管の刺激性など），微生物による生物学的刺激（感染）によって生じる．

〈症状〉

● 静脈に沿った疼痛，硬化，熱感，静脈に沿った線状痕

〈対処〉

● 保温などで血管拡張を促す．

● 注射針を抜去しより太い血管に穿刺する．

● 注射針の固定を見直す．

適切な血管と不適切な血管（表 2）

表 2 ◆適切な血管と不適切な血管

適切な血管	不適切な血管
・弾力がある太い血管 ・穿刺針の長さ分の真っ直ぐな血管 ・観察が容易にできる部位の血管	・循環障害のある四肢の血管 ・腋窩リンパ節郭清をした上肢の血管 ・腫瘍の皮膚浸潤がある四肢 ・皮下出血がある部位の血管 ・放射線照射を受けたことがある上肢 ・下肢の血管 ・（持続静脈注射の場合）関節付近

穿刺方法

● 穿刺方法は一般的な看護技術を変わらない．ここでは血管穿刺の手順のうち，がん患者の場合に追加しなければならないことを挙げる．

穿刺前 ·····················

● 患者の治療歴を確認し腋窩リンパ節郭清や放射線照射，皮膚へ腫瘍組織の浸潤がないかを確認する．

● がん薬物療法の初回などで緊張が強い場合は血管が収縮している可能性もあるため，リラックスできるように声をかける．

● 抗がん薬の副作用などで皮膚乾燥が著しい場合には，スキントラブルを避けるため事前に保湿を行っておく．

穿刺時 ·····················

● るい痩などで皮下組織が薄くなっている場合には穿刺角度を 10 〜 20 度と普段より浅い角度で慎重に穿刺する [2]．

● 皮膚乾燥が激しい場合には，テープやドレッシング剤を貼付する部分に皮膜材の塗布などを検討する．

- 血管外漏出のリスクが高くなるため，穿刺した血管の末梢側で，24時間以内は血管確保を行わない[3].

抜針時 ●●●●●●●●●●●●●●●●●●●●●●●●●●●●●●●

- 皮膚乾燥や浮腫がある場合，テープを剥離する際には剥離剤を使用し愛護的に剥離する
- 抗がん薬の副作用等で出血傾向にある患者は止血後，すぐに圧をかけると再出血することがある．抜針後に帰宅する際などは荷物を逆側の手でもつよう指導する．

◆引用・参考文献
1) 日本がん看護学会編：CQ15EV が疑われたとき、および EV が生じたとき、副腎皮質ステロイドの皮下・皮内注射の投与は有用か？ 外来がん化学療法看護ガイドライン 2014 年版―抗がん剤の血管外漏出およびデバイス合併症の予防・早期発見・対処. p55-56，金原出版，2014
2) 伊藤和史：安全な手技・輸液管理を目指して―末梢カテーテルの管理；安全な手技，管理を目指して（京都大学医学部付属病院看護部編）. p31，IV ナース認定プログラム技能認定テキスト，サイオ出版，2017
3) 日本がん看護学会編：CQ4 静脈確保のための血管はどの部位のどのような血管を選択すべきか？ 外来がん化学療法看護ガイドライン 2014 年版―抗がん剤の血管外漏出およびデバイス合併症の予防・早期発見・対処. p39-41，金原出版，2014
4) 片山正夫：静脈注射の実際 - 静脈注射の基本知識. ナースがおこなう静脈注射（佐藤エキ子ほか編）. p38，南江堂，2005
5) 原田久子：各血管アクセスデバイスの手技や管理のポイント―末梢血管確保（京都大学医学部付属病院看護部編）. p82-94，IV ナース認定プログラム技能認定テキスト，サイオ出版，2017
6) 金井久子：がん化学療法を取り巻く現在の課題―抗がん剤投与の際の静脈穿刺. がん看護 14 (5)：566-569，2009
7) 長家智子：注射の手技―点滴静脈内注射. 動画で見る新しい注射の技術（大池美也子編）. p77-86，中央法規出版，2008
8) 住永有梨：末梢ルートの上手な取り方・管理―翼状針・留置針の末梢ルートの取り方. エキスパートナース 35 (4)：84-89，2019

皮下埋込型ポートの管理とケア

目 的

* 末梢血管の確保が困難な場合に皮下埋込型ポートを留置するため患者に必要性を説明する.
* 自宅での抜針, 異常を発見したときの対処について指導する.

必要物品

穿刺時 ....

- 個人用防護具
- 0.5%を超える濃度のクロルヘキシジン (禁忌の場合は 10% のポビドンヨードまたは 70%アルコールで代用)
- ポート穿刺専用針 (ヒューバー針)
- 固定用フィルムドレッシング剤
- 薬液ボトルや輸液ライン
- 生理食塩液が充填された 10mL シリンジ

抜針時 ....

- 個人用防護具
- 0.5%を超える濃度のクロルヘキシジン (禁忌の場合は 10% のポビドンヨードまたは 70%アルコールで代用)
- 生理食塩液が充填された 10mL シリンジ
- ガーゼ
- 絆創膏
- 針廃棄容器

自施設での必要物品を記載

....

....

....

皮下埋込型ポートの管理とケア

519

- 次の①〜③の条件をすべて満たす医療機器とされている[2].
    - ①中心静脈に挿入されたカテーテルと接続することにより,長期にシステム全体を皮下に埋入することができる.
    - ②システムにカテーテル内腔と交通するリザーバー(チャンバー)を有し,経皮的にこのリザーバー(チャンバー)を穿刺することで薬液の注入を反復して行うことができる.
    - ③システム自体に持続注入などのポンプ機能を持たない.

- CVポートはセプタム・リザーバー(チャンバー)・カテーテルの3つに分かれている(**図1左**).
- 専用針はヒューバー針(**図1右**)と呼ばれ,セプタムのシリコーンゴムを削り取らない構造(ノンコアリング)となっている.通常の針を使用するとセプタムの破損や,削り取られたゴム片が体内に入る可能性がある.
- カテーテルの種類はオープンエンドとクローズドエンドに分けられる.クローズドエンドは一般的にグローションカテーテルと呼ばれていることが多い.

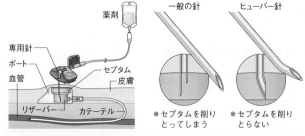

薬剤

一般の針　　　ヒューバー針

専用針
ポート
血管
セプタム
皮膚
リザーバー　　カテーテル

*セプタムを削りとってしまう　　*セプタムを削りとらない

図1 ◆中心静脈ポート(左)とヒューバー針(右)の構造　　(文献5)を改変)

オープンエンド（図2）··························

● カテーテルの先端が開放されているもの．薬液が終了した場合にはカテーテル内に血液が逆流する可能性がある．

クローズドエンド
（グローションカテーテル）（図3）··············

● カテーテル先端は閉じており，圧がかかるとカテーテルにあるスリットが開き，薬液の注入や逆血の確認ができるもの．

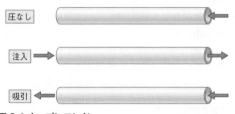

| 圧なし |
| 注入 → |
| 吸引 ← |

図2 ◆ オープンエンド

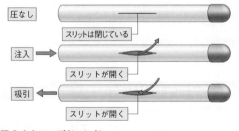

| 圧なし |
| 注入 → スリットは閉じている |
| 吸引 ← スリットが開く |

スリットが開く

図3 ◆ クローズドエンド

中心静脈ポートのメリットとデメリット

メリット·································

● 容易かつ安全に中心静脈への薬剤投与ができる．

● 皮膚上にデバイスが露出していないため，他の中

心静脈カテーテルに比べ感染頻度が低い.
- 外見上目立たない.
- 血管刺激性の高い薬剤の投与が行える.

デメリット

- 異物留置による患者の身体的・精神的負担がある.
- 閉塞を予防するためにフラッシュ等が必要となる.
- 破損や不適切な使用による有害事象（合併症）が起こることがある.

留置部位

- 内頸静脈, 鎖骨下静脈へカテーテル留置する場合には前胸部もしくは側胸部に, 上肢静脈へカテーテル留置する場合には上肢に CV ポートが埋没される.
- どの静脈にカテーテルを留置するのかによって造設時・造設後の合併症が多少異なる（**表1**）.

表1 ◆ 留置血管と合併症一覧

静脈	術中の合併症	術後の合併症
内頸静脈	動脈損傷	カテーテルの折れ曲がり
鎖骨下静脈	気胸	カテーテルのピンチオフ断裂
上肢静脈	皮下血腫	血栓性静脈炎

（文献3）をもとに作成）

代表的なポート合併症の種類

ピンチオフ

- 鎖骨と第1肋骨にカテーテルが挟まれ機械的な摩擦によって閉塞や破損, 断裂を引き起こす.

〈症状〉
- 逆血がない, 注入に抵抗がある, 患者の体位を変えると逆血確認や滴下確認が行える.

〈対処〉
- CV ポートの抜去

フィブリンシース

- カテーテル周囲に蛋白（フィブリン）が凝集しカテーテルを包み込む現象. カテーテルの閉塞や血管外漏出の原因となる.

〈症状〉

- 逆血はないが，注入はできる. 薬液が注入できない，注入できても皮下に漏出する.

〈対処〉

- 血栓溶解剤の注入，CVポートの抜去

血栓性静脈炎

- 血栓を原因に起こる静脈の炎症. 上腕にCVポートを留置した場合に起こりやすい.

〈症状〉

- 留置されている上腕全体の腫脹，痺れ，疼痛，など

〈対処〉

- CVポートの抜去，抗凝固剤の投与

CVポートシステムの破損

- 同じ場所への頻回な穿刺やCVポート穿刺専用針を使用しない事によってセプタム部分が破損する. また10mL以下のシリンジを用いてのフラッシュや吸引ではCVポートシステムの耐圧限度を超えた圧力がかかりシステム破損の可能性がある.

〈症状〉

- 逆血がない. 薬液が注入できない，注入できても皮下に漏出する.

〈対処〉

- CVポートの抜去

感染

- 穿刺時や抜針時の汚染や化学療法中の白血球減少等の易感染状態によって起こる.

〈症状〉
● 発熱，CV ポート周囲の腫脹・熱感，CRP 値の上昇

〈対処〉
● CV ポートの抜去，抗菌薬の投与

CV ポートの穿刺・抜針の手順

穿刺から固定までの手順

①アレルギーの有無，留置されているカテーテルの種類，前回穿刺・投与時に問題がなかったかを事前に情報収集する．

②留置部位の皮膚に熱感や傷などがないかを確認する．

③CV ポートのセプタムの位置・穿刺部位を確認する．

④穿刺部位の消毒を中心から外側に向かって円を描くように行う．

⑤ヒューバー針と生理食塩液が充填されたシリンジを接続し針先まで薬液を満たす．

⑥利き手でヒューバー針を持ち，もう片方の手でCV ポート本体を固定する．

⑦ヒューバー針でセプタムの中心部を垂直に穿刺する．針先に「コツッ」と軽く当たるまで針を進める．

➡このときに強い力で穿刺すると，針先が底面に当たってめくれ上がり，抜針時にセプタムの損傷や皮膚の剥離につながるため注意する．

⑧逆血が確認できる CV ポートの場合には逆血を確認する．

⑨シリンジ内の生理食塩液でパルシングフラッシュを行い，CV ポートの注入や挿入部に異常が無いかを確認する．

⑩シリンジとヒューバー針を外し，輸液ラインを接続し自然滴下を確認する．

⑪CV ポートの固定は針が動かないようにする，患

者の活動を妨げないことをポイントに固定する.
抗がん薬を投与する場合には刺入部やその周囲
の皮膚を確認できるように, ガーゼ等で刺入部
を覆わないようにしフィルムドレッシング剤で
固定する.

➡抗がん薬の影響で皮膚が脆弱になっている場合
 などは事前に保湿や皮膜材の塗布や, テープか
 ぶれの少ないドレッシング材に変更する.

投与中の観察項目

● 滴下の変動はないか
● 挿入部に異常はないか
● 固定されているテープ類が衣服による摩擦や汗な
 どによって剥がれていないか

抜針の手順

①指示された薬液が終了後はパルシングフラッシュ
 を行う.
【フラッシュに使用する薬液】
・オープンエンドの場合は, ヘパリン可生理食塩液
 10mL 以上を使用
・クローズドエンドの場合は, 生理食塩液 10mL
 以上を使用
②利き手でヒューバー針を持ち, もう片方の手で
 CV ポート本体を固定する.
③ CVポートのセプタム面に対して垂直に抜針する.
④出血がある場合にはガーゼ等で圧迫止血を行う.
⑤アルコール綿で抜針部を消毒する.
⑥絆創膏を貼付する.

〈パルシングフラッシュとは〉

● シリンジのブランジャーを断続的に押すことで,
 カテーテル内に波動を起こしカテーテル壁に付着
 している血液などを洗浄する方法 (**図4**).

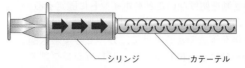

シリンジ　　　　カテーテル

図4◆パルシングフラッシュ法

CVポート留置中の患者への指導内容

● CVポート留置時に渡される患者カードを携帯する。携帯しておくことで他医療機関へ受診しときなどに、CVポートのメンテナンス方法等の情報が提供できる。

● CVポート留置部には、強い圧力や衝撃がかからないようにする。CVポート周囲のスキントラブルに注意をする。

● 上肢に留置している場合には血圧測定は、反対側の腕で測定する。

● 上肢に留置している場合には、採血は反対側で採取してもらう。

● 抜針後に貼付した絆創膏は当日中に除去する。

● （自宅で化学療法を行う場合）乗用車のシートベルトやカバンの肩当などが当たる際にはタオルなどを使って圧がかかりすぎないように注意する。

◆引用・参考文献
1) 国公立大学附属病院感染対策協議会編：病態別感染対策－カテーテル関連血流感染．病院感染対策ガイドライン2018年度版 2020年3月増補版．p123-124, じほう, 2020
2) IVR学会編：中心静脈ポート留置術と管理に関するガイドライン2019年版. 2020.
https://www.jsir.or.jp/docs/cvp/cvp2003.pdf より2021年3月21日検索
3) 竹内義人：ポート留置の基本－留置の基本．中心静脈ポートの使い方～安全挿入・留置・管理のために～，第2版（荒井保明ほか編）．p7, 南江堂, 2014
4) 稲葉吉隆他：ポート管理方法．中心静脈ポートの使い方～安全挿入・留置・管理のために～，第2版（荒井保明ほか編）．p67-74, 南江堂, 2014
5) 株式会社メディコン：化学療法サポート－医療機器の紹介：CVポート専用の針
http://chemo-support.jp/medical-apparatus/huber-needle.html より2021年4月3日検索
6) 浜辺陽子他：各血管アクセスデバイスの手技や管理のポイント－中心静脈ポート．IVナース認定プログラム技能認定テキスト（京都大学医学部附属病院看護部編）．p107-115, サイオ出版, 2017

セクシュアリティの支援

目的

* 性の問題はがん患者の QOL にとって重要な一因なので，正確な知識と情報を提供する.
* 患者に性の相談を受ける準備があることを伝え，相談内容に応じた具体的ケアを提案する.

概要

● セクシュアリティとは，生物学的な意味の「性」だけではなく，人間における性的な感覚や感情の表現様式，性を介しての親交，性を通じてのアイデンティティの表現など，性に基づく人間存在の表現様式のことをいう.

● 広義では，人との触れ合いやぬくもり，やさしさ，あるいは愛への欲求ととらえる.

● セクシュアリティは性的健康と呼ばれることもあり，性的問題を抱えていることを性機能障害と呼ぶ.

● がん患者は，がんや治療に伴う性機能障害，ボディイメージの変化，生殖能力の低下，パートナーシップの変化などといったセクシュアリティの問題を抱えている.

● 長期生存のがんサバイバーが増加したことで，セクシュアリティの問題が注目されているが，どこに相談に行けばよいのかがわからず，迷っている患者は多い.

● がん治療の多くが短期入院あるいは外来治療に移行しており，家で生活しながら治療を受けている患者が増えた. 入院中は気にならなかった性の問題は日常生活で直面する問題になってきている.

● セクシュアリティの問題は，がんと診断された少し後に出現することが多く，その他の問題が優先

527

され，相談するタイミングをつかめないでいる.

● すべてのがん患者が性の問題に関して医療者と話す機会をもつ必要があるといわれているが，実際に話をしてくる患者の数はかなり少ない．米国の調査結果によると，がん患者の約50%に性機能あるいは性生活（性関係）に問題があり，相談ニーズをもっているものの，他者からの支援を得られていないという報告がある.

観察

● 治療開始に伴い，起こりうる生殖に対する障害の内容についてどのように理解しているか，生殖医療への希望はあるかなどを確認する.

● セクシュアリティについて相談があった場合は，患者が話す情報（パートナーの有無あるいは関係性，性体験の有無，性的知識，過去と現在の性生活の状況，病気や治療によるボディイメージの変化や性機能障害，心理的反応等）や具体的な悩みを聞く.

● がんあるいはがん治療によって出現している身体症状（副作用を含む），精神症状の状況（不安，抑うつ，ストレスなど）を確認する.

● がん患者のセクシュアリティの問題をスクリーニングするための質問（**表1**）をする．さらに詳しい状況を知るためには詳細な質問（**表2**）をする必要があり，得られた情報は医療チームで共有する.

表1 ◆ 性の問題をスクリーニングするための質問

・性機能について何か心配はありますか？
・あなたの性的機能に変化はありましたか？
・性生活にどの程度満足していますか？
・あなたの病気（がん）または治療は，あなたの性的機能に影響していますか？

(文献1) を参考に作成)

表 2 ◆性の問題についての詳しい質問項目

現在の問題の状況	問題が発症時期，持続期間，問題の状況，行った対応など
現在の性的交流	性交または恋愛の頻度，パートナーと自身の性的嗜好，倦怠感や他の症状による影響，言語的・非言語的コミュニケーションの状況，オルガスムの頻度と変化，恋愛中および／または性交中の痛みまたはその他の症状
性の知識や状況	性に関する知識のレベル，ネガティブな経験，ボディイメージ
家族歴	セクシュアリティに対する家族の態度，親のモデリング，宗教的影響
リレーションシップ (対人関係)	現在の関係発展と安定性，時間の経過によるパートナーに対する感情の変化，未解決問題の存在，感情についてのコミュニケーションの状況
現在のストレッサー	問題に関係するストレッサー，家族に関連したストレッサー，その他のストレッサー（経済面，仕事など）
病歴	現病歴，治療歴，薬歴，嗜好（喫煙，アルコールなど）

（文献 1）を参考に作成）

ケアのポイント

- 性の問題について医療者による正確な知識と情報の提供が必要である．情報の提供方法や内容は発達段階に応じて行う．

- セクシュアリティの問題は非常に個人的なものであるため，プライバシーが守れる環境のもとで相談に応じる．

- 患者が性の問題を表現してくる場合は，間接的で比喩的な表現であることが多く，真意がつかみにくいことが多い．医療者はセクシュアリティの問題を十分に理解し，相談を受ける準備をしておくことが大切である．

- 日本人の文化的背景もあり，性生活の問題は医療者に対してなかなか聞きづらいものなので，他の副作用症状と同じように指導用パンフレットに症状や対処方法，相談先などを入れておく．

- 医療者のほうから性に関する質問をする場合は，羞恥心や不安を抱かせたりしないような対応が必要である．そのためには，安心と信頼感を得る時

間が必要であり，一度に多くのことを聞くのではなく，患者のペースに合わせて，段階的に質問することが大切である．
● 医療者から患者に，話題にあげてよい問題だということを伝える．
● がん患者のセクシュアリティについての情報収集の方法や参考資料を提示する（**表3**）．
● 治療中，治療後も，普通の日常活動や人間関係を続けることの大切さを強調する．

表3 ◆がん患者のセクシャリティに関する資料

〔インターネット〕
・がん情報サービス：がんやがんの治療による性生活への影響
　https://ganjoho.jp/public/life_stage/aya/index.html
　（2022年1月10日現在）
・認定NPO法人キャンサーネットジャパン：がんと性
　https://www.cancernet.jp/seikatsu/sexuality/
　（2022年1月10日現在）
・認定NPO法人キャンサーネットジャパン：がんと性～
　アプリ相談ルーム
　https://www.cancernet.jp/seikatsu/sexuality/ がんと性～
　アプリ相談ルーム /（2022年1月10日現在）
〔書籍〕
・アメリカがん協会編，高橋都ほか編：がん患者の"幸せな性"
　ーあなたとパートナーのために．春秋社，2007
・長谷川まり子：がん患者のセックス．光文社，2010

● 患者に起こっている性の問題を理解し，効果的な介入をするために使用できる看護モデル「PLISSIT Model」（**表4**）を使って，性の問題に対して段階的に介入する．

Memo

....

....

....

....

表4 ◆ PLISSIT モデル

P (Permission)	性の相談ができることを伝える	すべての看護師が行えるレベル
LI (Limited Information)	基本的な情報を伝える	ほとんどの看護師が説明できる
SS (Specific Suggestion)	より詳細な情報を伝える	より深い専門知識をもつ看護師が行う
IT (Intensive Therapy)	専門家による集中治療	セックスセラピストまたは特別に訓練されたカウンセラーが行う

＊医療者が性の問題に対して介入する際の段階的関与の方法を示したモデル

（文献1）を参考に作成）

◆引用・参考文献

1) Katz A：Chapter 3 Sexual Health Assessment. Breaking the Silence on Cancer and Sexuality: A Handbook for Healthcare Providers. p19-29, Oncology Nursing Society, 2007

2) 「総合的な思春期・若年成人（AYA）世代のがん対策のあり方に関する研究」班編：6　恋愛・セクシュアリティ. 医療従事者が知っておきたいAYA世代がんサポートガイド. p72-73, 金原出版, 2018

3) 国立がん研究センターがん情報サービス：診断と治療－がんやがんの治療による性生活への影響 https://ganjoho.jp/public/dia_tre/sexual_health_issues/index.html より2022年1月11日検索

Memo

....

....

....

....

....

....

....

セクシュアリティの支援

アピアランスケア

* アピアランスケアとは，医学的，整容的，心理社会的支援を用いて，がんやがん治療によって起こった外見の変化を補うケアをいう．外見の変化によって抱いている患者の苦痛を軽減し，患者が家族を含めた人間関係の中でその人らしく過ごせるよう支援する[1]．

概要

がん治療に伴う外見症状

● がんに対する手術療法，薬物療法，放射線療法は，さまざまな後遺症や有害事象により，外見の変化を伴う症状も多い．

外見変化に対する患者の苦痛について

● 国立がん研究センターが行った調査によると，がん患者が体験した身体症状の苦痛度では，男女比の差はあるものの，20項目の身体症状の中で5～12項目を外見の変化に伴う症状が占めていた[1]．

● 外見変化に伴う苦痛のうち頭髪の脱毛，ストーマ，乳房の切除，色素沈着，眉毛や睫毛の脱毛，爪の割れなどが高い順位に位置し，痛みや気分不快などの自覚症状を伴わないものも患者にとって苦痛の高い症状である．

● 外見変化に伴い，自分のイメージが変わってしまうことへの違和感や嫌悪感，人間関係が変化してしまうことへの不安などの苦痛により，社会生活への制限が生じることがある[2]．

アピアランスケアの概要

● アピアランスケアは，がん患者に対する包括的ケ

アの一つであり，外見の変化に伴い，どのような
苦痛を抱いているのか，その人らしい生活を送る
ためにはどのような支援が必要なのかという視点
でかかわることが重要である．

● 患者の生き方や価値観，役割や環境をふまえて，
社会との関係を考慮した支援を行うことが重要で
ある．そのため，化粧によるカモフラージュと
いった美容的支援は，アピアランス支援の手段の
一つである．

● 外見の変化がある患者すべてにアピアランスケ
アが必要なわけではない．①範囲や大小にかか
わらず外見の変化があり，②外見の変化に起因す
る苦痛を感じている，③心理的な苦痛症状が精神
疾患によらないことがアピアランスケアの対象と
なる．

ケアの実際

アピアランスケアのポイント ……………………

● コミュニケーションスキルは，患者―看護師関係
を発展させるために重要な看護技術であり，良好
なコミュニケーションがあってこそ，患者中心の
医療を提供することができる．

〈介入時期について〉

● 告知後や脱毛開始時期，復職を検討している時期
など，時期により患者の精神状態や気がかりも異
なる．また，経過の中で患者の社会的な役割の変
化やライフイベントなども変化する．そのため，
時期に応じた支援を行う．

〈患者の苦痛や取り組みの理解〉

● 一般的には男性より女性，高齢者より若年層の患
者，がん種では乳がん患者が外見の変化に対する
苦痛を強く感じる傾向がある．しかし，外見の変

アピアランスケア

化への苦痛は，個々の価値観や自己のイメージに関係することが多く，性別や年齢にかかわらず個人差が大きい．そのため，医療者の価値観で決めるのではなく，個々の苦痛を理解することが重要である[3].

- 患者は外見の変化に対し，さまざまな場面で苦痛を体験していることがある．「下りのエスカレーターは気づかれそうで嫌だ」「レジで支払いをする時に指先を見られるのが嫌だ」など，患者の症状体験を聞く．また一方で，患者自身が情報収集したり，工夫やチャレンジする気持ちを持ち，取り組んでいることも多い．患者が取り組んでいることを聞き，承認することも重要である．

アピアランスケアのプロセス

- 個別的なアピアランスケアを行うために，患者とのコミュニケーションを通し，情報収集から支援の提供を段階的に進めていくことが重要である（**表1**）．

アピアランスケアの実施

- がん治療の経過や病態から考えられる外見への影響（持続期間や今後のリスク）などをふまえ，患者の外見変化に伴う苦痛の軽減や生活を送ることができるようアピアランスケアを実施する．

①外見の変化を補うための支援を行う

- 瘢痕や脱毛へのカバー（ウィッグや帽子），美容的なメイクなどの支援である．
- 個々で異なる外見を補うことへのニーズに合わせ，基本的な外見加工の方法や技術，専門家へつなぐための情報収集など備えておく必要がある．
- 自治体によってはウィッグ購入時の補助金や助成金制度が設けられている場合がある．また，2018年からは運転免許証の更新時に帽子の使用

表 1 ◆アピアランスケアのプロセス

第 1 段階　信頼関係の形成とニーズの確認，目標設定	
①信頼関係の形成	他職種がかかわる場合も含め，目標達成のための信頼関係を構築する．
②ニーズの確認	患者が外見の変化に対しどのように対応していきたいか，希望や意思を確認する．
③目標設定	どの場面でどのようにしたいのか，具体的な目標設定を行う．

第 2 段階　基本情報の収集とアセスメント	
①治療内容と外見の症状	治療による外見変化のリスク，起こっている外見の変化の程度，疼痛や瘙痒などの症状の有無．
②外見が気になる状況	家庭や職場（職位や職種，職務内容），学校生活など日常生活での気がかりなのか，控えているイベント（成人式や入学式，結婚式など）への気がかりなのか具体的な状況を確認する．
③苦痛の程度・こだわり	外見や自己のイメージに対する価値観や失うものへの価値の大きさ，個々の苦痛，こだわりの内容を確認する．
④現在の対処方法	外見変化に対する認識と対応への準備状況，カバーする際の実践状況を確認する．また，カバーする際の自己の目標（変化前に近づけたいのか新たな自分へ変化してもよいと考えているのか）を確認する．
⑤本人の状況・能力	情報収集能力やセルフケア能力を評価する．また，ケアを行う上で問題となる身体症状（ほかの有害事象含め）や経済的な問題，病期や治療経過をアセスメントする．
⑥援助資源の有無	サポートが得られる人的資源などを確認する．

第 3 段階　プランの策定	
①本人の目的や実践可能なプランの選択	患者個人のアピアランスケアの目的に合っているか，患者が実践することが可能な方法かを検討する．
②問題場面の社会的状況を多角的理解	患者が認識している社会的場面について，患者とともに社会的位置の見直しやその場合にふさわしいあるいは許容される外見について検討することで，患者が社会に適応できる支援につながる．

第 4 段階　プラン実施の支援
プランを実施するために必要な情報提供や医療が行える範囲の施術を行う．しかし，整容や美容に関しては専門的な外部機関や技術者につなぐことも重要である．また，患者自身が自分の現状を認め「これなら職場に戻れる」と認識できるように継続的に支援する．

（文献 1），p13-14 を参考に作成）

アピアランスケア

が認められていることなど，外見加工の選択肢に
必要な情報提供を行う．

②外見の変化に関する認知の変化を促す

● 外見が変化することにより，自分に憐れみを感じ
たり自尊心が低下するなど，心理・情緒的な苦痛
を伴う．患者自身の考え方の偏りや自身に対する
認知の状況に気づき，変容していくことができる
よう支援することが必要である．

  ・外見の変化自体に対する認知の変容：抵抗感の
  あるウィッグもファッション用などおしゃれと
  して取り入れるよう提案するなど，多面的な認
  知を可能にするような介入を行う．

  ・自分らしさに対する認知の変容：「自分じゃな
  い」と受け入れが困難な場合に，具体的な場面
  を想定しイメージの変化などについて話し合う．

  ・他者との関係性における認知の変容：パート
  ナーや職場において，自分の状況を伝えること
  や相手の想いを聞くことなど対応を話し合う．

  ・患者自身が他者との関係が崩れていない，ある
  いは新たに築けていることを感じ自己効力感が
  向上するようなサポートを行う．

〈脱毛時のアピアランスケア〉

● ウィッグには，数千円のものから数十万円するもの
までである．素材もナイロンや人毛などの種類があ
り，メーカーや価格によって内側の素材も異なる．

● 患者がウィッグに求める優先度（自然さ，心地よ
さなど）や気がかり（メンテナンス方法やサロン
の様子など）を聞き，患者が自分に合ったものを
選択できるように支援する．そのためには，施設
近隣やインターネット上で購入できる専門店の情
報や購入したウィッグのカットをしてくれるサロ
ン，美容室などの情報を整理しておくことは大切
である．

●メイクの方法については，化粧品やウィッグメーカーから動画の配信など情報提供を行っている．患者が日頃どのようなメイク用品を使用しているのか確認し，患者に必要な情報提供を行う．

◆**引用・参考文献**
1) 野澤桂子編：臨床で生かすがん患者のアピアランスケア．p2-5，南山堂，2017
2) 分田貴子：現場で使えるアピアランス（外見）ケア．Yori-Sou がんナーシング 11 (1)：6，メディカ出版，2021
3) 山口昌子：がん化学療法を受けた患者の外見の変化とそれに伴う心理的苦痛の実態．日本がん看護学会誌 32：170-179，2018

Memo

....

....

....

....

....

....

....

....

....

....

アピアランスケア

感染予防策

* がん患者は易感染状態であり, 常に感染対策を考えて患者と接する必要がある.
* 手指衛生や標準予防策といった基本的な感染対策を必ず実施する.

感染予防の基礎知識

● 感染とは, 微生物が他の生物の体内に侵入して増殖し, 寄生状態が成り立つことである.

● 感染症の発生には①感染源, ②感受性のある宿主, ③感染経路, の3つの要素が必要であり, 感染予防策とは, この3つのいずれかに働きかけることである (図1).

● 感染予防策としての看護技術には, 隔離予防策 (手指衛生, 個人防護具の着用, 環境整備), 医療器具の適切な取り扱い (洗浄, 消毒, 滅菌, 無菌操作) などがある.

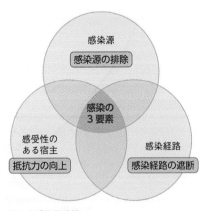

図1 ◆ 感染予防策

- がん患者は, 疾患そのものや治療が原因で, 健康な人と比べて感染症を合併しやすい状態 (易感染状態) となっている.
- 疾患や治療により免疫機能が低下しやすく, 日和見感染 (通常ではほとんど感染を起こさない病原体が原因で発症する感染症) を合併するリスクが高い.

がん治療と感染

がん手術療法 ……………………………………

- 手術療法が原因で起こる感染には, 手術部位感染 (SSI) と手術補助療法によって起こる術野外感染 (RI) がある.
- 術前は, SSI 発生リスクを排除すること, 術後は SSI を発生させないことが看護目標となる.
  (詳細は術後ケア「術後感染」p51 を参照)

がん薬物療法 ……………………………………

- がん薬物療法により骨髄組織や造血細胞が直接ダメージを受けることで, 白血球・好中球数が減少する. 好中球は体内に侵入した細菌や真菌を貪食して排除する役割を担っているため, 好中球減少が起こると感染しやすい状態となる.
- 高度の好中球減少により重篤な症状を引き起こすことがあるため, 感染予防が重要である.

がん放射線療法 …………………………………

- 局所療法では問題になるほどの骨髄抑制は起こらないが, 骨盤や胸骨などの広範囲の照射や, がん薬物療法との併用によって骨髄抑制のリスクが高くなり感染を起こしやすい状態となる.
- 放射線皮膚炎や粘膜障害を起こしている部位は皮膚のバリア機能が低下しているため, 感染症を合併することがある.

標準予防策の徹底 ·····················

①手指衛生

- 医療従事者の汚染された手指が感染の原因とならないよう，常に手指衛生と手指の清潔保持に努める（**表1**）.
- 適切なタイミングで手指衛生を行う（**表2**）.

②個人防護具の着用

- 個人防護具には手袋，エプロンやガウン，マスクやフェイスシールドなどがあり，状況に応じて適切に組み合わせて使用する.
- 血液や体液で汚染される危険がある場合は，あらかじめ個人防護具を着用し防御する. また，咳やくしゃみなど気道分泌物を発生させる可能性がある場合にも個人防護具を着用する.

表1 ◆ 手指衛生の種類

種類	方法
日常的手洗い	・食前や排泄後など，日常生活で行う手洗い ・流水と普通の石けんを用いて，手指の汚れや一過性微生物を除去する
衛生学的手洗い	・医療業務によって付着した一過性微生物あるいは常在菌を除去，殺菌する ・擦式手指消毒と手洗い消毒がある
手術時手洗い	・手術スタッフが術前に行う手洗い消毒または擦式手指消毒 ・皮膚の一過性微生物の除去および常在菌を減少させ，手術中の菌の増殖を抑制する

(文献2), p428を参考に作成)

表2 ◆ WHOによる手指衛生の5つのタイミング

1. 患者に触れる前
2. 清潔・無菌操作の前
3. 体液に曝露された可能性がある場合
4. 患者に触れた後
5. 患者周辺の環境・物品に触れた後

③環境整備

- ベッド柵やベッド周辺の備品，日常よく使用する物品などは，適切な方法で清掃を行う．
- 血液・体液などで環境が汚染された場合は，個人防護具を着用しペーパータオルなどで拭き取った後，次亜塩素酸ナトリウムで清拭消毒する．
- 血液・体液などで汚染されたリネン類は，ビニール袋などに入れ密封して運搬処理する．

医療器具の取り扱い

- 血液・体液が付着したものは可能であれば廃棄することが望ましいが，廃棄できないものは施設基準に沿って洗浄する．
- 医療器具は適切な方法で消毒を行う．
- 滅菌物を取り扱う際には，サージカルマスクを着用し，手指衛生を行い，無菌操作で取り扱う．使用前に滅菌の有効期限が切れていないか，包装が汚染・破損していないか確認する．
- 医療廃棄物は施設基準に沿って適切に処理する．

患者指導

①感染予防行動

- 喫煙は創部の治癒を遅延させるため，術前30日間は禁煙を行うよう指導する．
- 術前や好中球減少時は，入浴もしくはシャワー浴を行い皮膚の清潔保持に努めるよう指導する．
- 手洗いやうがい，体温測定などを習慣づけてもらう．
- 白血球・好中球減少が起こりやすい時期は，とくに感染対策を行うよう指導する．
- 薬物療法や放射線療法による皮膚障害については，日ごろからスキンケアを行う習慣をつけ，症状が出現する前から予防的に皮膚を保湿し清潔に保つ．

②症状出現時の対応

- いつもと違う症状や感染徴候があると感じた場合，すみやかに医療者へ伝えるよう指導する.
- 抗菌薬などの服用指示がある場合は，確実に内服するよう指導する.
- 症状の経過をセルフモニタリングできるよう支援する.
- 症状に対して患者ひとりでは対処がむずかしい場合，家族や支援者に協力を得る.
- 感染症治療により予定された治療が中断することがあるため，患者の不安や思いを汲み取り支援する.

◆**引用・参考文献**
1) 深田智子：手術部位感染 (SSI) 対策. 周術期管理ナビゲーション (野村実編). p90-93, 医学書院, 2014
2) 井川順子：感染防止の技術. 系統看護学講座 専門分野 I 基礎看護技術 II 基礎看護学③, 第 17 版. p423-458, 医学書院, 2020

Memo

口腔ケア

目的

* 口腔内の清潔を保ち，保湿する.

準備物品

- 鏡，歯ブラシ，歯間ブラシ，スポンジブラシ，ワンタフトブラシ
- 洗口液，保湿剤，舌ブラシ，歯科用ピンセット，ペンライト，鏡　など

- 自施設で使用される物品を記載

観察のポイント

- 1日1回は観察するように指導する.
- 義歯を装着している場合は義歯を除去して観察する.
- 口腔内の観察には羞恥心があることを理解する.
- 舌圧子とペンライトを用いる.

- セルフケアが基本であるが，疼痛が強い，倦怠感が強いなどセルフケアができない場合は看護師が行う．
- 医療者が行う場合は，口腔ケア実施時は話ができず，意思疎通がとりにくく，苦痛を伴うため短時間に行う．
- 出血傾向が強いときは，ケア前に保湿剤を塗布し，口腔粘膜を湿潤させてから行う．
- 嘔気が強い場合は，症状がおさまっているときに短時間で行い，口蓋に触れないようにする．
- 義歯がある場合，義歯が感染源にならないように清潔にする．毎食後，義歯をすすぎ，1日1回は専用ブラシで洗浄する．夜間は義歯を除去し，液体洗浄を行い，密閉容器に保管する．
- 舌苔がある場合は，保湿剤を舌に塗布した後，粘膜を傷つけないように舌ブラシ，舌ベラなどを使い，ブラッシングより弱い力で汚れを拭き取る．乾燥が強い場合は，ジェルタイプの保湿剤を使用する．

口腔ケアの手順

- 以下の手順で行う．
  ①体位を整える（座位，仰臥位の場合は頭部をむきやすいほうにむける）．
  ②義歯をはめている場合は除去する．
  ③粘膜を清掃する．口腔乾燥があるときはヒアルロン酸などの保湿剤を含んだ洗口液で含嗽するか，洗口液を含ませたスポンジブラシで優しく清掃する．その後，消毒液，生理食塩液水で洗浄する．
  ④歯を清掃する．歯ブラシや歯間ブラシ，フロスで歯と歯間部の清拭を行う．歯ブラシの毛先が粘膜に強くあたらないように角度を調整する．
  ⑤保湿剤を塗布する．

表1 ◆口腔アセスメントシート

ID		氏名						
		月 日		月 日		月 日		
自覚症状	しみる	□あり	□なし	□あり	□なし	□あり	□なし
	触れると痛い	□あり	□なし	□あり	□なし	□あり	□なし
	いつも痛い	□あり	□なし	□あり	□なし	□あり	□なし
	口が乾く	□あり	□なし	□あり	□なし	□あり	□なし
	味覚の変化	□あり	□なし	□あり	□なし	□あり	□なし
	その他						
他覚症状	開口状態	□可能	□困難	□可能	□困難	□可能	□困難
	口腔粘膜 発赤	□あり	□なし	□あり	□なし	□あり	□なし
	潰瘍	□あり	□なし	□あり	□なし	□あり	□なし
	アフタ	□あり	□なし	□あり	□なし	□あり	□なし
	出血	□あり	□なし	□あり	□なし	□あり	□なし
	乾燥	□あり	□なし	□あり	□なし	□あり	□なし
	偽膜形成・痂疲付着	□あり	□なし	□あり	□なし	□あり	□なし
	歯牙 歯垢	□あり	□なし	□あり	□なし	□あり	□なし
	歯石	□あり	□なし	□あり	□なし	□あり	□なし
	歯肉 腫脹	□あり	□なし	□あり	□なし	□あり	□なし
	出血	□あり	□なし	□あり	□なし	□あり	□なし
	舌 舌苔	□あり	□なし	□あり	□なし	□あり	□なし
	紅斑	□あり	□なし	□あり	□なし	□あり	□なし
	乾燥	□あり	□なし	□あり	□なし	□あり	□なし
	口唇 発赤	□あり	□なし	□あり	□なし	□あり	□なし
	亀裂	□あり	□なし	□あり	□なし	□あり	□なし
	表皮剝離	□あり	□なし	□あり	□なし	□あり	□なし
	口唇						
	唾液 性状	□漿液	□粘稠	□漿液	□粘稠	□漿液	□粘稠
	量	□良	□不良	□良	□不良	□良	□不良
	食物残渣	□あり	□なし	□あり	□なし	□あり	□なし
	口臭	□あり	□なし	□あり	□なし	□あり	□なし
	その他						
	記入者	□あり	□なし	□あり	□なし	□あり	□なし

口腔アセスメント

- 自覚症状，他覚所見（視診，口臭など），機能障害など総合的にアセスメントする（**表1**）．
- 口腔内のアセスメントは，統一して経過を観察するために，評価ツール（アセスメントシート）を使用するとよい．

嚥下アセスメント

- 摂食・嚥下は，先行期，準備期，口腔期，咽頭期，食道期の5期に分けられる．問診と観察を行い，どの段階の機能低下，障害かをアセスメントする（**表2**）．
- 反復唾液嚥下テスト，改訂水飲みテスト，段階的フードテスト，頸部聴診法，嚥下内視鏡検査，嚥下造影検査などから総合的に判断する．

表2 ◆摂食・嚥下のモデルと観察項目

段階	機能	観察項目
第1期（先行期）	食べ物の認知	ボーっとしている．口に入れる前にこぼす
第2期（準備期）	咀嚼・食塊形成	特定のものしか食べない 食物が口腔内に残る 飲み込む前にむせる 口の中が乾燥している
第3期（口腔期）	舌による咽頭への送り込み	口からこぼれる．硬いものがかめない 口に長時間ため込む
第4期（咽頭期）	嚥下反射・咽頭通過	汁ものでむせる．飲み込むときにむせる 食事中，後に咳が出る．嗄声（声がかれる）
第5期（食道期）	食道通過・蠕動運動	液体しか摂取できない 胃酸がのどに戻ってくる．胸やけがする

◆**引用・参考文献**
1) 杉政和：口腔外科医が書いたナースのためのがん患者の口腔マネジメント．インターアクション，2019
2) 小山珠美編：口から食べる幸せをサポートする包括的スキル，第2版．医学書院，2019

診断から EOL 期までのコミュニケーション —悪い知らせの伝え方—

目的

* 患者が意思決定においてレディネス（準備性）を整えることの重要性について理解を深める.
* 患者の意思決定支援における看護師の役割について理解を深める.
* 患者の感情表出を促進するコミュニケーションスキルについての理解を深める.

観察のポイント

- コミュニケーションに影響を与える患者側の要因（価値観や考え, 病状や精神状態, 病状の理解, 年齢, 社会経済状況, 家族やパートナーなどの状況）[1].
- 悪い知らせを伝えられた後の患者はどのような感情を抱えているのか.
- 患者は感情を表出できているか.
- 患者は自分の意向を医療者に伝えることができているか.

ケアのポイント

- コミュニケーションスキルは, 患者―看護師関係を発展させるために重要な看護技術であり, 良好なコミュニケーションがあってこそ, 患者中心の医療を提供することができる.

診断から治療期までのコミュニケーション …

- 診断・治療期の意思決定のための重要な要因となるコミュニケーション技術は, 患者の病気に関する理解の促進, 治療計画における患者アドヒアランスの改善, 効率的な質問の活用, 医療者のバー

ンアウトの回復，専門性の高い診療の実施を可能
とする.

①治療による患者の生活の影響について話し合う.

②支援の枠組みをつくる.

③患者が意思決定を行うことの認識を促す.

④選択肢を提案する. 選択肢の是非（メリット，リ
スク，費用など）を検討する.

⑤患者にとっての特異的な意味（個人の体験に基づ
いた主観的なもの）を理解しようとする医療従事
者の関心が大切になる.

EOL 期のコミュニケーション

● 後述する「SPIKES」「SHARE」「NURSE」のスキ
ルは技術であり，人生の終焉にある患者には，ス
キルにとらわれない日常的な医療者自身の感性と
態度が重要であると考える.

● 進行・再発がん患者 89 名に「精神的苦悩を和ら
げるために希望すること」をインタビュー調査し
た結果，「病気以外のことをよく聞いてくれる」
「ほがらかで親切である」「気持ちがわかって一緒
に考えてくれる」であった[2]. 患者の満足・安
心・信頼を得ることを目的とする援助的コミュニ
ケーションがふさわしい.

①相手のサインをメッセージとして受け取る.

②受け取ったメッセージを言語化する.

③言語化したメッセージを相手に返す（反復の技
法）.

④相手の思いを言語化する（問いかけ）.

● 患者の問題解決をしなくてはとか，患者の気持ち
が楽になるような働きかけをしなくてはとか，感
情表出を図らなくてはと汲々とするのではなく，
言葉のキャッチボールを続けるような自然なかか
わり，ナラティブ・アプローチが有用である.

悪い知らせの伝え方 ……………………

● がん医療においては, 患者—医療者間で伝えられる情報が, 生命や治療, 予後などにかかわる内容を含んでいることや, 悪い知らせ (根本的に, そして悲観的に患者の将来を変えるすべての知らせ) など, 必ずしもよい情報ではないことから, 患者—医療間のコミュニケーションが注目されてきた.

● がん対策推進基本計画 (平成 24 年 6 月策定) では, 患者とその家族などの心情に対して十分に配慮した, 診断結果や病状の適切な伝え方についても検討を行うとされている.

① SPIKES

● トロント大学の腫瘍内科医であるバックマン Buckman R. は, 悪い知らせを適切に伝えるための実践的ガイドを開発した[3].

● SPIKES とは, 米国の MD アンダーソンがんセンターで, がんの診断や再発などの悪い知らせを伝え, 治療方針などの意思決定をする際のスキルとして開発されたコミュニケーションのアプローチ法である.

● 構成要素は, S-Setting (場の設定), P-Perception (患者の病状認識を知る), I-Invitation (患者がどの程度知りたいのかを確認し, 患者からの招待を受ける), K-Knowledge (情報を共有する), E-Empathy & Exploration (患者の感情を探索し, 対応する), S-Strategy & Summary (今後の計画を立て, 面談を完了する) の 6 段階である.

② SHARE (表 1)

● がん医療における患者—医療者間のコミュニケーションに関しては, 文化差があることは広く認識されている. SHARE はわが国のがん患者, 医師

表1 ◆患者が望むコミュニケーションの4要素

Supportive environment（支持的な環境）

・プライバシーが保たれた，落ち着いた環境と中断しない十分な時間を設定する．
・面談が中断しないように配慮する．
・家族の同席を勧める．

How to deliver the bad news（悪い知らせの伝え方）

・正直に，明確に，わかりやすく，ていねいに伝える．
・患者の納得が得られるように説明する．
・はっきり伝えるが「がん」という言葉を繰り返し用いない．
・言葉は注意深く選択し，適切に婉曲的な表現を用いる．
・質問を促し，その質問に答える．

Additional information（付加的な情報）

・今後の治療方針を話し合う．
・患者個人の日常生活への病気の影響について話し合う．
・患者が心配事や関心事を打ち明けたり，相談しやすい雰囲気を作る
・病気だけでなく，患者本人への関心を示す．
・患者の希望があれば，代替療法やセカンド・オピニオン，余命などの話題を取り上げる

Reassurance and Emotional support（安心感と情緒的サポート）

・時候の挨拶をしたり，待ち時間が長ければ労いの言葉をかける．
・やさしさと思いやりをもち，共感を示す．
・悪い知らせを伝える際にはあらかじめ心の準備ができる言葉をかける．
・患者に感情表出を促し，患者が感情を表出したら受け止める．
・家族に対しても患者同様に配慮する．
・患者の希望を維持する．
・「一緒に取り組みましょうね」と言葉をかける．

（藤森麻衣子：病気の進行期から終末期における難しいコミュニケーション④ SHARE. 緩和ケア30（4）：304-305, 2020 より引用一部改変）

への面接，アンケートから開発され，日本人の「悪い知らせ」の伝え方の意向に即したコミュニケーション技術である．

● 2007年より厚生労働省委託事業「がん医療に携わる医師のためのコミュニケーション技術研修会」として，2018年以降は，日本サイコオンコロジー学会，日本緩和医療学会の共催として，わが国のがん医療に携わる医師を対象として実施されてきた．4つの構成要素から成る．

表2 ◆悪い知らせが伝えられる際の看護師の役割

①医師が悪い知らせを伝えた後，患者・家族と話し合いの場をもち，追加の質問を受けることで治療や病状の理解を促し，その時点での問題点を明確にする．
②傾聴や共感などの情緒的サポートを行い，安心感を提供する．
③患者・家族のニーズや気がかりを把握しサポートする．
④患者・家族の希望に沿った情報提供を行うことを通じて，患者・家族の希望を支え，よき理解者になる．
⑤患者・家族のニーズや医師をほかの医療スタッフに伝える手助けをする．

(關本翌子：NURSEで「聴く力」を身につける！ナース専科36（12）：16-17，2016より引用)

表3 ◆基本的なコミュニケーションスキル

聴くための準備をする	①静かで快適な部屋を設定する． ②礼儀正しい態度で接する． ③患者の希望に合わせる．
現状の理解の確認，問題点の把握	①患者が病状についてどのように理解しているか，相手の言葉で確認する．
効果的に傾聴する	①話しやすいように促す． ②短い沈黙に耐える． ③言いにくいことに耳を傾ける．
応答するスキル	①患者が言いたいことを探索し理解する．
共感するスキル	①患者の隠された思考や感情の中に入っていき，自分自身を見失わずに，相手の気持ちを自分自身のものとして受け取る．

(關本翌子：病期の進行から終末期における難しいコミュニケーション③ NURSE．緩和ケア 30（4）：299，2020より引用)

悪い知らせが伝えられる際の看護師の役割 (表2)

● 悪い話の前後を通じて，看護師が患者や家族に対し継続したサポートを行うと，不安の軽減のみならず，その後の円滑なコミュニケーションにつながるケースも多いことがわかってきている．

基本的なコミュニケーションスキルの習得 (表3)

● 良好なコミュニケーションを実現するためには，まず基本的なコミュニケーションスキルの習得が求められる．

● 基本的なコミュニケーションスキルは後述する NURSE の "Ask Tell Ask" や "Tell me more" など

表4 ◆ Ask Tell Ask

Ask	・患者が知り得ている情報が最新で正確であるか ・患者が自分の状況に必要な知識を持っているか
Tell	・正しい情報を伝える ・誤っている点を修正する
Ask	・患者がどのように解釈したか確認し，患者の理解度を把握する

を活用し，共感的に対応することが求められる．

患者の感情を引き出す技法 NURSE ………

● NURSE は，Back によるがん医療におけるむずかしいコミュニケーションへのアプローチとして紹介された感情探索の技法である[7]．

● 日常の看護場面でいつも行うコミュニケーションというよりは，複雑な面接の場面での用法が適している．感情に焦点を当てることは，もっとも強力な医師・患者関係につながり，もっとも効果的なコミュニケーションを構築するとされ"NURSE" は，患者中心の医療面接のプロセスの一部とされている．

● ただ漠然と患者の話を聞いて寄り添うというだけではなく，このスキルを使うことで患者の意思や感情を「意図的に聴く」ことができる．

● この技法は，とくにどの時期に，どの疾患に使うかというものではなく，がんの場合も診断から終末期までの面接場面に適しており，日常的な臨床場面にはスキルにとらわれることなく，言葉のキャッチボールを続けることが重要である．

● NURSE は① Ask Tell Ask（**表4**），② Tell me more，③ Respond to emotion with NURSE（**表5**）から構成されている．

● Tell me more は，患者が自由に話せるように促すためのインタビューとして，会話の導入に使われる．
　・あなたが今必要としていることについてもっと

表 5 ◆ Respond to emotion with NURSE

N	Naming (命名)	患者から表出された感情に名前をつけ，受け入れていることを表明する．患者の話をよく聴いており，感情を適切に認識したというメッセージを送る．	「これからのことが心配なのですね」 「本当に悲しいことですね」
U	Understanding (理解)	患者が話す感情的な反応について，医療者がそのことは理解できると表明する．患者の感情は正当化され，受け入れられ，妥当なものとされる．	「よく家で頑張られましたね」 「あなたがお子さんのために頑張ってきたこと，とても感動しました」
R	Respecting (承認)	患者の感情に尊敬の意を表す．1つの感情に特化するのではなく，その思いや行動を心から承認する．	「よく家で頑張られましたね」 「あなたがお子さんのために頑張ってきたこと，とても感動しました」
S	Supporting (支持)	患者の状況に理解を示し，支援するための意欲とともに，協力して問題に向かおうと思っていることを表明する．	「みんなで一緒に考えますよ」 「私はあなたの側にいてできる限りの方法で支援します」
E	Exploring (探索)	患者に起こっている状況を整理し，それが患者にとってどのような意味をもつのかを明確にしていく．	「心配していることをお話しいただけませんか？」 「今後の生活についての気がかりを教えてください」

((關本翌子：病期の進行期から終末期における難しいコミュニケーション③ NURSE. 緩和ケア 30（4）：299，2020 より引用))

話していただけますか？
・あなたがどのように感じているのか話していただけますか？

看護師の CST とその課題

● がん検診センターの医師から，がんの診断を知らされた直後に，主に患者に心理的および情報的サポートを提供する8人の看護師を，CST プログラムに参加するグループと対照グループにランダムに割り当て，89人の患者の Short 8 Health Survey (SF-8)，QOL の有効性，VAS などを評価したところ，CST 研修に参加した看護師グルー

プの介入でSF-8と看護師の満足度が有意に増加することが示された[9].

● しかしながら，場面を想定したロールプレイを繰り返し行うだけでは想定外の困難事例における状況判断と対応するスキルの習得はむずかしい．OJTにおける患者の言葉を聴く力，探し出す力，共感力，創造性，倫理観，内省する力（スキル）の育成が重要である．

◆引用・参考文献
1) 市川千智：コミュニケーションに影響を与えるもの．患者の感情表出を促すNURSEを用いたコミュニケーションスキル（国立がん研究センター東病院編）．p12-14，医学書院，2015
2) 森田達也：スピリチュアルケア．エビデンスからわかる患者と家族に届く緩和ケア（森田達也ほか編著）．p105-106，医学書院，2016
3) 川崎優子：緩和ケアにおけるコミュニケーションと意思決定支援．系統看護学講座別巻緩和ケア（恒藤暁ほか編）．p57-58，医学書院，2014
4) 藤森麻衣子；病気の進行期から終末期における難しいコミュニケーション④SHARE．緩和ケア30(4)：304-305，2020
5) 川名典子：対応の難しいがん患者へのケア～リエゾン精神看護師の立場から～．がん看護15(6)：647-728，2010
6) 關本翌子：NURSEで「聴く力」を身につける！ナース専科36(12)：16-17，2016
7) Back AI et al：Approaching difficult communication tasks in oncology. A Cancer Journal for Clinicians 55(3)：164-177，2005
8) 關本翌子：病気の進行期から終末期における難しいコミュニケーション③NURSE．緩和ケア30(4)：208-209，2020
9) Fukui S et al：Effectiveness of communication skills training of nurses on the quality of life and satisfaction with healthcare professionals among newly diagnosed cancer patients：a preliminary study. Psycho Oncology 20(12)：1285-1291，2011

リラクセーション
(アロマ, マッサージ, イメージ療法など)

目 的

＊リラクセーション (アロマ, マッサージ, イメージ療法) がもたらす効果を理解し, ケアの実践にいかす.

観察のポイント

● 症状の原因と誘因は何か.
● 症状緩和のための薬物療法が十分に行われているのか.
● リラクセーションによる効果.

ケアのポイント

リラクセーション ·····································

● 精神と身体のつながりを意識して, 筋肉の緊張を取り除くことで精神の安定をもたらす方法がリラクセーションである [1].

①方法

・患者の状態や好みなどによって方法を選択し, 照明を落とした静かな部屋を用意して, 温度・空気・音楽など環境を整えることが望ましい.
・心地よいイメージの想起を促すイメージ療法と, 足から顔まで順に各筋肉の緊張と弛緩を繰り返して, 意識的な脱力を促す筋弛緩法を組み合わせる [2].
・アロマセラピーは, 植物から芳香成分を抽出した精油を用いた自然療法の1つである.

②効果

・患者の不安が軽減され, 間接的に痛みの閾値を上昇させることが期待される.
・筋弛緩法は, 早期がん患者を対象とした無作為化比較試験では, 抗不安薬のアルプラゾムと同

リラクセーション

等の効果が示されている.

・緊張を和らげ有効な深呼吸を可能にすることで，呼吸困難の改善，不安により惹起される身体症状の改善が期待される.

・リラクセーションの効果については，無作為化比較試験にて，がん性疼痛が軽減したことが報告されている[3].

③注意

・リラクセーション中に，筋肉の痙攣や動揺，侵入思考などの有害事象が起こることもあり，不安障害やパニック障害など既往歴のある患者に対しては注意が必要である[4].

・アロマセラピーには，患者の好みやエッセンシャルオイルによるアレルギーがあるため，患者や専門家と相談しながら進める.

・香りに好みがあるため，患者が好きな香りを用いる.

マッサージ

● マッサージとはさする，揉むなどの物理的刺激を与え，身体の変調を整えることをさす.

①方法

・触る (touch)，動かす (movement) などの行為により，圧力をかけながら身体の軟部組織をマッサージする[5].

・マッサージを行う場合には，患者の病態と好みに沿って行う.

②効果

・除痛の作用機序としては触覚が痛覚の伝達を抑制するゲートコントロール説や内因性モルヒネ様物質の分泌増加，血液およびリンパ循環の改善などが考えられる.

・軽くタッチする方法とマッサージの効果を検証した研究ではマッサージのほうがより即効性が

あるものの，どちらの方法でも除痛効果が得られている．

・腹水のある患者に対し腹部マッサージを行ったところ，抑うつや不安症状，腹部膨満感などに改善が見られた[6]．

・進行がん患者を対象にマッサージの効果を無作為化比較試験にて検証したところ，対照群（通常ケア）に比べ QOL の改善が認められた[7]．

③注意
・刺激によって誘発されるアロディニアや痛覚過敏には適さない．

温罨法・冷罨法 ·······································
①方法
・ホットパック，温湿布，入浴などが挙げられる．

・冷罨法には，アイスパック，ジェルパック，蒸気冷却スプレーなどが挙げられる．

・患者の好みに合った方法で試行し，効果があると患者が実感できる場合に継続するのが望ましい．

・全身状態の悪い患者の入浴は，移動の負担軽減や事前の薬剤調整など，適切な援助を行えば，気持ちよさを実感してもらえる．

②効果
・入浴の効果は，浮力による筋肉への負担の軽減，深部体温の上昇による発痛物質の除去，リラクセーションによる痛みの閾値上昇などが考えられる．

・がん疼痛のなかでも，術後痛など交感神経の損傷が関与する痛みは，とくに温罨法が効果をもたらすことが多い．

・温罨法は，C 線維の痛覚刺激がマスクされ，加えて温熱効果による筋の弛緩または循環による発痛物質の除去作用があるとされている．

- ・冷罨法は，筋肉のけいれん，炎症，浮腫を抑える効果がある．

③注意
- ・ホットパックの長時間同一部位への適用による低温やけどに注意する[8]．
- ・虚血や放射線を受けた組織に冷却することは避ける必要がある[9]．

◆引用・参考文献
1) 内布敦子：緩和ケアにおける看護介入．系統看護学講座 別巻緩和ケア（恒藤暁ほか編）．p108-109，医学書院，2014
2) 森雅紀：呼吸困難．専門家をめざす人のための緩和医療学第2版（日本緩和医療学会編）．p169-170，南江堂，2019
3) Post-White J et al：Therapeutic massage and healing touch improve symptoms in cancer. Integr Cancer Ther 2 (4)：332-344, 2003
4) Jacobsen R et al：Side effects of relaxation treatment. Am J Psychiatry139 (7)：952-953, 1982
5) Goats GC et al：Connective tissue massage. Br J Sports Med 25 (3)：131-133, 1991
6) Wang TJ et al：The effect of abdominal massage in reducing malignant ascites symptoms. Res Nurs Health 38 (1)：51-59, 2015
7) Toth M et al：Massage therapy for patients with metastatic cancer：a pilot randomized controlled trial. J Altern Complement Med 19 (7)：650-656, 2013
8) 内布敦子：緩和ケアにおける看護介入．系統看護学鋼材 別巻緩和ケア（恒藤暁ほか編）．p108-109，医学書院，2014
9) Ernst E et al：Ice freezes pain? A review of the clinical effectiveness of analgesic cold therapy. J Pain Symptom Manage 9 (1)：56-59, 1994

▌リンパ浮腫ケア

＊患者がリンパ浮腫の発症を予防しながら，発症時は早期に発見できるよう支援する．
＊リンパ浮腫に対する理解や生活への影響を評価し，セルフケアの継続を支援する．

リンパ浮腫の概要

● リンパ浮腫とは，リンパ液の輸送障害が生じた結果，組織間隙に血漿由来のタンパクや細胞，過剰な水分が貯留した状態をいう．

● 先天的なリンパ系の発育異常による原発性リンパ浮腫と，がんの手術や放射線治療による続発性リンパ浮腫に大別される．

● リンパ管やリンパ節の閉塞，損傷などによるリンパ液の輸送障害が生じるとリンパ液が停滞し，結果として，タンパク成分を多く含む組織間液が皮下組織に過剰に貯留し浮腫となる．

リンパ浮腫の原因

● がん患者におけるリンパ浮腫の発症には，がん治療と，治療に加えて，高齢，肥満，身体的活動の減少，遺伝的特徴といった個人要因が関連している[1]．

● がん治療では，乳がん，婦人科がん，前立腺がん，直腸がんの所属リンパ節郭清によるリンパ管やリンパ節の損傷や，術後放射線照射による照射部位の皮膚の線維化やリンパ管の閉塞，タキサン系抗がん薬による血管透過性亢進が発症要因となる．

リンパ浮腫の発症割合と発症時期

● リンパ浮腫の発症の有無や時期は人により異なる．

- 乳がんによる腋窩リンパ節郭清等の治療後では，発症率は 23 〜 38％，71％が術後 1 年以内に発症[2] と報告されている．
- 婦人科がんによる骨盤内リンパ節郭清等の治療後では，発症率は 45.2％，約半数が術後 1 年以内に発症[3] と報告されている．

リンパ浮腫の合併症

- リンパ浮腫ではリンパの流れの障害から免疫が十分に働かず，皮下組織に侵入した細菌が局所で増殖するために蜂窩織炎などの感染を生じやすい．
- 蜂窩織炎では，発赤，痛み，腫脹，発熱などの症状がみられ，毛細血管の透過性が亢進して浮腫が急激に悪化する．
- その他の合併症として皮膚の硬化，リンパ小疱，リンパ漏がある．

リンパ浮腫のアセスメント

- 問診，視診，触診の他，周囲径の測定を行う（表1）．
- 問診では，治療に伴うリンパ浮腫発症のリスク，浮腫を生じる他の疾患との鑑別，リンパ浮腫の発症リスクとなる生活習慣等を考慮して行う．
- 浮腫の病期は国際リンパ学会（ISL）の病期分類が多く使用されている（表2）．
- 確定診断のため検査として，リンパシンチグラフィや蛍光リンパ管造影がある．

治療

標準的な治療

- 治療の第一選択は複合的理学療法である．スキンケア，用手的リンパドレナージ，圧迫療法，圧迫下の運動療法，日常生活上の指導を行う（表3）．
- リンパ浮腫の手術療法として，顕微鏡下で行われ

表1◆リンパ浮腫のアセスメント

問診	【がん治療に伴うリンパ浮腫発症のリスク】 現病歴，治療歴〔がんの治療①手術療法によるリンパ節郭清の有無　乳がん：腋窩リンパ節郭清術，婦人科がん・前立腺がん：骨盤リンパ節郭清・傍大動脈リンパ節，②放射線療法の有無，③化学療法（タキサン系薬剤）の有無〕 【原因による浮腫の鑑別】 静脈疾患（深部静脈血栓症など）・腎疾患・心疾患・肝疾患の有無，症状の発現時期，症状の進行度合い，蜂窩織炎の有無 【リンパ浮腫の発症リスクとなる生活習慣等】 肥満，生活環境（外傷，虫刺され，手荒れなど皮膚の炎症を生じやすい状況の有無），長時間の同一姿勢など静脈うっ血を生じやすい状況の有無，活動量の低下，局所を圧迫する衣類などの装着状況
視診	皮下組織の腫れ，皮膚の色調変化・硬化・弾力性，乾燥，炎症徴候の有無
触診	圧迫痕の有無，皮膚の弾力性，シュテンマーサイン（皮膚や下肢の第2～3趾間の足背皮膚がつまめるか）
周囲径	計測部位と計測時の体位を統一した測定による周囲径，治療前後の差，健側との差

表2◆リンパ浮腫の病期分類（国際リンパ学会）

0期	リンパ液輸送が障害されているが，浮腫が明らかでない潜在性または無症候性の病態
I期	比較的蛋白成分が多い組織間液が貯留しているが，まだ初期であり，四肢を挙げることにより治まる．圧痕がみられることもある．
II期	四肢の挙上だけではほとんど組織の腫脹が改善しなくなり，圧痕がはっきりする．
II期後期	組織の線維化がみられ，圧痕がみられなくなる．
III期	圧痕がみられないリンパ液うっ滞性象皮病のほか，アカントーシス（表皮肥厚）や脂肪沈着などの皮膚変化がみられるようになる．

（日本リンパ浮腫学会（編）：リンパ浮腫診療ガイドライン2018年度版．p15，金原出版，2018．）

るリンパ管‒静脈吻合手術があるが，複合的理学療法との併用が望ましい．

ケアのポイント

病期ごとの看護ケア

● 発症前（病期分類0期）は「リンパ浮腫発症予防と早期発見」が重要である．

表3 ◆リンパ浮腫に対する複合的理学療法

スキンケア	皮膚の清潔と保湿により皮膚のバリア機能を保つ.
用手的リンパドレナージ (MLD)	組織間隙に貯留するリンパ液をリンパ管に流入させ, 輸送障害のないリンパ管に誘導する. シンプルリンパドレナージ (SLD) は, MLD を簡略化して, 患者や家族ができる方法である. 急性炎症, 心不全, 下肢静脈の急性炎症 (静脈血栓による塞栓など) は絶対禁忌である.
圧迫療法	弾性着衣や多層包帯で圧迫することで, リンパ液の組織間隙への再貯留を防ぎ, リンパ管流を促す. 多層包帯法と弾性着衣がある. 弾性着衣は上肢 20mmHg, 下肢 30mmHg を基本に [4], 患者の状態により圧迫力を変更する. 急性炎症, 心不全, 閉塞性動脈硬化症は絶対禁忌である.
圧迫下の運動療法	圧迫療法を行いながら, 関節運動などを行うことで筋ポンプを利用してリンパ液の流れを促す.
日常生活上の指導	浮腫の状態の観察, 体重管理, 皮膚細菌感染症などによる炎症を防ぐ, リンパ液の流れを滞らせないようにすることを指導する

● 発症後 (病期分類 I 期以降) は「リンパ浮腫の悪化予防と複合的理学療法の継続」が重要である.

〈リンパ浮腫発症前 (病期分類 0 期) における「リンパ浮腫発症予防と早期発見」のための看護ケア〉

①患者の理解の様子に合わせて, リンパ浮腫に関する知識を提供する.

・がん治療に伴うリンパ浮腫の原因, リンパ液が流れるしくみに基づいたリンパ浮腫発症のメカニズム, リンパ節での免疫作用について説明する.

②局所および全身状態をモニタリングできるように, 観察と対処の方法を指導する.

・浮腫が生じやすい部位 (**図1**) の皮膚の状態と, 初期の局所・全身の症状 (**表4**), 炎症有無を, 入浴時など日々の生活に組み入れて定期的に観察するように説明する.

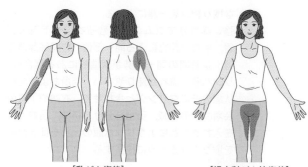

[乳がん術後]
患側の前腕内側，
腋窩から背部など

[婦人科がん等術後]
患側の下肢，陰部から
大腿内側，下腹など

図1 ◆リンパ浮腫の生じやすい部位

表4 ◆リンパ浮腫初期の局所・全身の症状

上肢	術側の上肢の重だるさ，皮下静脈が見えなくなる，肩凝り，術側の脇の皮膚が擦れる感じや物が挟まっている感じ，術側の体幹に下着の後が残る，疲れやすい
下肢	足腰の重だるさ，疲れやすさ，腹部の腫れぼったさ，衣類や下着の跡，靴がきつく感じる，屈伸がしづらい

・症状を認める場合は，浮腫が生じている部位を軽度挙上して休むなどで対応し，症状が持続する場合は受診するように伝える．

③日常生活におけるリンパ浮腫の発症リスクを理解し，リスク軽減の取り組みができるように支援する．

・リンパ節郭清によるリンパの流れの障害から免疫が十分に働かず，感染を生じやすい．保湿などのスキンケアによる皮膚バリア機能の保持や，外傷（熱傷，虫刺され，切り傷など）予防と外傷後の正しい対処方法を説明する．

・肥満（BMI > 25）では脂肪組織がリンパ液の流れを阻害して発症リスクを高める[5]．体重管理の重要性を説明し，具体的な目標や継続可能

リンパ浮腫ケア

な取り組みを一緒に考える.

・強い締付けでゴムの跡が残る衣類や下着の装
着,重たい荷物による同一部位への長時間の負
荷,長時間の同一姿勢が習慣的にある場合は,
リンパ液の流れが滞りやすい.局所および全身
状態のモニタリングと合わせて,衣類や下着の
装着時間の軽減,荷物を分けて持つ,屈伸運動
を入れるなどによりリンパ液の流れを促す対応
を取り入れるように提案する.

〈リンパ浮腫発症後(病期分類I期以降)における「リ
ンパ浮腫の悪化予防と複合的理学療法の継続」の
ための看護ケア〉

①リンパ浮腫による身体的・精神的苦痛,価値観,
生活への影響を理解し,リンパ浮腫のケアに対す
るゴールを共有する.

・患者は身体的な苦痛のみならず,外見の受け入れ
にくさ,浮腫の増悪への不安,家事などの役割
への支障を感じていることが多い.それらを引
き出して受け止め,十分に理解した上で,患者
が望むゴールを共有する.

・浮腫の状態,生活の状況,サポート体制,患者
の浮腫に関する知識とそれを応用して対応する
力をアセスメントし,患者の望むゴールに向け
て必要な支援内容を検討する.

②局所および全身状態をモニタリングしながら,浮
腫の症状の変化パターンをつかみ,浮腫の増悪リ
スク軽減の取り組みができるように支援する.

・浮腫の増悪・軽減と生活状況との関連を意識し
ながら,どのように対応するかを一緒に考える.

③生活とのバランスを取りながら,複合的理学療法
を継続できるように支援する.

・複合的理学療法において,MLD 単独での効果
は不明瞭とされており [5),浮腫の重症度に合わ

せた弾性着衣などの圧迫療法を継続できるように支援することが鍵になる.

・弾性着衣にはさまざまな種類がある. 患者のサイズや浮腫の状態だけでなく, 装着感覚のよさ, 着脱が可能か, 生活への影響などを考慮し, 患者に合う形状や圧迫力を選択する.

・弾性着衣の装着により, 皮膚局所に食い込みが生じている場合は静脈還流障害を起こし, 浮腫を悪化させる可能性がある.

・生地が厚い(平編み)弾性着衣に変更する, 長時間関節を屈曲しないように指導する, 装着時間を短くするなどの対処方法を説明する.

◆引用・参考文献

1) 作田裕美ほか：がん治療に伴うリンパ浮腫の発症要因に関する文献検討. 大阪市立大学看護学雑誌 16：33-41, 2020

2) 日塔裕子ほか：婦人科がん術後の下肢リンパ浮腫に関する文献的考察. がん看護 21 (4)：483-487, 2016

3) Deura I et al：Incidence and risk factors for lower limb lymphedema after gynecologic cancer surgery with initiation of periodic complex decongestive physiotherapy. International Journal of Clinical Oncology 20 (3)：556-560, 2015
https://doi.org/10.1007/s10147-014-0724-0 より 2021年 12 月 17 日検索

4) 岩田博英ほか：弾性ストッキングと弾性スリーブの種類と選び方. 圧迫療法を理解する. 新弾性ストッキング・コンダクター (第 2 版). p66-82, へるす出版, 2019

5) Executive Committee of the International Society of Lymphology：The diagnosis and treatment of peripheral lymphedema: 2020 Consensus Document of the International Society of Lymphology. Lymphology 53 (1)：3-19, 2020

リンパ浮腫ケア

リハビリテーション
—がんのリハビリテーションにおける看護師の役割—

目的

* がんの治療中，もしくは，がんの治療を終えたがんサバイバーが増加する中で，機能や生活能力の維持のみならず，QOL を改善することが目的である.

概念

- がん患者は，がんの進行や治療の過程で，認知機能障害，運動障害などの機能障害が生じることにより日常生活動作 (ADL) が制限され，生活の質 (QOL) の低下を生じる.
- がんリハビリテーション (以下，リハ) は「がん患者の生活機能と QOL の改善を目的とする医療ケアであり，がんとその治療による制限を受けた中で，患者に最大限の身体的，社会的，心理的，職業的活動を実現させること」[1] と定義される.
- がんの治療中，もしくは，がんの治療を終えたがんサバイバーが増加する中で，機能や生活能力の維持のみならず，QOL の改善を目的とするリハを，病棟・外来・自宅などさまざまな場において継続することが重要である.

リハの対象となる障害

- がんそのものによる障害とがんの治療過程においてもたらされる障害がある (**表1**).

〈病期別の目的〉

- ・リハの目的は，がん診断後の治療経過に沿って分類した4段階の病期により，予防的，回復的，維持的，および緩和的と変化する (**図1**).
- ・診断後の早期から進行・末期の病期に至るすべ

表1 ◆リハの対象となる障害

1. がんそのものによる障害

1）がんの直接的影響
- 骨転移
- 脳腫瘍（脳転移）に伴う片麻痺，失語症など
- 脊髄・脊髄腫瘍（脊髄・脊髄転移）に伴う四肢麻痺，対麻痺など
- 腫瘍の直接浸潤による神経障害（腕神経叢麻痺，腰仙部神経叢麻痺，神経根症）
- 疼痛

2）がんの間接的影響（遠隔効果）
- がん性末梢神経炎（運動性・感覚性多発性末梢神経炎）
- 悪性腫瘍随伴症候群（小脳運動失調，筋炎に伴う筋力低下など）

2. 主に治療の過程において起こりうる障害

1）全身性の機能低下，廃用症候群
- 化学・放射線療法，造血幹細胞移植後

2）手術
- 骨・軟部腫瘍術後（患肢温存後，四肢切断術後）
- 乳がん術後の肩関節拘縮，乳がん・子宮がん術後のリンパ浮腫
- 頭頸部がん術後の嚥下・構音障害，発声障害
- 頸部リンパ節郭清後の僧帽筋麻痺（副神経麻痺）
- 開胸・開腹術後（食道がんなどの）呼吸器合併症

3）化学療法
- 四肢末梢神経障害（感覚障害による上肢巧緻性低下，バランス障害，腓骨神経麻痺など）

4）放射線療法
- 横断性髄膜炎，腕神経叢麻痺，嚥下障害，開口障害など

ての段階において，身体機能のみならず，QOL の維持・改善のためにリハビリが必要である．

多職種によるチームアプローチ

- リハは，リハビリテーション専門職（理学療法士，作業療法士，言語聴覚士），リハビリテーション科医師，主治医，看護師，薬剤師，臨床心理士，医療ソーシャルワーカーなど多職種チームにより提供される．
- がん患者の多様で複雑な問題に対して，全人的な理解に基づき包括的にアプローチするために，それぞれの職種が専門性や役割を発揮して協働する．
- がん患者は，がんの進行に伴い機能障害の増悪，

リハビリテーション

がん発見	治療開始	再発／転移	末期がん
予防的	回復的	維持的	緩和的
がんの診断後早期（手術・化学療法・放射線療法の前から）に開始. 機能障害はまだないが, その予防を目的とする.	機能障害, 能力低下の存在する患者に対して最大限の機能回復を図る.	腫瘍が増大し, 機能障害が進行しつつある患者のセルフケア, 運動能力の維持・改善することを試みる. 自助具の使用, 動作のコツ, 拘縮, 筋力低下などの廃用予防の訓練も含む.	末期のがん患者に対して, その希望（Hope）／要望（Demands）を尊重しながら, 身体的, 精神的, 社会的にもQOLの高い生活が送れるように援助する.

図1 ◆ がんのリハの病期別の目的
（日本がんリハビリテーション研究会：がんのリハビリテーション診療ベストプラクティス第2版. p3, 金原出版, 2020）

二次障害が生じるなど病状が変化するため, チームアプローチにより, 患者の病期, 治療内容, 合併症, 全身状態に応じたリスク管理を行いながら, 患者の望む生き方につながるよう効果的にリハを進める.

リハにおけるリスク管理

● 安全にリハを行うためにリスク管理が不可欠である. **表2**に示す基準に該当する場合は中止について検討する.

● 化学療法や放射線療法による骨髄抑制が生じている場合は, 血液所見に注意する必要がある.

身体機能や ADL の評価

● 一般的な全身機能評価する指標として, 活動レベルを5段階で評価する Eastern Cooperative Oncology Group Performance Status Scale （ECOG PS, **表3**）や, 11段階で採点を行う

表2 ◆ リハの中止基準

1. 血液所見：ヘモグロビン7.5g/dL以下，血小板20,000/μL以下，白血球3,000/μL以下
2. 治療方針の定まっていない骨転移病変
3. 有腔内臓（腸，膀胱，尿管），血管，脊髄の圧迫
4. 持続する疼痛，呼吸困難，運動障害を伴う胸膜・心嚢・腹膜・後腹膜への浸出液貯留
5. 中枢神経系の機能低下，意識障害，頭蓋内圧亢進
6. 著しい低・高カリウム血症，低ナトリウム血症，低・高カルシウム血症
7. 著明な起立性低血圧
8. 安静時での110回/min以上の頻脈，心室性不整脈
9. 38℃以上の発熱

(Vargo MM, Riutta JC, Franklin DJ. Rehabilitation for patients with cancer diagnoses. Frontera WR (ed)：Delisa's Physical Medicine and Rehabilitation：Principles and Practice, 5th Ed. Lippincott Willianms and Wilkins, pp1151-78, 2010 より引用改変)

表3 ◆ ECOG Performance Status Scale (ECOG PS)

Score	定義
0	まったく問題なく活動できる 発病前と同じ日常生活が制限なく行える
1	肉体的に激しい活動は制限されるが，歩行可能で軽作業や座っての作業は行うことができる 例：軽い家事，事務作業
2	歩行可能で自分の身の回りのことはすべて可能だが作業はできない 日中の50%以上はベッド外で過ごす
3	限られた身の回りのことしかできない 日中の50%以上をベッドか椅子で過ごす
4	まったく動けない 自分の身の回りのことはまったくできない 完全にベッドか椅子で過ごす

(Oken MM et al：Toxicity and response criteria of the Eastern Cooperative Oncology Group. American Journal of Clinical Oncology 5 (6)：649-655, 1982 より一部改変)

Karnofsky Performance Status (KPS)，KPSを修正したPalliative Performance Scale (PPS)が用いられる．

● ADLの評価する指標として，Barthel Index (BI)がある．これは，移動，移乗や食事，更衣など10項目で構成され，各項目を自立，部分介助，全介助の3段階に分けて採点する．

リハにおける看護師の役割

- 看護師は，患者が自らの機能を活かして可能なかぎり自立しながら，価値観に沿う，自らが望む生き方ができるように支援する役割を担う．

- がん診断時から，患者の全体像や治療を含めた今後の経過を見据えて，患者の機能の維持・回復，および QOL の維持に向けた視点をもつことが必要である．

①患者や家族および多職種チームの調整役となり，がんとともに生きる患者のリハのゴールを検討する．
　・治療前の身体機能，ADL を評価・アセスメントして治療後の状態との比較評価を行い，リハのゴール設定に反映する．
　・患者の生活状況や習慣，社会的役割，価値観を把握しながら，生活状況や価値観に沿ったリハのゴールを患者や家族と一緒に考える．
　・多職種チームによるカンファレンスを開催し，患者の生活状況や価値観，病状への理解や思い，リハのゴールに対する希望について情報提供し，患者の生活状況や望む生き方に沿ったゴールが設定されるように調整する．
　・患者の病状や機能，心身の状態の変化を的確に捉え，タイムリーにリハの目的やゴールを評価，検討できるように，患者や家族，チームの調整，連携を行う．

②患者の身体・心理・社会的側面を統合的に理解し，包括的にアプローチする．
　・がんの診断や現在の病状，治療など今後の経過に対する理解の程度を把握し，自らの機能の変化や喪失に対する思いを受け止めてリハへの心の準備性を高める．
　・疾患や治療による苦痛症状の緩和に努めて心身の状態を整える，症状に応じたリハの内容に調整するなどにより，患者が活力を回復，維持し

て，意欲的にリハに取り組めるよう支援する.

- ・日々の取り組みの過程を認めて評価し，患者が気
  づかないような微細な変化を捉えてフィードバッ
  クすることで動機づけや自己効力感を高める.

③診断後の早期からリハを開始し，療養する場にか
　かわらず継続できるようにセルフケアの促進や社
　会資源の調整を行う.

- ・治療に伴う合併症や機能障害と，予測される生
  活への影響をアセスメントし，あらかじめ患者
  に説明して治療前からリハを開始することで，
  合併症や機能障害の予防・改善につなげる.
- ・退院後の自宅環境や生活状況に合わせて，患者
  の機能を最大限に生かした ADL を獲得できる
  ようにリハに取り入れる.
- ・入院中だけでなく退院後もリハを継続できるよ
  うに，患者の生活の中で無理なく取り入れられ
  る方法を一緒に検討する.
- ・患者のみならず，家族を含めた指導や，地域リ
  ハビリテーションに関する社会資源について調
  整する.

④がんとともに生きる患者の家族を支援する.

- ・家族の思いや不安に心を寄せ，患者の病状への
  理解や家族の負担に配慮しながら，患者の望み
  やリハのゴールをともに支えていけるように必
  要な情報を提供する.

周手術期のリハ

- ●術前，および術後早期からのリハにより術後の合
  併症を予防し，後遺症を最小限にしたスムーズな
  術後の回復，およびリハの継続による生活への適
  応を図ることを目的とする．ここでは乳がんと前
  立腺がんについて述べる.

①乳がん

- ・腋窩リンパ節郭清を行った患者では，神経への

影響により患側の肩関節可動域の制限や上肢筋力低下, 上肢の疼痛が生じやすい.
- 術前から肩関節可動域や生活への影響を評価し, 術後のリハビリについて説明を行う.
- 術後は肩関節可動域訓練, 筋力増強訓練を実施するとともに, 長期的にリハビリを継続する必要性を説明し, 生活指導 (上肢動作は積極的に行うが, リンパ浮腫のリスクを考慮して強い負荷の運動は避ける) を行うほか, 外来で実施状況をチェックする.
- 乳房再建後は再建方法によりリハビリの開始時期や内容が異なるため注意する.

②前立腺がん
- 前立腺全摘術では外尿道括約筋障害による腹圧性尿失禁が生じる. 術直後は 80％以上で尿失禁が発生するが, 3〜6 か月で 80〜90％以上で尿禁制 (排尿コントロール) を獲得する[2].
- 手術前から過活動膀胱の有無を評価し, 術後に下部尿路機能障害が起こるリスクや改善する割合, 対応策について理解を促す.
- 尿失禁に対する受け止めを確認しながら, 尿失禁を改善する骨盤底筋訓練について指導する.
- 術後に尿道カテーテルを抜去したら, 尿失禁の状態について評価しながら骨盤底筋訓練を行うとともに, 患者が自宅でも継続できるよう, 臥床で行う方法の他に座位や立位で行う方法など, 生活に組み込んで実施できるように指導する.
- 尿とりパッドなど尿失禁用具について, 患者の失禁の状態や生活に合わせて選択するように説明する.
- 外来では尿失禁の状態と, 骨盤底筋訓練の実施, 失禁の状態や生活に合わせた尿失禁用具の選択の状況について確認する.

がん薬物療法・放射線療法中・後のリハ

- がんそのものや治療の副作用，睡眠障害や精神心理的要因により，多くががん関連倦怠感を経験し，2次的な体力低下が生じている．

- 定期的な有酸素運動や筋力トレーニングなどの運動療法により倦怠感が軽減，身体機能の改善に伴い活動範囲が拡大し，社会的交流などにより心身によい影響をもたらす．

- 自宅でも安全に実施できるように，骨髄抑制による血液所見の変化，PS，痛みなどの苦痛症状に合わせた運動内容を患者やチームで検討する．

治療後のがんサバイバーのリハ

- 自宅で療養するがんサバイバーにとって身体活動を維持することは，がんの再発予防や生命予後延長の観点から重要である[3]．

- 米国がん協会（ACS）の食事療法とがん予防のための身体活動に関するガイドラインでは，身体活動を維持するための取り組みが挙げられている（**表4**）．

- がんに伴う苦痛症状のほか，骨転移の有無や心疾患などの既往歴に配慮しながら，安全に身体活動を維持できるように支援する．

表4 ◆ 身体活動を維持するために推奨される日常生活上の取り組みの一例

- ・テレビを見たり，画面ベースのエンターテインメントを鑑賞したりする時間を制限する．
- ・エスカレーターやエレベータを使わず階段を使う．
- ・できるだけ外出時は徒歩や自転車に乗る．
- ・テレビをみながら運動を行う．
- ・歩数計を用いて日々の歩数を増加させる．
- ・運動の日課を計画し，運動習慣をつくる．
- ・アクティブな休暇を計画する．

(American Cancer Society Guideline for Diet and Physical Activity for Cancer Prevention より一部改変．
https://www.cancer.org/healthy/eat-healthy-get-active/acs-guidelines-nutrition-physical-activity-cancer-prevention/guidelines.html より 2021 年 12 月 17 日検索)

リハビリテーション

緩和的リハ

- 患者および家族がどのように生きたいと希望しているのかをよく聴き，患者の病状や予後を見据えて短期的なゴールを一緒に検討する．
- がんの進行に伴う疼痛や機能低下に対して，動作のコツや安全な実施方法を患者，家族に指導し，それぞれの療養の場での ADL の維持拡大につなげる．
- マッサージや呼吸訓練，ポジショニングにより症状緩和を行い，安楽な時間を過ごせるように支援する
- 患者さんに可能な範囲でセルフケアを行ってもらうことで自己効力感を高め，QOL を維持する．

◆引用・参考文献
1) Fialka-Moser V et al：Cancer rehabilitation：particularly with aspects on physical impairments. Journal of Rehabilitation Medicine 35 (4)：153–162, 2003
https://doi.org/10.1080/16501970306129
2) Menon M et al：Vattikuti Institute prostatectomy：contemporary technique and analysis of results. European Urology 51 (3)：648–658, 2007
https://doi.org/10.1016/j.eururo.2006.10.055 より 2021 年 12 月 17 日検索
3) Rock CL et al：Nutrition and physical activity guidelines for cancer survivors. CA：A Cancer Journal for Clinicians 62 (4)：243–274, 2012
https://doi.org/10.3322/caac.21142 より 2021 年 12 月 17 日検索

Memo

....

....

....

....

抗がん薬一覧

略号	一般名（欧文）	一般名（和文）
2-CdA	cladribine	クラドリビン
254-S, NDP	nedaplatin	ネダプラチン
5-FU	fluorouracil	フルオロウラシル
6-MP	mercaptopurine	メルカプトプリン
ACNU	nimustine	ニムスチン
ACR, ACM	aclarubicin	アクラルビシン
ACT-D, ACD	actinomycin D	アクチノマイシン D
AFA	afatinib	アファチニブ
ALEC	alectinib	アレクチニブ
Amab	alemtuzumab	アレムツズマブ
AMR	amrubicin	アムルビシン
Ara-C	cytarabine	シタラビン
BEN	bendamustine	ベンダムスチン
BH-AC	enocitabine	エノシタビン
BLM	bleomycin	ブレオマイシン
BOS	bosutinib	ボスチニブ
BSF, BUS	busulfan	ブスルファン
BV	brentuximab vedotin	ブレンツキシマブ ベドチン
BV, Bmab	bevacizumab	ベバシズマブ
CAB	cabazitaxel	カバジタキセル
Cape	capecitabine	カペシタビン
CBDCA	carboplatin	カルボプラチン
CDDP, DDP	cisplatin	シスプラチン
CER	ceritinib	セリチニブ
Cmab	cetuximab	セツキシマブ
CPA, CPM	cyclophosphamide	シクロホスファミド
CRZ	crizotinib	クリゾチニブ
DAB	dabrafenib	ダブラフェニブ
DAR	daratumumab	ダラツムマブ
DAS	dasatinib	ダサチニブ
DCF	pentostatin	ペントスタチン
DNR, DM	daunorubicin	ダウノルビシン
DTIC	dacarbazine	ダカルバジン
DTX, DOC, TXT	docetaxel	ドセタキセル
DXR, ADM	doxorubicin	ドキソルビシン

ELO	elotuzumab	エロツズマブ
EPI	epirubicin	エピルビシン
ERL	erlotinib	エルロチニブ
ETP, VP-16	etoposide	エトポシド
EVE	everolimus	エベロリムス
F-ara-A	fludarabine	フルダラビン
FT, TGF	tegafur	テガフール
GEF	gefitinib	ゲフィチニブ
GEM	gemcitabine	ゲムシタビン
GO	gemtuzumab ozogamicin	ゲムツズマブ オゾガマイシン
HER	trastuzumab	トラスツズマブ
IDR	idarubicin	イダルビシン
IFM	ifosfamide	イホスファミド
IMA	imatinib	イマチニブ
InO	inotuzumab ozogamicin	イノツズマブ オゾガマイシン
IPI	ipilimumab	イピリムマブ
L-OHP	oxaliplatin	オキサリプラチン
L-PAM	melphalan	メルファラン
LAP	lapatinib	ラパチニブ
MCNU	ranimustine	ラニムスチン
MIT	mitoxantrone	ミトキサントロン
MMC, MITO	mitomycin C	マイトマイシン C
MOG	mogamulizumab	モガムリズマブ
MTX	methotrexate	メトトレキサート
NEL	nelarabine	ネララビン
NEX	sorafenib	ソラフェニブ
NIL	nilotinib	ニロチニブ
Nivo	nivolumab	ニボルマブ
OSI	osimertinib	オシメルチニブ
PAZ	pazopanib	パゾパニブ
PCZ	procarbazine	プロカルバジン
PEM	pemetrexed	ペメトレキセド
Pembro	pembrolizumab	ペムブロリズマブ
PER	pertuzumab	ペルツズマブ
Pmab	panitumumab	パニツムマブ
PNT	ponatinib	ポナチニブ
PSL	prednisolone	プレドニゾロン
PTX	paclitaxel	パクリタキセル
REG	regorafenib	レゴラフェニブ

Rmab	ramucirumab	ラムシルマブ
RTX	rituximab	リツキシマブ
RUX	ruxolitinib	ルキソリチニブ
S-1	tegafur-gimeracil-oteracil potassium	テガフール・ギメラシル・オテラシルカリウム配合剤
SPAC	cytarabine ocfosphate	シタラビン オクホスファート
SUN	sunitinib	スニチニブ
T-DM1	trastuzumab emtansine	トラスツズマブ エムタンシン
TEM	temsirolimus	テムシロリムス
THP	pirarubicin	ピラルビシン
TMZ	temozolomide	テモゾロミド
UFT	tegafur-uracil	テガフール・ウラシル配合剤
VCR	vincristine	ビンクリスチン
VDS	vindesine	ビンデシン
VEM	vemurafenib	ベムラフェニブ
VLB	vinblastine	ビンブラスチン
VNB, VNR	vinorelbine	ビノレルビン

*略号は主要なものを掲載した.

Memo

....

....

....

....

....

....

....

....

....

....

....

....

略語一覧

ACS	American Cancer Society	米国がん協会
ADC	antibody-drug conjugate	抗体薬物複合体
ADL	activities of daily living	日常生活動作
AE	adverse event	有害事象
ALK	anaplastic lymphoma kinase	未分化リンパ腫キナーゼ
ALP	alkaline phosphatase	アルカリホスファターゼ
ALT	alanine aminotransferase	アラニンアミノトランスフェラーゼ
APTT	activated partial thromboplastin time	活性化部分トロンボプラスチン時間
AST	aspartate aminotransferase	アスパラギン酸アミノトランスフェラーゼ
ATP	adenosine triphosphate	アデノシン三リン酸
AUC	area under the curve	薬物血中濃度時間曲線下面積
AYA	adolescent and young adult	思春期・若年成人
BCR	biological clean room	バイオクリーンルーム
BCR-ABL	breakpoint cluster region-Abelson	切断点クラスター領域 -Abelson
BEE	basal energy expenditure	基礎エネルギー消費量
BI	Barthel Index	バーセルインデックス
BMI	body mass index	体格指数
BNB	blood-nerve barrier	血液 - 神経関門
BO	bronchiolitis obliterans	閉塞性細気管支炎
BTK	Bruton's tyrosine kinase	ブルトン型チロシンキナーゼ
CA19-9	carbohydrate antigen 19-9	糖鎖抗原 19-9
CAG	coronary angiography	冠動脈造影
CART	cell-free and concentrated ascites reinfusion therapy	腹水濾過濃縮再静注法
CCRT	concurrent chemoradiation therapy	同時化学放射線療法
CCS	childhood cancer survivors	小児がん経験者
CDK	cyclin-dependent kinase	サイクリン依存性キナーゼ
CEA	carcinoembryonic antigen	がん胎児性抗原
CFS	Cancer Fatigue Scale	がん患者の倦怠感評価尺度
CIPN	chemotherapy-induced peripheral neuropathy	化学療法誘発性末梢神経障害
CMV	cytomegalovirus	サイトメガロウイルス
COPD	chronic obstructive pulmonary disease	慢性閉塞性肺疾患
CRF	cancer-related fatigue	がん関連倦怠感
CRP	C-reactive protein	C 反応性蛋白

CST	Communication Skill Training	コミュニケーション技術研修会
CSTD	closed system drug transfer device	閉鎖式薬物移送システム
CT	computed tomography	コンピュータ断層撮影
CTCAE	Common Terminology Criteria for Adverse Events	有害事象共通用語規準
CTLA-4	cytotoxic T-lymphocyte-associated protein 4	細胞傷害性Tリンパ球抗原4
CTV	clinical target volume	臨床的標的体積
CTZ	chemical trigger zone	化学受容器引き金帯
CV	central vein	中心静脈
DC	direct current defibrillator	直流除細動器
DEHP	di-2-ethylhexyl phthalate	フタル酸ジ-2-エチルヘキシル
DEXA	dual-energy x-ray absorptiometry	二重エネルギーX線吸収測定法
DFS	disease-free survival	無病生存期間
DIC	disseminated intravascular coagulation	播種性血管内凝固症候群
DLT	dose limiting toxicity	用量制限毒性
DNA	deoxyribonucleic acid	デオキシリボ核酸
DRG	dorsal root ganglion	脊髄後根神経節
DVH	dose-volume histogram	線量体積ヒストグラム
DVT	deep venous thrombosis	深部静脈血栓症
ECG	electrocardiography	心電図検査
ECOG PS	Eastern Cooperative Oncology Group Performance Status Scale	ECOGによるパフォーマンス・ステータススケール
EGFR	epidermal growth factor receptor	上皮成長因子受容体
EOL	end of life	エンド・オブ・ライフ
ERAS	Enforced Recovery After Surgery	術後回復力強化プログラム
ESD	endoscopic submucosal dissection	内視鏡的粘膜下層剥離術
ESPEN	European Society for Clinical Nutrition and Metabolism	欧州臨床栄養代謝学会
FN	febrile neutropenia	発熱性好中球減少症
G-CSF	granulocyte-colony stimulating factor	顆粒球コロニー刺激因子
GDS	Geriatric Depression Scale	高齢者用うつ病評価尺度
GFR	glomerular filtration rate	糸球体濾過量
GGT	gamma-glutamyl transpeptidase	ガンマグルタミルトランスペプチダーゼ
GTV	gross tumor volume	肉眼的腫瘍体積
GVHD	graft versus host disease	移植片対宿主病
GVT effect	graft versus tumor effect	移植片対腫瘍効果
HADS	Hospital Anxiety Depression Scale	病院不安・抑うつ尺度
HbA1c	hemoglobin A1c	ヘモグロビンA1c

HBI	half body irradiation	半身照射
HBV	hepatitis B virus	B型肝炎ウイルス
HDAC	histone deacetylase	ヒストン脱アセチル化酵素
HDR	high-dose radiation	高線量率照射
HER2	human epidermal growth factor receptor type 2	ヒト上皮成長因子受容体タイプ2
HIV	human immunodeficiency virus	ヒト免疫不全ウイルス
IADL	individual activities of daily living	手段的日常生活動作
IC	informed consent	インフォームド・コンセント
ICI	immune checkpoint inhibitor	免疫チェックポイント阻害薬
ICU	intensive care unit	集中治療室
IGBT	image-guided brachytherapy	画像誘導小線源治療
IMRT	intensity-modulated radiotherapy	強度変調放射線治療
IPOS	Integrated Palliative care Outcome Scale	緩和ケアの質の評価スケール
irAE	immune-related adverse event	免疫関連有害事象
iRECIST	immune response evaluation criteria in solid tumors	免疫関連製剤における固形がんの治療効果判定法
ISL	International Society of Lymphology	国際リンパ学会
ITV	internal target volume	内的標的体積
IV	irradiated volume	照射体積
IVR	interventional radiology	インターベンショナル・ラジオロジー
JAK	Janus kinase	ヤヌスキナーゼ
JCOG	Japan Clinical Oncology Group	日本臨床腫瘍研究グループ
KPS	Karnofsky Performance Status	カルノフスキーパフォーマンス・ステータス
LDR	low-dose radiation	低線量率照射
LVEF	left ventricular ejection fraction	左室駆出率
MA	malignant ascites	悪性腹水
MASCC score	Multinational Association for Supportive Care in Cancer score	MASCCスコア
MAST	myeloablative stem cell transplantation	骨髄破壊的移植
MBO	malignant bowel obstruction	悪性消化管閉塞
MDASI	M. D. Anderson Symptom Inventory	MDアンダーソン症状スケール
MEK	mitogen-activated extracellular signal-related kinase	マイトジェン活性化細胞外シグナル関連キナーゼ
MLC	multi-leaf collimator	多分割コリメータ
MLD	manual lymphatic drainage	用手的リンパドレナージ
MMSE	Mini Mental State Examination	ミニメンタルステート検査

MRI	magnetic resonance imaging	磁気共鳴画像法
mRNA	messenger ribonucleic acid	メッセンジャーリボ核酸
MSI-High	high-frequency microsatellite instability	高頻度マイクロサテライト不安定性
MSW	medical social worker	医療ソーシャルワーカー
mTOR	mammalian target of rapamycin	哺乳類ラパマイシン標的蛋白質
NaSSA	noradrenergic and specific serotonergic antidepressant	ノルアドレナリン作動性・特異的セロトニン作動性抗うつ薬
NCCN	National Comprehensive Cancer Network	全米総合がん情報ネットワーク
NCI	National Cancer Institute	米国国立がん研究所
NMDA	N-methyl-D-aspartate	N-メチル-D-アスパラギン酸
NPWT	negative pressure wound therapy	局所的陰圧閉鎖療法
NRS	numerical rating scale	数値的評価スケール
NSAIDs	non-steroidal anti-inflammatory drugs	非ステロイド性抗炎症薬
NST	nutrition support team	栄養サポートチーム
NYHA	New York Heart Association	ニューヨーク心臓協会
OIC	opioid-induced constipation	オピオイド誘発性便秘症
OS	overall survival	全生存期間
PAMORA	peripherally-acting mu-opioid receptor antagonist	末梢性μオピオイド受容体拮抗薬
PaO₂	arterial partial pressure of oxygen	動脈血酸素分圧
PARP	poly(ADP-ribose) polymerase	ポリ（ADP-リボース）ポリメラーゼ
PD-1	programmed death receptor 1	プログラム細胞死受容体1
PD-L1	programmed death ligand 1	プログラム細胞死リガンド1
PE	pulmonary embolism	肺塞栓症
PICC	peripherally inserted central venous catheter	末梢挿入型中心静脈カテーテル
PPS	Palliative Performance Scale	緩和医療行動スケール
PRO	patient-reported outcome	患者報告アウトカム
PS	performance status	パフォーマンス・ステータス
PTHrP	parathyroid hormone-related protein	副甲状腺ホルモン関連蛋白
PT-INR	prothrombin time/international normalized ratio	プロトロンビン時間国際標準化比
PTV	planning target volume	計画的標的体積
QOL	quality of life	生活の質
RALS	remote after loading system	遠隔操作式後充填装置
RASS	Richmond Agitation-Sedation Scale	リッチモンド興奮・鎮静スケール
RECIST	response evaluation criteria in solid tumors	固形がん治療効果判定法

RIST	reduced-intensity stem cell transplantation	骨髄非破壊的移植
RRT	regimen related toxicity	前処置関連毒性
SCC	squamous cell carcinoma-related antigen	扁平上皮がん関連抗原
SGA	Subjective Global Assessment	主観的包括的評価
SJS	Stevens-Johnson syndrome	スティーブンス・ジョンソン症候群
SLAMF7	signaling lymphocyte activation molecule family member 7	シグナル伝達リンパ活性化分子ファミリー7
SLD	simple lymphatic drainage	シンプルリンパドレナージ
SNRI	serotonin and noradrenaline re-uptake inhibitor	セロトニン・ノルアドレナリン再取り込み阻害薬
SpiPas	Spiritual Pain Assessment Sheet	スピリチュアルペイン・アセスメントシート
SpO$_2$	percutaneous oxygen saturation	経皮的動脈血酸素飽和度
SRS	stereotactic radiosurgery	定位手術的照射
SRT	stereotactic radiotherapy	定位放射線治療
SSI	surgical site infection	手術部位感染
SSRI	selective serotonin reuptake inhibitor	選択的セロトニン再取り込み阻害薬
STAS	Support Team Assessment Schedule	
SVC	superior vena cava	上大静脈
TBI	total body irradiation	全身照射
TD	tolerance dose	耐容線量
TEN	toxic epidermal necrolysis	中毒性表皮壊死症
TLS	tumor lysis syndrome	腫瘍崩壊症候群
TMA	thrombotic microangiopathy	血栓性微小血管障害症
TNI	total nodal irradiation	全リンパ節照射
TR	therapeutic ratio	治療可能比
TUG test	timed up & go test	タイムアップアンドゴーテスト
TV	target volume	標的体積
UBI	upper body irradiation	上半身照射
VAS	visual analogue scale	視覚的アナログ評価スケール
VEGF	vascular endothelial growth factor	血管内皮増殖因子
VOD	veno-occlusive disease	肝中心静脈閉鎖症
VTE	venous thromboembolism	静脈血栓塞栓症
WHO	World Health Organization	世界保健機関
γGTP	gamma-glutamyl transpeptidase	ガンマグルタミルトランスペプチダーゼ

Index

Memo

連絡先一覧

患者急変時

インシデント発生時

入退院受付

患者死亡時

関連部署

がん看護 ナースポケットブック

2022 年 4 月 5 日		初 版　第 1 刷発行

編　　集	荒尾 晴惠, 菅野かおり
発 行 人	小袋 朋子
編 集 人	増田 和也
発 行 所	株式会社 学研メディカル秀潤社 〒 141-8414 東京都品川区西五反田 2-11-8
発 売 元	株式会社 学研プラス 〒 141-8415 東京都品川区西五反田 2-11-8
印刷・製本	凸版印刷株式会社

この本に関する各種お問い合わせ先
【電話の場合】
● 編集内容については Tel 03-6431-1237 （編集部）
● 在庫については Tel 03-6431-1234 （営業部）
● 不良品（落丁，乱丁）については Tel 0570-000577
　 学研業務センター
　 〒 354-0045　埼玉県入間郡三芳町上富 279-1
● 上記以外のお問合わせは
　 学研グループ総合案内 Tel 0570-056-710(ナビダイヤル)
【文書の場合】
● 〒 141-8418　東京都品川区西五反田 2-11-8
　 学研お客様センター
　 『がん看護 ナースポケットブック』係

©H. Arao, K. Sugano 2022.　Printed in Japan
● ショメイ：ガンカンゴ ナースポケットブック

本書に記載されている内容は, 出版時の最新情報に基づくとともに, 臨床例をもとに正確
かつ普遍化すべく, 著者, 編者, 監修者, 編集委員ならびに出版社それぞれが最善の努力を
しております. しかし, 本書の記載内容によりトラブルや損害, 不測の事故等が生じた場合,
著者, 編者, 監修者, 編集委員ならびに出版社は, その責を負いかねます.
また, 本書に記載されている医薬品や機器等の使用にあたっては, 常に最新の各々の添付文
書や取り扱い説明書を参照のうえ, 適応や使用方法等をご確認ください.

株式会社 学研メディカル秀潤社